JN325539

The Handbook of Urology

泌尿器科学ハンドブック

編集 — 田中啓幹
　　　森岡政明

大学教育出版

■ 編集
　田 中 啓 幹　（川崎医科大学泌尿器科学教授）
　森 岡 政 明　（川崎医科大学泌尿器科学助教授）

■ 執筆（アイウエオ順）
　小 林 達 也　（川崎医科大学大学院医学研究科精巣病態生理学）
　近 藤 捷 嘉　（総合病院岡山赤十字病院副院長）
　曽 根 淳 史　（川崎医科大学泌尿器科学講師）
　田 中 啓 幹　（川崎医科大学泌尿器科学教授）
　徳 永　 葉　（磐城済世会松村総合病院泌尿器科医長）
　古 川 洋 二　（川崎医科大学泌尿器科学講師）
　森 岡 政 明　（川崎医科大学泌尿器科学助教授）
　山 本 徳 則　（川崎医科大学泌尿器科学講師）

序　文

　泌尿器科学は，泌尿器系臓器（腎尿路，男性生殖器）のほか副腎や上皮小体などの内分泌臓器を扱う外科学の1分野として発展してきたが，近年扱う疾患は幅広く拡大している。21世紀初頭，高齢少子化を迎えた本邦にあって，泌尿器科学は前立腺癌をはじめとする腎尿路男性生殖器悪性腫瘍の増加，介護で問題となる排尿障害など社会に大いに貢献しなければならない分野となってきている。

　一般の泌尿器系の臨床では，腎尿路生殖器の先天性異常，腫瘍，結石，感染症，外傷，排尿障害などが多くみられるが，これらの中でさらに専門化した領域，すなわち，先天性異常と腎および精巣の小児腫瘍は小児泌尿器科学として，尿失禁を含めた排尿障害を中心に神経泌尿器科学が，また，男性不妊症や前立腺肥大症・癌などを中心にアンドロロジーが基礎および臨床医学上泌尿器科学より分科独立してきている。また，腎不全患者に対する血液透析と腎移植も重要である。診断・治療の進歩もめざましく，100年余の歴史を持つ膀胱鏡も今や腎盂尿管までも観察，生検，治療のできる内視鏡に進歩，体外衝撃波結石破砕装置や内視鏡の導入により観血的手術がいらなくなった疾患も多く，また，疾患特異性の高い薬物の開発，さらには，将来が期待される遺伝子治療など枚挙に暇がない。

　川崎医科大学の卒前臨床系教育の講義はすべてブロック講義の中に組み込まれている。3年生における損傷感染ブロック，4年生における腎尿路生殖（男性）ブロックならびに内分泌代謝ブロックで講義され理解を深めている。臨床実習はbed side teaching方式で行われ，実地の泌尿器科診療を各自体験し，同時に，医師として必要な素養を身に付けるべく指導している。卒後教育は最初の2年間は研修医（初期研修）として他科のローテイトを含めて厚生省初期臨床研修到達目標にしたがって臨床医に最低必要な臨床を幅広く修得する。実地医療の中から，学問的体系付けを行って診断と治療の方法を学び，医療技術を修得し，治療を実際に行うと同時に，インフォームド・コンセントをはじめとする患者との対応を修練する。

　本教科書「泌尿器科学ハンドブック」は，卒前教育あるいは卒後初期研修を受ける諸姉諸兄を対象に，従来よりシラバスとして講義のときに配布していた内容をテキストとしてまとめたものである。したがって，泌尿器科学専門書としてではなく，基本的な泌尿器科学の理解を深める礎として活用してくれることを念じている。

　最後に，本ハンドブック上梓に当り多大なご協力をいただいた川崎医科大学泌尿器科学教室の山下典子女史に深甚なる謝意を表す。

2001年5月

　　　　　　　　　　　　　　　　　　　　　　　　　　　　　　　　　　　　　　編者

泌尿器科学ハンドブック

目　次

序　文 ……………………………………………………………………………………… iii

第1章　泌尿器科症候論・診断・治療　〈田中啓幹〉………………………………… 1
　　1．泌尿器学(Urology)とは　1
　　2．泌尿器科学の歴史　2
　　3．簡単な解剖学的知識　3
　　4．腎・尿路・生殖器の発生　12
　　5．泌尿器科の症候　16

第2章　泌尿器科検査法　〈古川洋二〉……………………………………………… 27
　　1．理学的検査法　27
　　2．尿，分泌物，精液検査法　28
　　3．生検法　32
　　4．器械的検査法　32
　　5．RI診断　34
　　6．X線検査法　34
　　7．MRI(磁気共鳴画像診断法)　37

第3章　先天性疾患 ……………………………………………………………………… 38
　　1．腎の先天性疾患　〈古川洋二〉　38
　　2．腎盂尿管の先天性疾患　〈曽根淳史〉　39
　　3．膀胱の先天性疾患　〈曽根淳史・田中啓幹〉　43
　　4．精巣の先天異常　〈曽根淳史〉　50

第4章　腎尿路，男子性器損傷　〈森岡政明〉……………………………………… 54
　　1．一般的取り扱い　54
　　2．腎損傷　54
　　3．尿管損傷　56
　　4．膀胱損傷　57
　　5．尿道損傷　58
　　6．陰茎損傷　59
　　7．精巣損傷　60

第5章　尿路感染症(Urinary Tract Infection：UTI)　〈近藤捷嘉〉……………… 61
　　1．総　論　61
　　2．尿路感染症　63
　　3．性器感染症　69
　　4．尿路性器結核　71

第6章　腎・尿路・男性生殖器腫瘍　〈古川洋二〉………………………………… 73
　　1．腎細胞癌(renal cell cancer：RCC)　73
　　2．腎芽細胞腫(nephroblastoma, Wilms tumor)　76
　　3．腎肉腫(renal sarcoma)　78

　　　　4．腎血管筋脂肪腫（renal angiomyolipoma）　*78*
　　　　5．尿路上皮腫瘍（urotherial tumor）　*78*
　　　　6．尿道腫瘍　*83*
　　　　7．陰茎腫瘍　*83*
　　　　8．精巣腫瘍　*84*
　　　　9．前立腺癌（prostatic cancer）　*89*
　　　　10．前立腺肉腫（prostatic sarcoma）　*92*

第7章　尿路結石　〈徳永　葉〉……………………………………………………………*94*
　　　　1．疫　学　*94*
　　　　2．成　因　*95*
　　　　3．上部尿路結石症　*100*
　　　　4．下部尿路結石症　*104*

第8章　上部尿路通過障害・腎血管障害 ………………………………………………*106*
　　　＜上部尿路通過障害＞　〈曽根淳史〉…………………………………………*106*
　　　　1．はじめに　*106*
　　　　2．上部尿路通過障害の検査法　*108*
　　　　3．各　論　*111*

　　　＜腎血管障害＞　〈山本徳則〉…………………………………………………*116*
　　　　1．動脈系　*117*
　　　　2．静脈系　*123*

第9章　排尿障害の診断と治療　〈曽根淳史〉………………………………………*125*
　　　　1．はじめに　*125*
　　　　2．総　論　*125*
　　　　3．症　候　*129*
　　　　4．理学所見　*131*
　　　　5．検査法　*132*
　　　　6．各　論　*138*
　　　　7．排尿および尿路管理　*152*

第10章　外科的副腎疾患　〈森岡政明〉………………………………………………*154*
　　　　1．総　論　*154*
　　　　2．各　論　*158*
　　　　3．副腎腫瘍の画像診断　*162*
　　　　4．Adrenal Surgeryおよび術前，術後管理の要点　*166*

第11章　性機能障害　〈小林達也・曽根淳史〉………………………………………*168*
　　　　1．総　論　*168*
　　　　2．各　論　*174*

第12章　男性不妊症　〈田中啓幹〉……………………………………………………… *180*
　　　　1．はじめに　*180*
　　　　2．診　断　*181*
　　　　3．治　療　*186*

第13章　その他の泌尿器科疾患・まとめ（主要徴候と診断法）　〈田中啓幹〉……… *191*
　　　　1．血　尿　*191*
　　　　2．腎腫瘤　*193*
　　　　3．高血圧　*194*
　　　　4．陰嚢内腫脹・腫瘤　*195*

The Handbook of Urology
泌尿器科学ハンドブック

第1章　泌尿器科症候論・診断・治療

1．泌尿器学（Urology）とは

　泌尿器科学（urology）は，ギリシャ語の「uron＝尿」と「logos＝科学」，すなわち「尿の科学」を意味し，外科学の1分野に属する。泌尿器科学教室は，欧米では，Department of urology あるいは Department of surgery, Division of urology と標記される。

（1）泌尿器科学の主な対象臓器
　① 泌尿器系（腎，腎盂，尿管，膀胱，尿道）の疾患
　② 男性生殖器系（精巣，精巣上体，精管，精嚢，前立腺，陰茎など）の疾患
　③ 副腎の外科的疾患

（2）泌尿器科学の領域：日本泌尿器科学会以外に関連した学会
　① 小児泌尿器科学：小児泌尿器科学会
　② 老人泌尿器科学：老人泌尿器科研究会
　③ 泌尿器科腫瘍学：日本癌学会，日本癌治療学会
　④ 泌尿器科内分泌学：日本内分泌学会生殖内分泌分科会，日本内分泌外科学会，アンドロロジー学会
　⑤ 腎血管外科と腎移植：腎移植・血管外科研究会
　⑥ 神経泌尿器科学：日本神経因性膀胱学会
　⑦ 慢性腎不全に対する保存的療法：日本透析学会
　⑧ 尿路性器感染症学：日本化学療法学会
　⑨ 尿路結石症：日本EE学会
　⑩ エンドウロロジー：日本EE学会
　⑪ アンドロロジー：日本アンドロロジー学会，日本生殖免疫学会
　⑫ 男性性機能障害：日本性機能学会
　⑬ 泌尿器科予防医学：日本腎泌尿器疾患予防医学研究会

2．泌尿器科学の歴史

外科学の1分野として発展した。

（1）本邦における泌尿器科概史

　欧米をはじめとする諸外国では，泌尿器科学は広義の外科学の1分野であるのに，なぜ日本だけが明治中期以降半世紀の間「皮膚泌尿器科」であったのか？

　明治初期，日本は近代医学の範を，当時最も進んでいたドイツに求めた。

　1881（明治14）年に来日し，東京大学で外科学の教鞭を取っていたScriba博士のもとで外科学を学んでいた土肥慶蔵教授が，皮膚科（特に，梅毒学）の勉強のため欧州留学を命じられ，5年後帰国，1898（明治31）年東京大学皮膚科梅毒学講座主任に命じられた。

　もともと外科医であり，Max. Nitze（1878年）が完成した内視鏡（膀胱鏡）を購入，皮膚科梅毒学教室の中に内視鏡操作を取り入れて泌尿器科の診療を併せ行った。ここで学んだ多くの医師が全国各地で皮膚科と同時に泌尿器科の診療科名を付けて診療を行ったことによる。

　第2次大戦後，アメリカ医学が入ってきて，この不合理が見直され，昭和30年代には皮膚科と泌尿器科は完全に分離され，20～30年後世界的水準に達し，今日に至っている。

（2）内視鏡（膀胱鏡）の歴史

　膀胱鏡の歴史は古く，1805年Bozziniが幻灯機を光源として額帯鏡を用いて膀胱内を観察したのを嚆矢とし，その後，1878年Nitzeが先端に光源（豆電球）を付けてプリズムを通して内景を観察できる硬性鏡を完成したのが近代内視鏡のはじまりである。この硬性鏡は膀胱内景の観察から切除鏡へと発展し手術に応用されるようになった。

　さらに，光ファイバーの導入により軟性鏡が発明され，現在は電子内視鏡として発達し，より細径のものが導入され，また，低侵襲性手術として内視鏡手術が泌尿器科のみならず各科領域でも盛んに行われるようになった。近い将来には，ロボット手術へと発展していくものと思われる。

3. 簡単な解剖学的知識

(1) 副腎・腎と血管（図1-1）

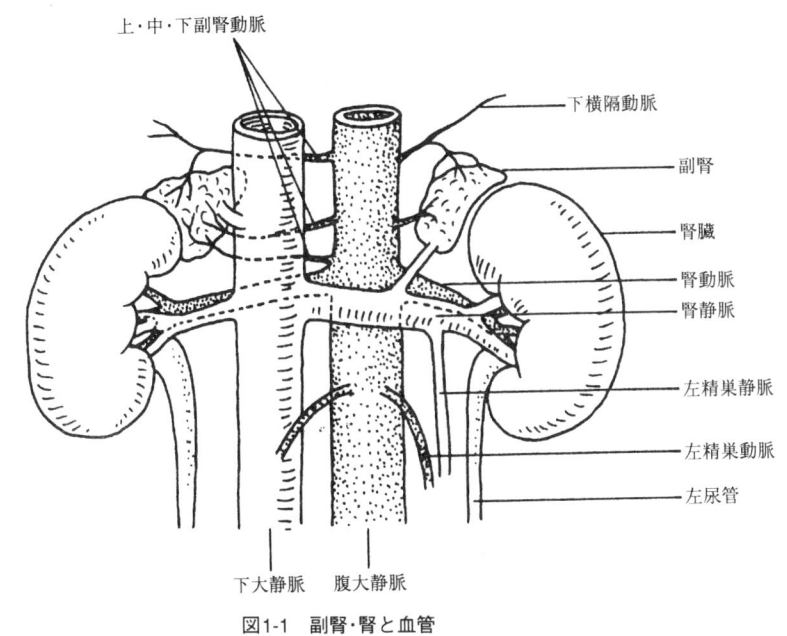

図1-1　副腎・腎と血管
(野田進士，新泌尿器科学，pp3-14，南山堂，1986より引用)

(2) 腎と周囲臓器（下方より見上げた横断面）（図1-2）

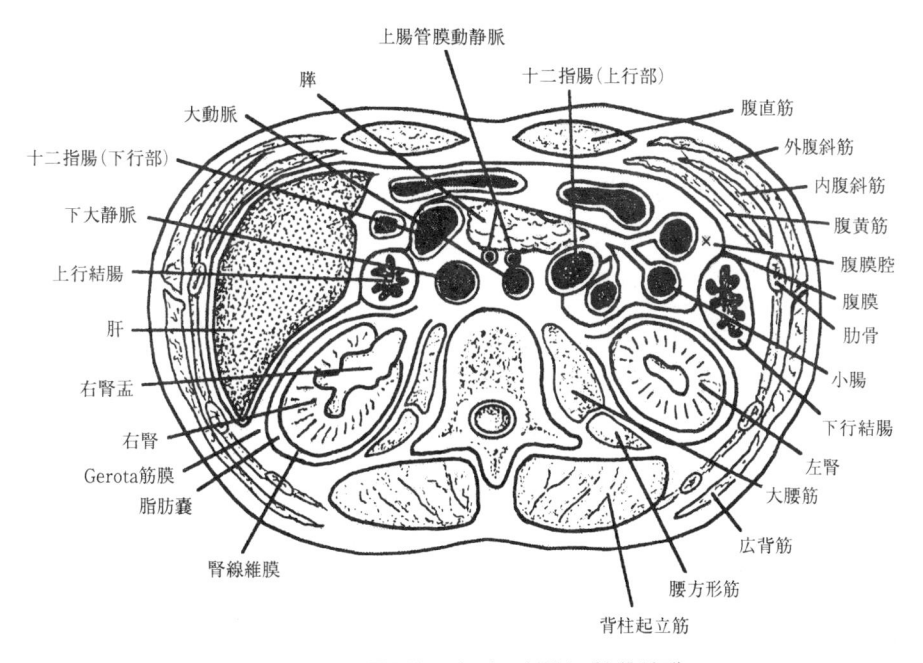

図1-2　腎と周囲臓器（下方より見上げた横断面）

（3）腎の断面（左）（図1-3）

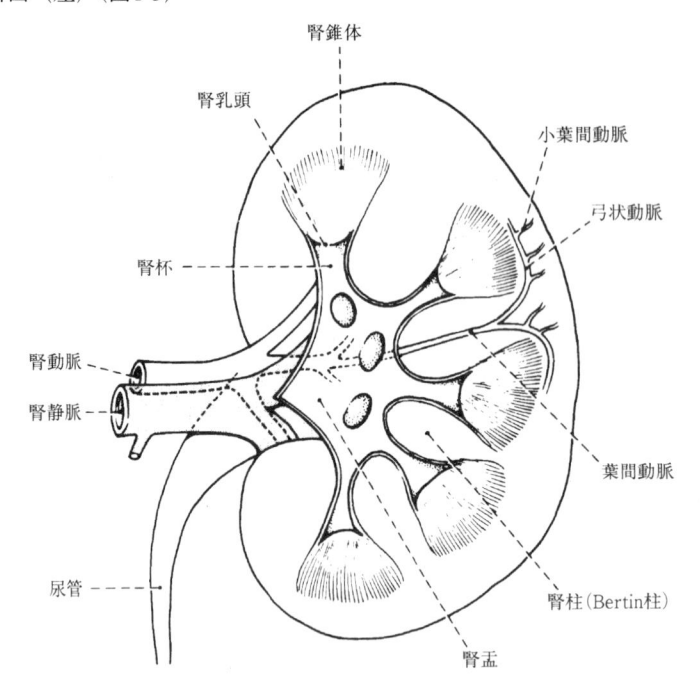

図1-3　腎の断面（左）
(上野精，標準泌尿器科学－第5版，pp8-20，医学書院出版，1998より一部改変)

（4）腎動脈（図1-4）

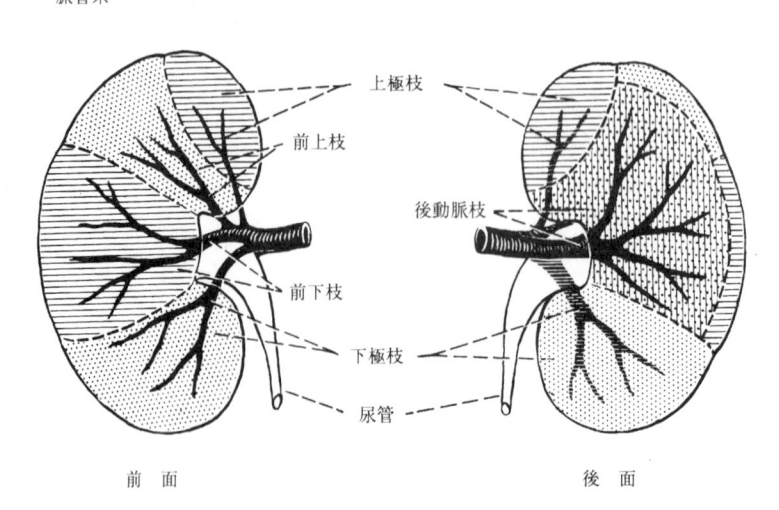

図1-4　腎動脈
(Deweerd JH, Anatomy for Surgeons. -Vol.2: The Thorax, Abdomen, and Pelvis., pp518-573, Harper & Row, 1971より引用)

（5）腎静脈と側血行（左）（図1-5）

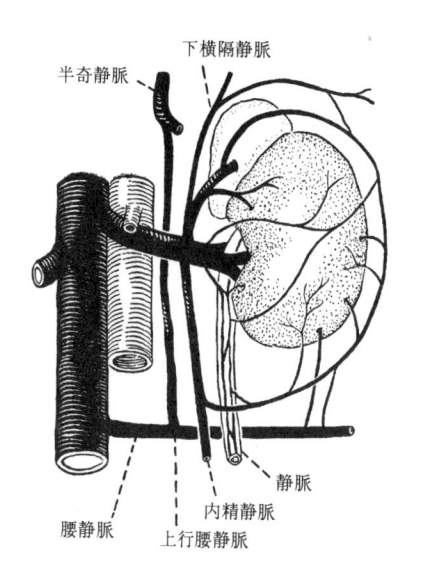

図1-5 腎静脈と側血行（左）
(Deweerd JH, Anatomy for Surgeons. -Vol.2: The Thorax, Abdomen, and Pelvis., pp518-573, Harper & Row, 1971 より引用)

（6）尿管下部とその周囲血管（右，男）（図1-6）

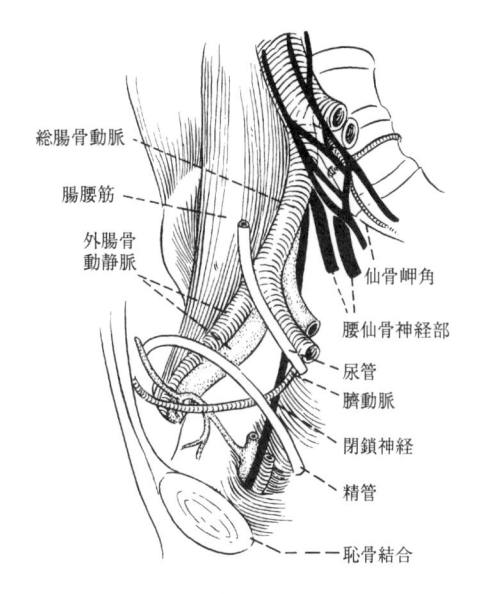

図1-6 尿管下部とその周囲血管（右，男）
(Symmonds RE, Anatomy for Surgeons.-Vol.2: The Thorax, Abdomen, and Pelvis., pp630-675, Harper & Row, 1971 より一部改変)

（7）膀胱動脈（図1-7）

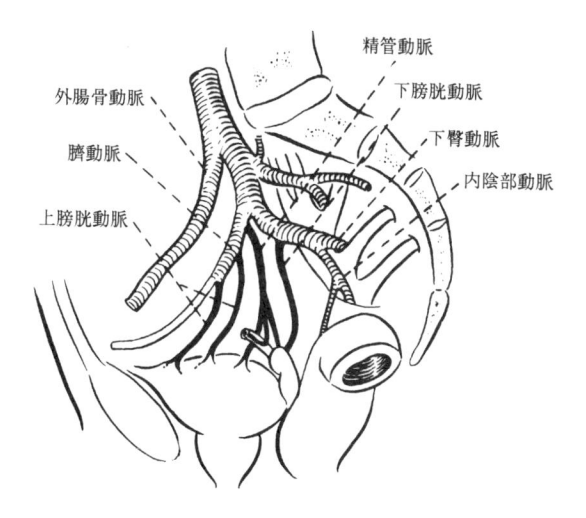

図1-7 膀胱動脈
(Utz DC, Anatomy for Surgeons. -Vol.2: The Thorax, Abdomen, and Pelvis., pp721-769, Harper & Row, 1971 より引用)

(8) 精巣・精巣上体の静脈（図1-8）

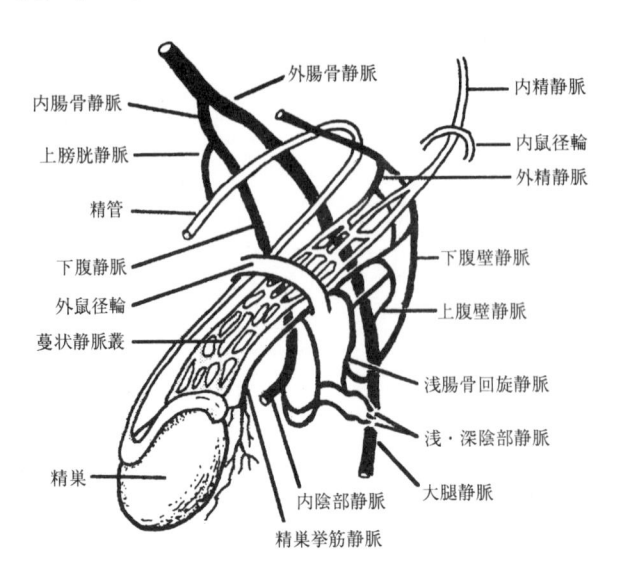

図1-8　精巣・精巣上体の静脈

(9) 尿管の生理的狭窄部位（図1-9）

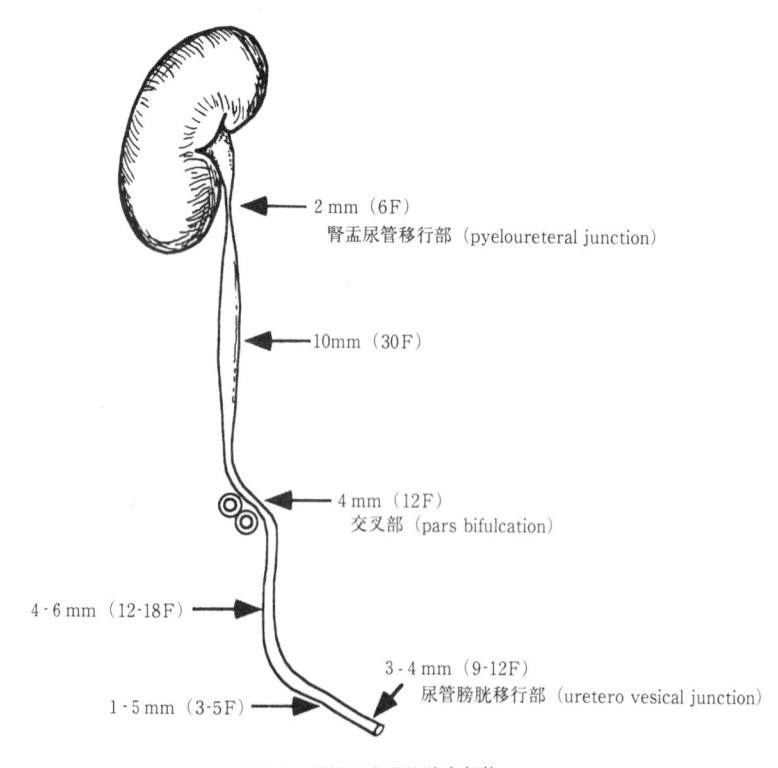

図1-9　尿管の生理的狭窄部位

(10) 尿管の断面（図1-10）

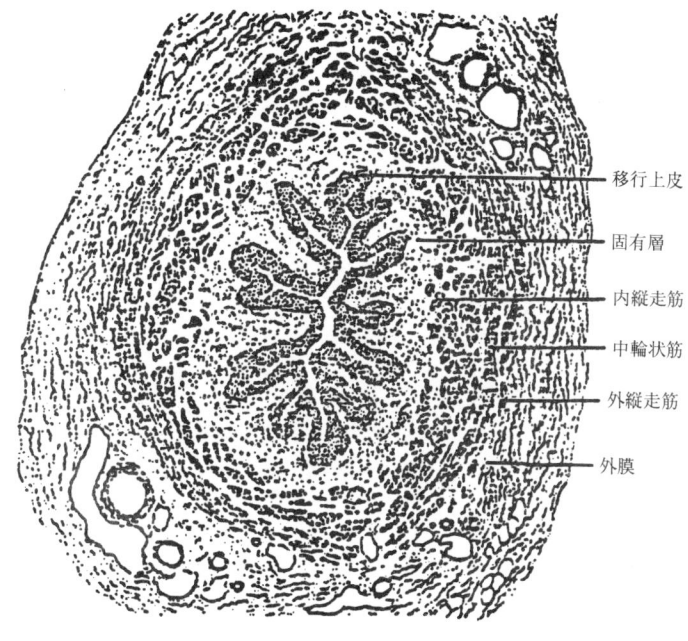

図1-10 尿管の断面

(11) 尿管膀胱移行部（図1-11）

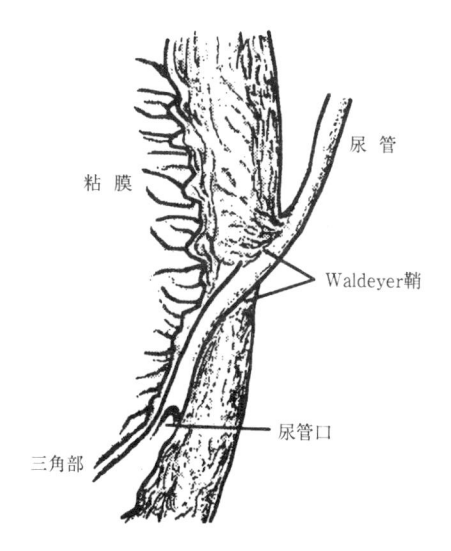

図1-11 尿管膀胱移行部

(12) 膀胱とその周辺筋膜（図1-12）

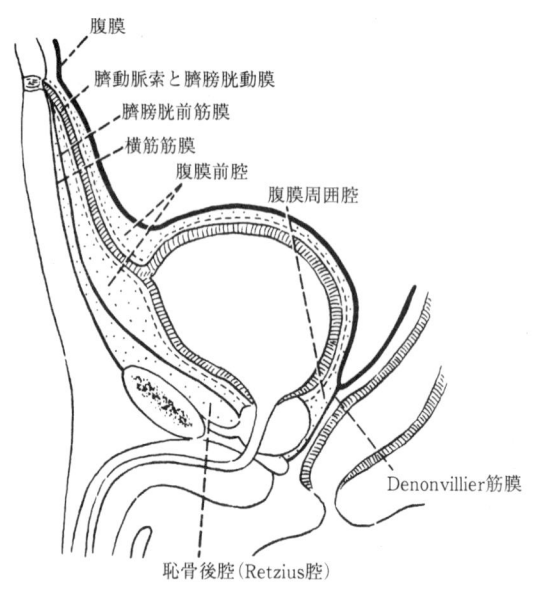

図1-12　膀胱とその周辺筋膜
（Utz DC, Anatomy for Surgeons. -Vol.2: The Thorax, Abdomen, and Pelvis., pp721-769, Harper & Row, 1971 より一部改変）

(13) 膀胱壁断面（図1-13）

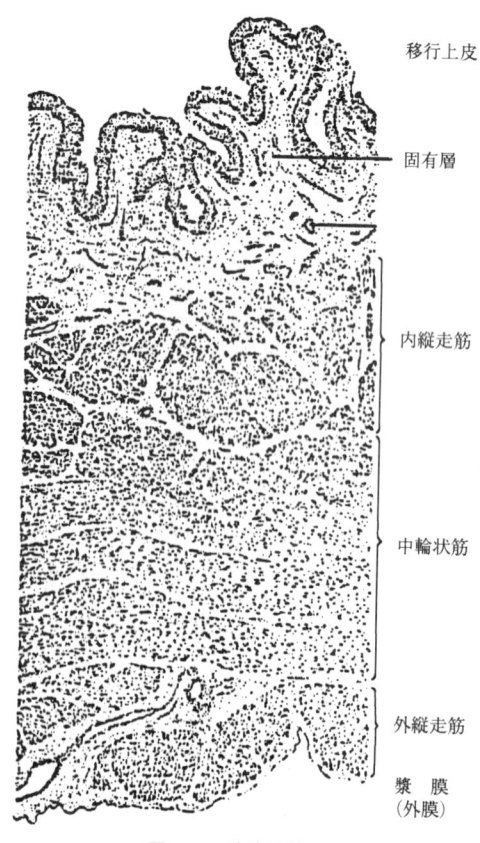

図1-13　膀胱壁断面

(14) 男性の骨盤臓器（矢状断面）（図1-14）

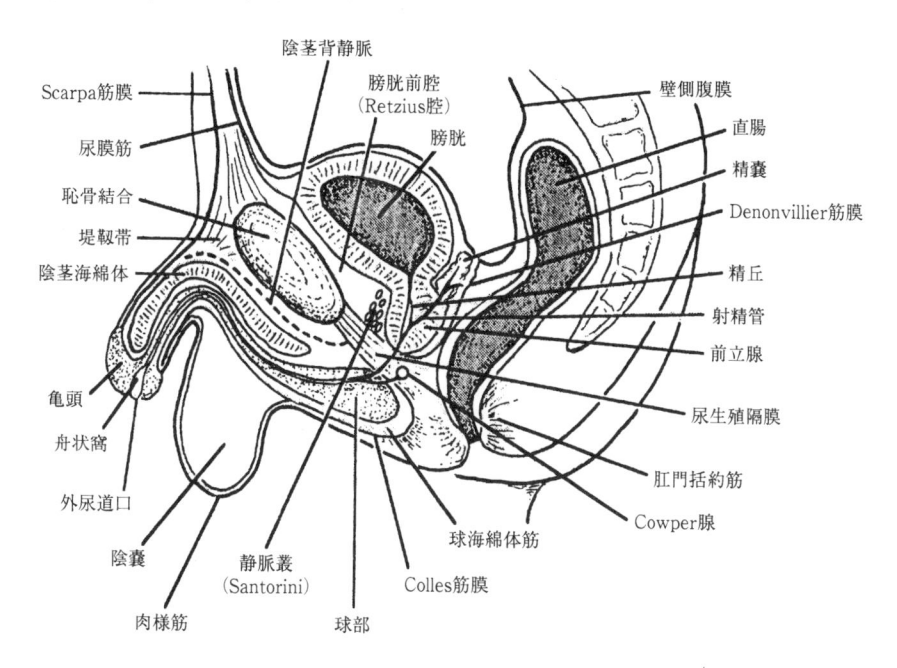

図1-14　男性の骨盤臓器（矢状断面）

(15) 女性の骨盤臓器（矢状断面）（図1-15）

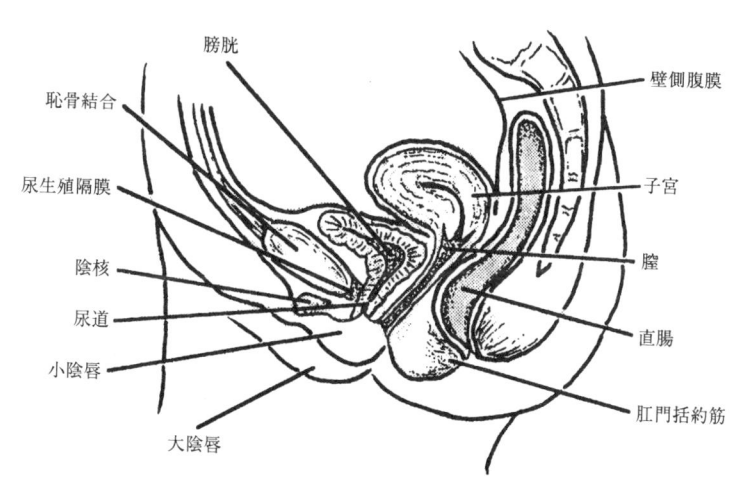

図1-15　女性の骨盤臓器（矢状断面）

(16) 前立腺，精嚢および精管（後面より）（図1-16）

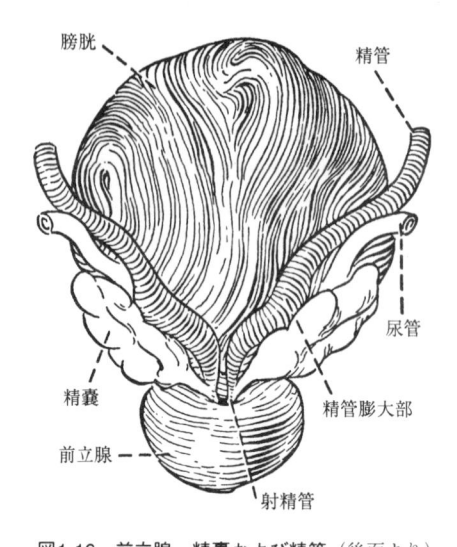

図1-16 前立腺，精嚢および精管（後面より）
(Culp OS, Anatomy for Surgeons. -Vol.2: The Thorax, Abdomen, and Pelvis., pp770-819, Harper & Row, 1971より引用)

(17) 前立腺の局所解剖（McNeal JEのzonal anatomy）（図1-17）

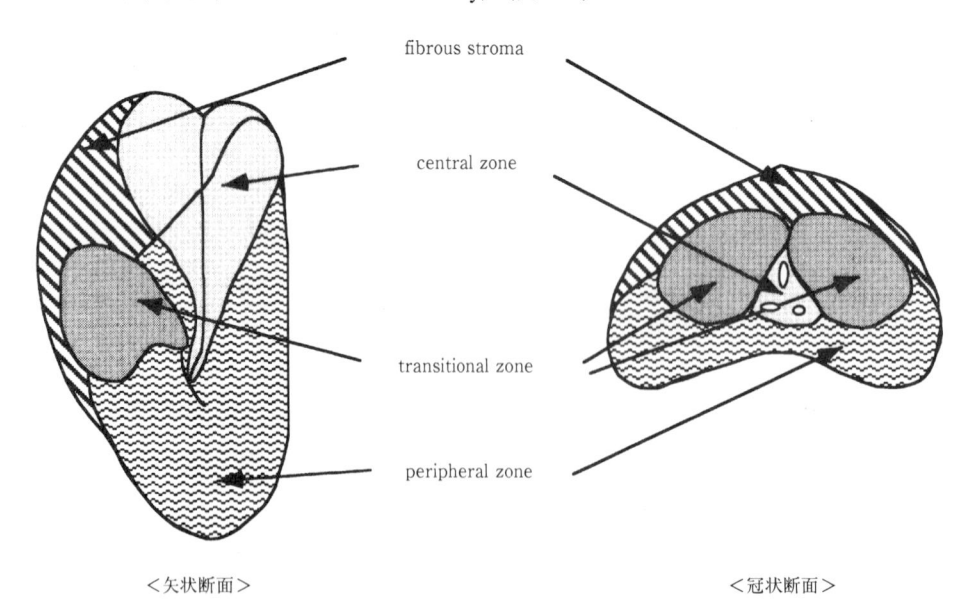

＜矢状断面＞　　　　　　　　　　　　　　＜冠状断面＞

図1-17 前立腺の局所解剖（McNeal JEのzonal anatomy）

(18) 陰茎（腹面）（図1-18）

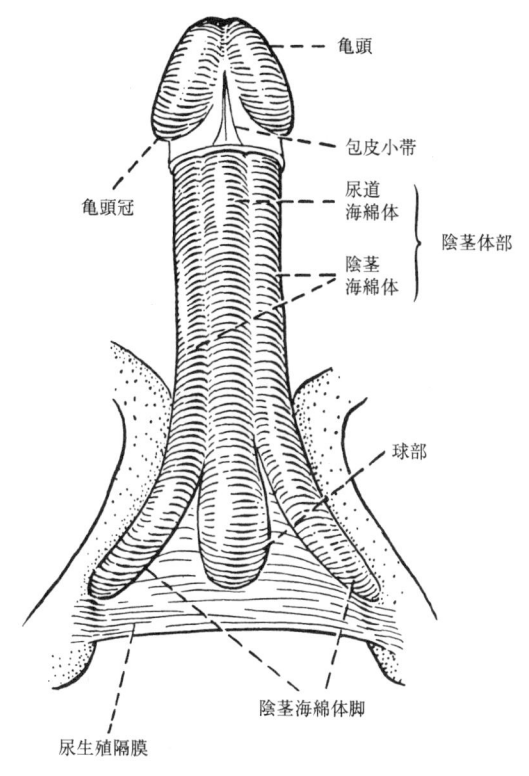

図1-18 前立腺の局所解剖
（Culp OS, Anatomy for Surgeons. -Vol.2: The Thorax, Abdomen, and Pelvis., pp820-880, Harper & Row, 1971より引用）

(19) 陰茎（断面）（図1-19）

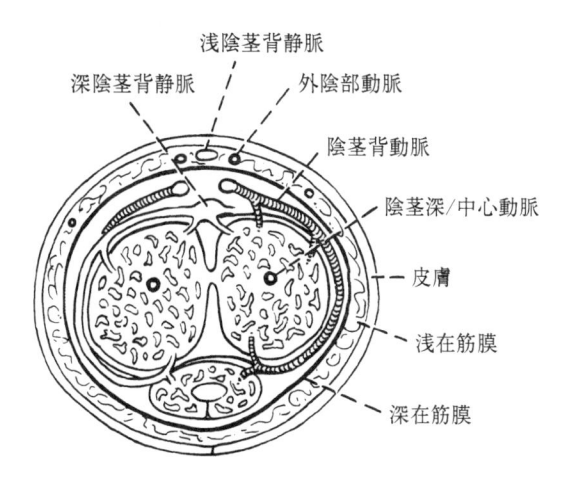

図1-19 陰茎（断面）
（Culp OS, Anatomy for Surgeons. -Vol.2: The Thorax, Abdomen, and Pelvis., pp820-880, Harper & Row, 1971より引用）

(20) 陰嚢内容（精巣，精巣上体，精管など）と筋膜（図1-20）

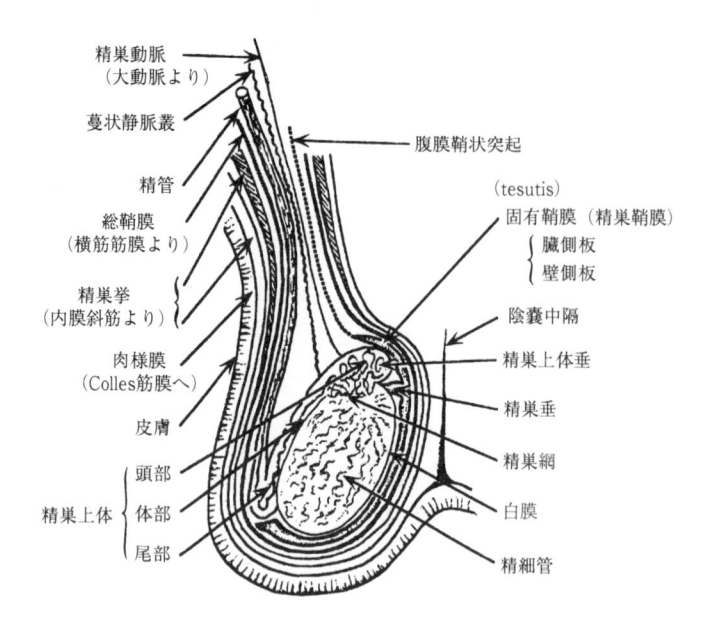

図1-20　陰嚢内容（精巣，精巣上体，精管など）と筋膜

4．腎・尿路・生殖器の発生

(1) 腎・尿路系の発生（図1-21，図1-22，図1-23）
　1) 腎・尿路の発生
　　A) 前腎（pronephros）
　　B) 中腎（mesonephros）
　　C) 後腎（metanephros）
　　　(a) 後腎性組織（metanephrogenic mass）（腎細管系）
　　　　・後腎嚢　→　糸球体，ボーマン嚢，尿細管（ネフロン）
　　　　・尿細管　→　近位尿細管，ヘンレ係蹄，遠位尿細管
　　　(b) 尿管芽（ureteral bud）（集合管系）
　　　　・膀胱三角部尿管，尿管，腎盂腎杯，集合管

　　※胎生56日ごろネフロンと集合管は交通し，尿の生成，排出機構が完成する
　　※腎としての形態，内容がととのうのは胎生3〜3.5ヶ月である
　　※出生時の腎は分葉腎といわれ，成長とともに分葉は消失するが，ネフロンの数（1腎100万個）は増加しない

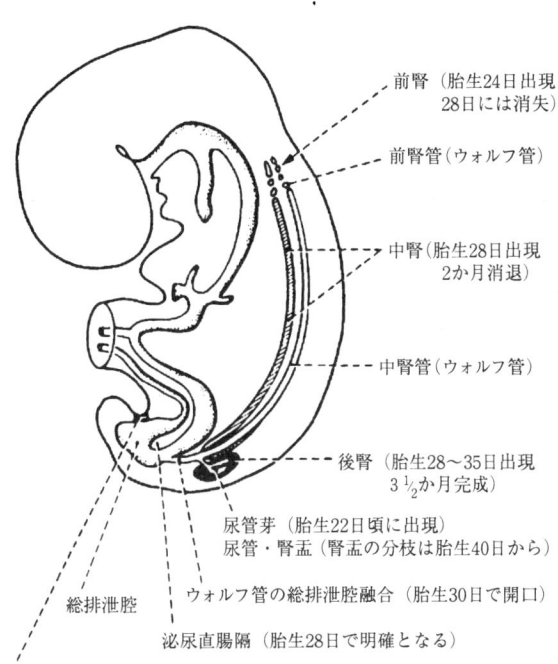

図1-21 前・中・後腎の形成過程とその位置関係
(折笠精一,標準泌尿器科学-第5版,pp116-133,医学書院出版,1998より一部改変)

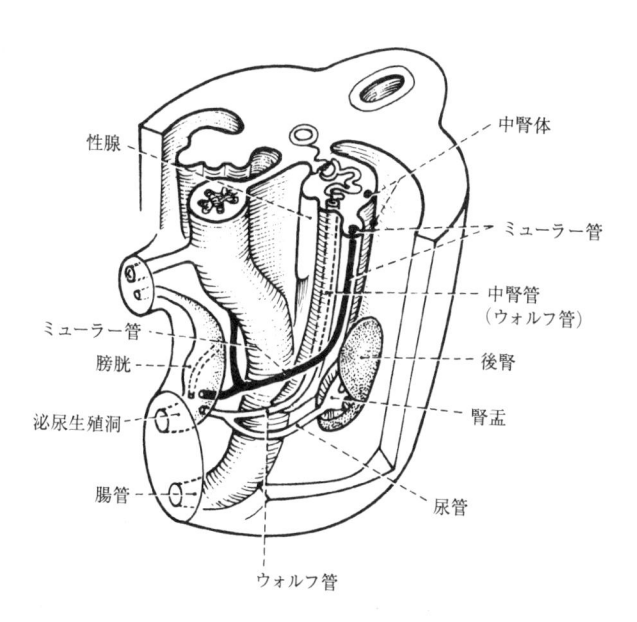

図1-22 中腎,後腎,尿管,膀胱,腸,性腺の位置関係図 (胎児50〜56日)
(折笠精一,標準泌尿器科学-第5版,pp116-133,医学書院出版,1998より一部改変)

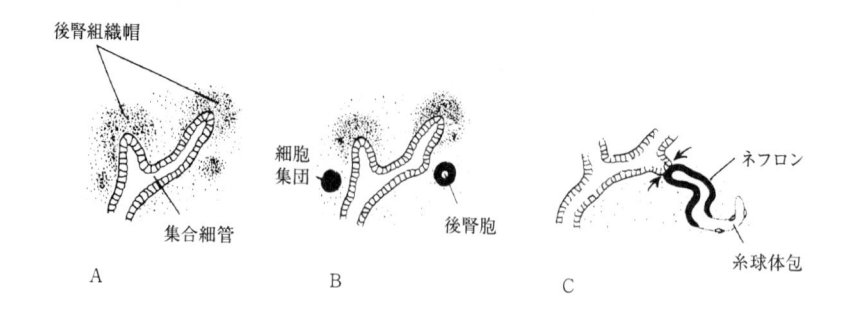

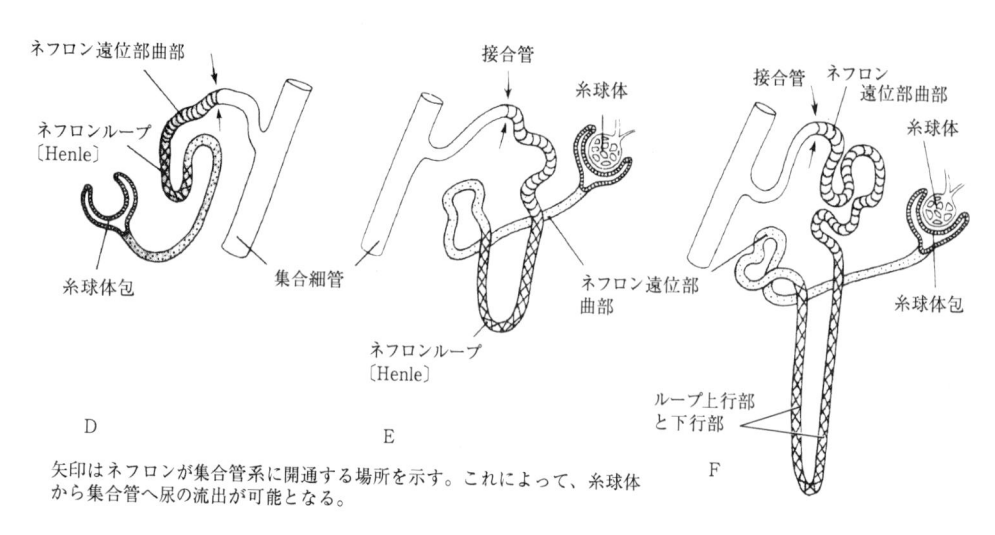

図1-23 後腎のネフロン（腎単位）の発生模式図
（沢野十蔵訳, 人体発生学－正常と異常－第4版, 医歯薬出版, 1985より一部改変）

矢印はネフロンが集合管系に開通する場所を示す。これによって、糸球体から集合管へ尿の流出が可能となる。

2）膀胱と尿道の発生（図1-24, 図1-25）
　A）総排泄腔（cloaca）
　B）泌尿直腸隔により，原始尿生殖道と肛門直腸管にわかれる
　C）原始尿生殖道（primitive urogenital sinus）
　（a）膀胱（bladder）
　　・尿膜管（urachus）膀胱頂部と臍の連結
　（b）尿生殖洞（urogenital sinus）
　　・骨盤部　→
　　　　男性：前立腺部尿道，膜様部尿道，前立腺
　　　　　　※精丘（verumontanum）と射精管の開口
　　　　　　※前立腺（prostate）は尿道の上皮芽として形成される
　　　　　　※精路系（精巣上体，精管，精嚢，射精管）はウオルフ管由来である
　　　　女性：尿道，一部の腟前庭，腟下3分の2
　　　　　　※腟上3分の1は子宮管（ミューラー管由来）から形成される

・生殖茎部　→
　　男性：尿生殖ヒダと尿生殖溝より陰茎部尿道が形成される
　　女性：尿生殖ヒダより小陰唇，尿道溝より膣前庭が形成される

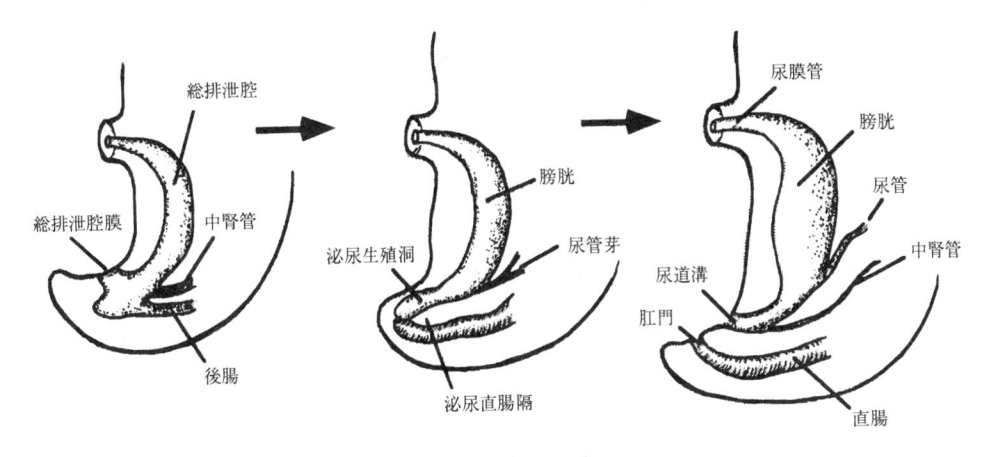

図1-24　膀胱の発生

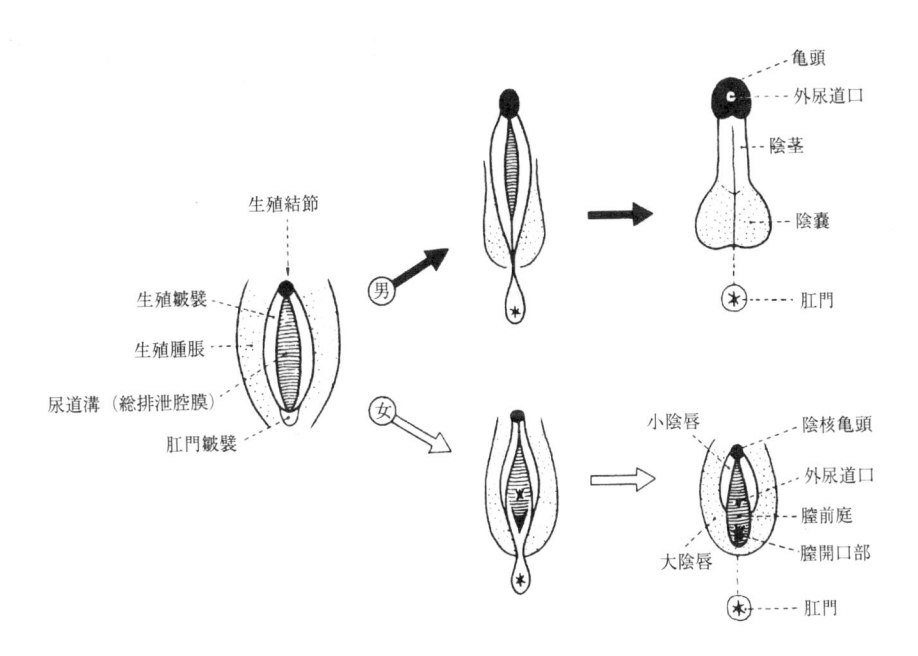

図1-25　外陰部，尿道の発生とその男女差
（折笠精一，標準泌尿器科学－第5版，pp116-133，医学書院出版，1998より引用）

(2) 性の決定と分化（図1-26）

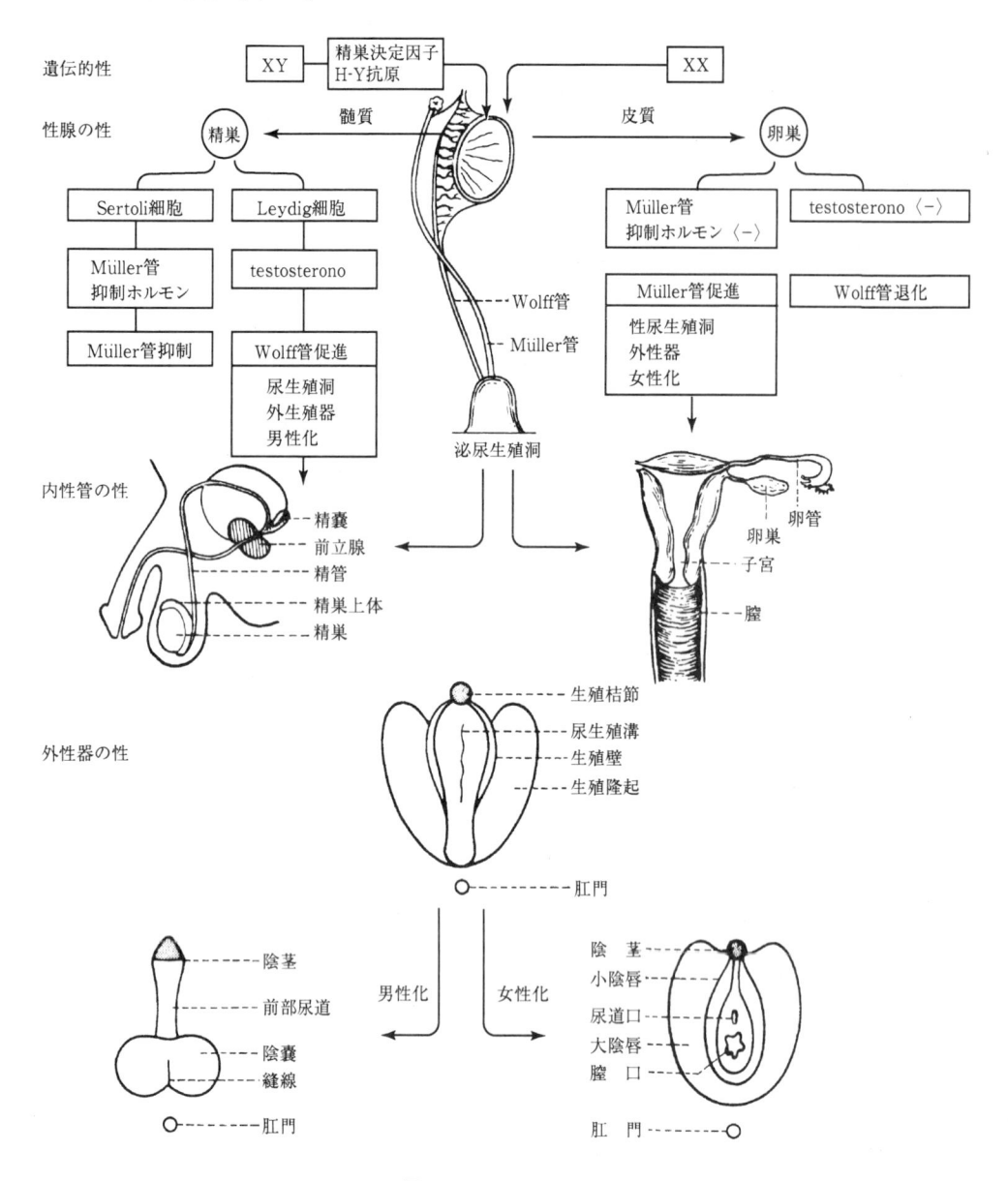

図1-26 性分化の過程
(木川源則他，性の分化と異常，医歯薬出版，1983より一部改変)

5. 泌尿器科の症候

(1) 全身症状 (systemic manifestations)

1) 発熱 (fever)

熱発を主訴とする泌尿器科疾患で，最も多いのは急性感染症である。中でも急性腎盂腎炎，急性

前立腺炎，急性精巣上体炎の３つが主なもので，その他，腎膿瘍，腎周囲炎，膿腎症などの腎感染症とmumps orchitisなどがある。

また，不明熱の原因の１つに，腎細胞癌，進行癌，慢性腎盂腎炎などが挙げられる。

熱型は，急性腎盂腎炎では間欠熱（弛張熱）（intermittent fever or remittent fever）が，急性前立腺炎や急性精巣上体炎では稽留熱（continued fever）をみることが多い。

なお，尿道カテーテル操作後に発熱をみることがあり，urosepsisとも呼ばれる。

２）体重減少（weight loss）

進行癌，特に腎細胞癌や腎不全患者に認められる。

（２）疼痛（pain）

１）疼痛の種類と性質

A）疝痛（colic pain or colicky pain）

（a）腎仙痛（renal colic）

上部尿路結石，血塊，ときに腎乳頭壊死物などで腎盂尿管の尿排出が閉塞しておこる。下記の２つの機転がある。

・腎盂内圧の急激な上昇により，腎周囲線維膜の高度の進展による。

しばしば吐き気をもよおす。

・尿管蠕動の亢進による尿管平滑筋の痙攣による。

※腎仙痛は，側腹部（CVA：costovertebral angle）の痛みや尿管に沿って放散する痛み（放散痛）が特徴である。

（b）膀胱疝痛（vesical colic）

急性尿閉により，膀胱壁が急激に過進展し，膀胱平滑筋が痙攣するためにおこる。

（c）精巣疝痛（testicular colic）

精管に沿った下腹部への激痛である。精索捻転症，精巣外傷により生じる。前者は自家中毒や右側では虫垂炎などと間違われることがある。

※急性陰嚢症を分類とその鑑別はきわめて大切である。

B）鈍痛（dull pain）

（a）腎・尿管由来

CVAに認められる。慢性の上部尿路閉塞や炎症による浮腫，腫瘍の浸潤，外傷や体外衝撃波砕石術（ESWL）などによる腎あるいは腎周囲への出血，馬蹄腎や骨盤腎による神経叢の刺激などでおこる。

（b）膀胱由来

恥骨上部に認められる。慢性尿閉などでおこる。

（c）前立腺由来

会陰部の深部，陰嚢内の不快感などとして認められる。前立腺炎や前立腺痛（prostatodynia）などでおこる。

（d）精巣・精巣上体由来
　　　　陰嚢から鼠径部にかけての違和感ないし鈍痛で，精索静脈瘤や慢性炎症などでおこる。
　　（e）圧痛（tenderness），叩打痛（knocking pain）
　　　　主として炎症のある臓器を押さえたり，叩いたときに認められる。急性腎盂腎炎，急性前立腺炎，急性精巣炎，急性精巣上体炎などで認められる。
　C）疼痛の部位（表現法）
　　①　側腹部痛（flank pain）
　　②　下腹部痛（lower abdominal pain）
　　③　陰部痛（pudendagra）
　　④　会陰部痛（perineal pain）
　　⑤　背部痛（back pain）および腰痛（lumbago）
　D）排尿痛（micturition pain）
　　（a）排尿初期痛（initial micturition pain）
　　　　主として，前部尿道炎のときにおこる。
　　（b）排尿終末時痛（terminal micturition pain）
　　　　最も多い症状で，急性膀胱炎や急性前立腺炎のときにおこる。
　　（c）全排尿痛（total micturition pain）
　　　　高度の急性膀胱炎，結核性膀胱炎，間質性膀胱炎などでおこる。
　　（d）残尿感（residual feeling）
　　　　排尿後に尿が残っている感じがすることをいう。膀胱炎にしばしば随伴する症状である。残尿とは異なる。
　E）射精痛（pain on ejaculation）
　　　前立腺炎を認めるときにおこる。

（3）排尿に関係した症状
　※正常な排尿
　　①　尿を漏らすことなく溜めることができる（尿失禁がない）
　　②　尿を残すことなく排出できる（残尿がない）
　　③　随意に排出あるいは中断ができる
　1）頻尿（pollakisuria）と夜間尿（nocturia）
　　原因は，多尿，膀胱の器質的あるいは機能的障害および神経性（心因性）に分けられる。
　　A）膀胱粘膜の刺激
　　　①　細菌あるいはウィルス感染による炎症
　　　②　薬物による炎症（抗癌剤：サイクロフォスフォマイド，抗アレルギー剤：トラニラスト）
　　　③　膀胱内異物
　　　④　膀胱癌，特に上皮内癌

B）膀胱容量の器質的減少

排尿筋（detrusor）の線維化による。膀胱結核後，膀胱腔内注入療法後，放射線療法後などに生じる。

また，膀胱排出障害などによる残尿により，結果として膀胱容量が減少した状態でおこる。

C）膀胱容量の機能的減少

脳血管障害，脊髄変性疾患，脊髄損傷，無抑制膀胱，内分泌異常（女性）などで抑制が効かなくなった状態でおこる。

D）水分の多量摂取や利尿剤の服用

糖尿病（初期），電解質異常，循環不全，腎障害，血栓予防のための多量飲水，高圧利尿剤などの利尿剤服用，など基礎疾患のあるときにおこる。

※多尿による頻尿，特に夜間尿との鑑別には排尿日誌に記載が役立つ。

E）神経性頻尿（nervous pollakisuria）

心因性に頻尿となる病態で，夜間尿がない。

2）稀尿（oligakisuria）

尿を我慢する習慣により，1日1～2回しか排尿しない状態をいう。習慣性やヒステリー，抑うつ性反応などでみられる。

3）遺尿症（enuresis）

夜間遺尿（夜尿症）はいわゆる"おねしょう"で，4歳を過ぎても続くようであれば泌尿器科学的あるいは内分泌学的検査が必要になる。

4）尿排出に関する症状

A）排尿困難（排出困難）（dysuria or difficulty on urination）

尿意を感じて排尿を試みるが，排出までに時間がかかったり（遷延性排尿：retardation），排出そのものに時間がかかったり（苒延性排尿：protraction），腹圧を加える必要があったり（腹圧排尿）する必要がある状態をいう。前立腺肥大症，（進行性）前立腺癌，膀胱頸部硬化症，尿道狭窄など器質的障害によるものと，脊髄変性疾患による排尿筋・括約筋協調不全（DSD：detrusor sphincter dyssynergia）や末梢神経運動神経線維の障害，薬剤（抗コリン剤，三環系抗精神薬，αアドレナリン刺激剤，抗不整脈剤など），糖尿病性末梢神経障害，子宮癌術後など膀胱神経叢損傷など機能的障害によるものがある。

B）尿線の最小化（loss of force and decrease of caliber of the urinary stream）

排尿困難により時間排尿量が減少すると尿線の最小化と無力化をきたす。

C）尿閉（urinary retention）

（a）急性尿閉

膀胱内に尿が充満しているにもかかわらず急に排尿ができなくなった状態をいう。きわめて尿意が強く，下腹部痛とともに冷汗をみる。多くは，前立腺肥大症など基礎疾患あり，感冒薬の服用，飲酒あるいは長時間のバス旅行をしたときなどにおこる。

（b）慢性尿閉

下部尿路閉塞が徐々に進行し，尿意も感じなくなり，残尿量が多くなり，尿が少しずつ漏れ

る状態（溢流性尿失禁）をいう。高圧蓄尿のため，水腎症をきたし，慢性腎不全に陥ることもある。

※正常では，尿意を強く感じても低圧蓄尿低圧排尿となっている。

D）尿線の中絶（interruption of the urinary stream）

排尿中に突然尿線が途絶する状態をいう。しばしば排尿痛を伴う。膀胱結石の尿道への嵌頓時，わけても前立腺部尿道が多い。

E）尿線の分裂（division of the urinary stream）

尿線が1本にならず2本あるいは分散して排出される状態をいう。外尿道口の狭窄や尿道炎のときにみられることがある。

F）二段排尿（micturition in two stages）

排尿直後にまた尿意を感じてもう一度排尿する状態である。大きな膀胱憩室や高度膀胱尿管逆流現象による水腎症でみられる。

5）尿失禁（urinary incontinence）（表1-1）

膀胱に溜った尿が不随意あるいは無意識のうちに，尿道あるいはその他の部位から尿道を通じて漏れる状態をいう。

※尿失禁は病的な状態である。

A）一時的見せかけ上の尿失禁（機能的尿失禁）

歩行障害などでトイレまで間に合わなくて漏らす状態と，痴呆のためトイレが分からずに排尿する状態をいう。

B）病的尿失禁

（a）腹圧性（緊張性）尿失禁（stress incontinence）

咳やくしゃみ，くすくす笑い，急に重いものを持つなどにより，急に腹圧をかけたときなどに尿が漏れる状態をいう。多く認められるのは，骨盤底筋群の脆弱化による中高年女性や前立腺癌に対する前立腺全摘除術後などである。

（b）切迫性尿失禁（urge incontinence）

尿意を我慢できずトイレまで間に合わなくて漏らす状態をいう。脳血管障害などにより中枢抑制がきかない状態か激しい膀胱炎などでおこる。

（c）反射性尿失禁（reflex incontinence）

意志とは関係なく排尿反射がおこり，排出してしまう状態をいう。核（S_2～S_4）より上位の脊髄損傷などのときにおこる。

（d）溢流性尿失禁（overflow incontinence）

慢性尿閉の状態で，残尿のため有効膀胱容量が0となり，常時尿道より漏れる状態をいう。核（S_2～S_4）および下位の神経損傷による神経因性膀胱，高度の前立腺肥大症による慢性尿閉などでおこる。

（e）真性（全）尿失禁（genuine incontinence or total incontinence）

膀胱に尿を保持できず，常時尿道より漏れる状態をいう。尿路外（膣，会陰など）へ尿が漏

れる状態をいうこともある。

（f）尿管性尿失禁（ureteral incontinence）

先天性尿管異所開口（女児の膣前庭への開口など）のため，常に外陰部が尿で濡れている状態である。

（付）尿管・膀胱膣瘻

婦人科手術や放射線療法後に，尿管あるいは膀胱より膣へ尿が漏れる状態をいう。

表1-1　LUTS (Lower Urinary Tract Symptom) Score

	なし	5回に1回未満	2回に1回未満	2回に1回位	2回に1回以上	ほとんどいつも
Ⅰ．閉塞症状（obstructive symptom）						
1. 排尿後に尿がまだ残っている感じがありますか	□0	□1	□2	□3	□4	□5
2. 排尿途中に尿が止まってしまうことがありますか	□0	□1	□2	□3	□4	□5
3. 尿の勢いが弱いと感じることがありますか	□0	□1	□2	□3	□4	□5
4. 排尿を始めるときにきばる（りきむ）必要がありますか	□0	□1	□2	□3	□4	□5
					得点合計S1=	
Ⅱ．刺激症状（urgent symptom）						
1. 排尿後2時間以内に再度トイレに行くことがありますか	□0	□1	□2	□3	□4	□5
2. 排尿を我慢することがつらいことがありますか	□0	□1	□2	□3	□4	□5
3. 1回の排尿で少量しか出ないことがありますか	□0	□1	□2	□3	□4	□5
	0回	1回	2回	3回	4回	5回
4. 就眠後，朝までに何回排尿に起きますか	□0	□1	□2	□3	□4	□5
					得点合計S2=	
					得点総合計S=	

（4）尿量の異常

1）無尿（anuria）

1日の尿量が100 ml以下の状態をいう。

※尿閉と無尿の鑑別はきわめて大切である

A）腎前性無尿（prerenal anuria）

ショック状態，大量出血，高度の脱水などで血圧が低下したり，両側腎動脈閉塞などで腎血流量が著明に減少したときにおこる。

※腎血流量減少

B）腎性無尿（renal anuria）

腎障害のため尿の産生ができなくなった状態をいう。糸球体病変，急性尿細管壊死，慢性腎盂

腎炎などでおこる。

※ネフロンの障害

　C）腎後無尿（postrenal anuria）

上部尿路の両側性閉塞あるいは単腎での上部尿路閉塞により，膀胱に尿が運ばれなくなった状態をいう。悪性腫瘍の上部尿路への浸潤や単腎者の尿管結石などでおこる。

2）乏尿（oliguria）

1日の尿量が500 ml以下の状態をいう。病因は無尿と同じである。

※閉塞性上部尿路疾患
※無尿・乏尿の分類とその鑑別はきわめて大切である

3）多尿（polyuria）

1日の尿量が3,000 ml以上の状態をいう。抗利尿ホルモン（ADH）分泌障害による尿崩症，腎性尿崩症，水腎症，萎縮腎，糖尿病，電解質異常，利尿剤の服用などでおこる。急性腎不全の回復期は当然多尿となる。

※多尿の分類とその鑑別はきわめて大切である

（5）尿の混濁・色調・臭気

1）混濁尿（cloudy urine）

通常，血尿による混濁はいわない。多くは生理的である塩類尿，膿尿，細菌尿などでおこる。

　A）塩類尿（crystaluria）

尿のpHや温度によって，尿中の塩類が析出して混濁する状態をいう。鑑別には，ウルツマンの検尿法（図1-27）が行われる。

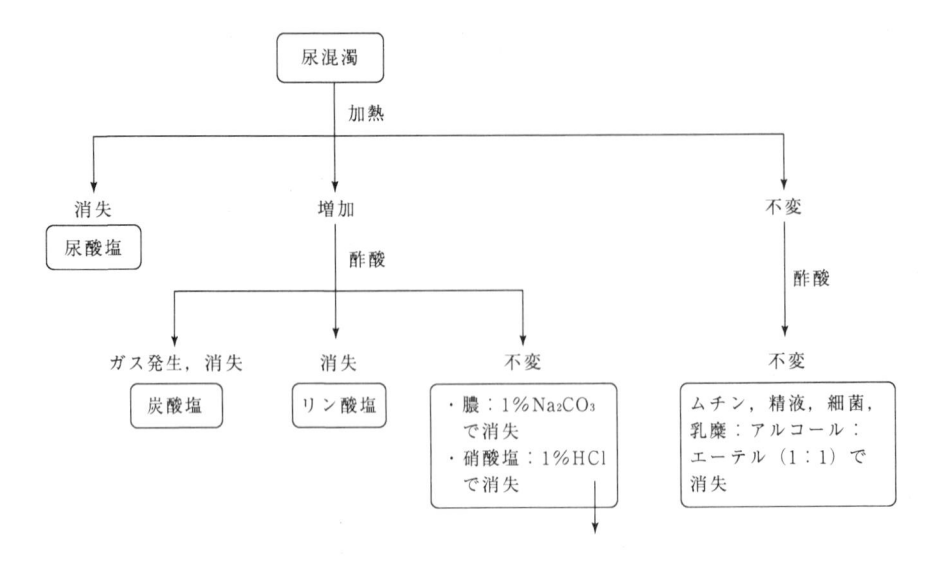

図1-27　Ultzmann検尿法
（香川征，標準泌尿器科学－第5版，pp34-43，医学書院出版，1998より引用）

B）膿尿（pyuria）

尿中に白血球が混在する状態をいう。通常の尿路感染症では多核白血球を強拡大鏡検で1視野5個以上認める。

※健常人では尿中に1日約2～3×10⁶個の白血球が排泄されており，強拡大鏡検で1視野1～3個に相当する
※女性では約3分の1に外陰部の白血球がcontaminationしており，注意が必要である
※酸性無菌性膿尿では結核菌感染を疑う

C）乳糜尿（chyluria）

腎周囲リンパ管の閉塞により，リンパ液が尿路，特に腎に逆流し，牛乳様の尿混濁を呈する状態をいう。放置すると白色寒天状となり，鏡検で脂肪滴を認める。フィラリア症によることが多い。

D）気尿・糞尿（pneumaturia・fecaluria）

尿中に気泡が混じる状態で，尿路と腸管の瘻孔形成（腸管憩室炎が多い）やガス産生性細菌（嫌気性菌）による尿路感染症（気腫性腎盂腎炎）などでみられる。前者では気泡とともに糞便を混じる。

2）尿の色調

赤色尿を呈するものに，血尿のほか血色素尿，ミオグロブリン尿，薬尿がある。緑褐色では胆汁色素，乳白色では乳糜尿を考える。

3）尿の臭気

アンモニア臭は尿素分解性細菌による尿路感染症を，アセトン臭は糖尿病を考える。

（6）血尿（hematuria）（図1-28）

尿中に赤血球が混在する状態をいう。肉眼的に判別がつくものを肉眼的血尿（macrohematuria），顕微鏡的に認めるものを顕微鏡的血尿といい，強拡大で1視野5個以上認めるときにいう。

※健常人では尿中に1日約1×10⁶個の赤血球が排泄されており，強拡大鏡検で1視野1個に相当する。
※腎から尿路（尿道）まですべての部位で血尿が出現するが，糸球体性血尿と非糸球体性血尿との鑑別は臨床上きわめて大切である。前者では，蛋白尿や尿沈渣で赤血球円柱を認め，また，赤血球形態もいびつのものが多く混じる。

1）血尿の原因疾患

A）全身性疾患に付属するもの

紫斑病，血友病，白血病，薬物中毒，膠原病がある。

B）尿路外病変の尿路侵襲

骨盤臓器の腫瘍などがある。

C）腎尿路疾患によるもの

① 両側性疾患：糸球体腎炎，嚢胞腎
② 炎症：微生物感染，アレルギー
③ 腎，尿路，前立腺腫瘍

④ 尿路結石
⑤ 腎尿路損傷,異物
⑥ 尿路通過障害
⑦ その他:本態性腎出血,腎動静脈奇形,腎梗塞など

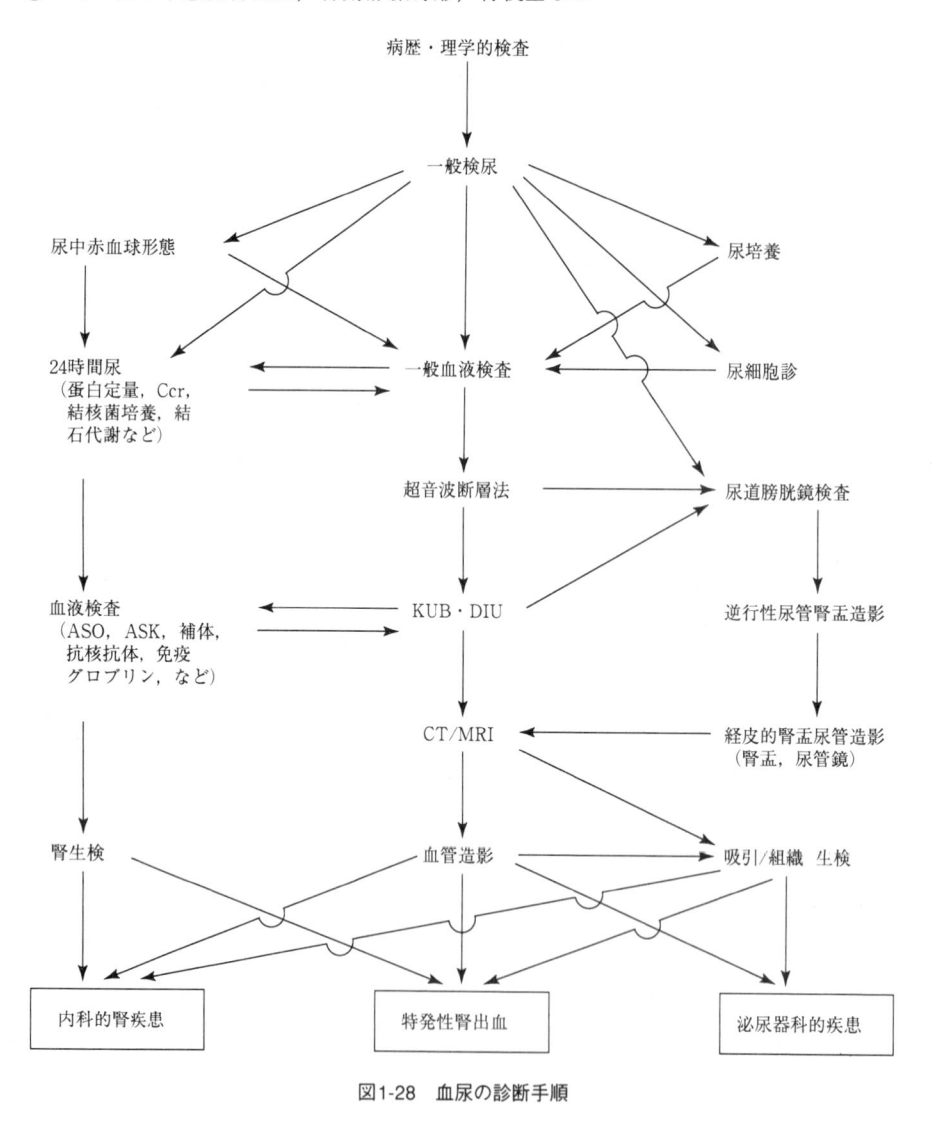

図1-28 血尿の診断手順

(7) 腫瘤

1) 側腹部腫瘤

腎副腎腫瘤は大きくならないと触知困難である。小児で一側性では,水腎症が最も多く,腎芽細胞腫(Wilms 腫瘍)や後腹膜奇形腫などを疑う。神経芽細胞腫との鑑別に留意する。成人では,水腎症,腎細胞癌,ときに肉腫を,両側性であれば常染色体優性遺伝性嚢胞腎を疑う。

※年齢ならびに側性(laterality)による特徴が大切である
※呼吸性移動の有無は大切な所見である

2）腹部腫瘤

男性青壮年期で臍部あるいはその上方に触れる腫瘤は精巣癌の所属リンパ節転移を疑う。

3）下腹部腫瘤

恥骨上部に尿閉により膨隆した膀胱を触れることがある。まれに，局所進展した膀胱癌あるいは骨盤部肉腫を触れることがある。

4）陰囊内腫瘤

陰囊内実質性腫瘤は，発熱や圧痛がなければ第1に精巣癌を考慮する。炎症性腫瘤としては，精巣上体炎，精巣上体結核，精子侵襲症を，波動性透光性があれば陰囊あるいは精索水腫や精液瘤を，精索部，特に左側の柔らかい腫瘤は精索静脈瘤を考える。

　　※陰囊内腫瘤の鑑別は大切である。触診所見，透光試験，超音波所見の特徴を理解しておく。

5）尿道腫瘤

女性の外尿道口の腫瘤には，良性の尿道カルンケル，尿道脱，尿道ポリープがあり，浸潤性所見があれば尿道癌あるいは外陰癌を考える。

6）前立腺腫瘤

正常の前立腺は，クルミ大，班球状〜平坦，対称性，弾力性軟〜靱，平滑，中心溝触知，境界明瞭，圧痛なしである。腫大した前立腺は肥大症を，硬い（石様，骨様）前立腺は癌を，硬結は慢性炎症，結石，癌を疑う。圧痛が強ければ急性炎症か前立腺痛（prostatodynia）を考える。

7）陰茎腫瘤

亀頭部，冠状溝の腫瘤では陰茎コンジローマと陰茎癌を，陰茎背部に触れる硬結は形成性陰茎硬結症を考える。

(8）外陰部奇形

1）包皮の異常

A）真性包茎（true phimosis）

包皮が長く，包皮輪が狭いため翻転が不可能な状態をいう。

B）仮性包茎（pseudophimosis）

亀頭部は包皮で覆われてみえないが，翻転可能な状態をいう。

C）嵌頓包茎（paraphimosis）

狭い包皮輪のため，翻転放置していたとき陰茎および包皮が絞扼されてうっ血し，元に戻らなくなった状態をいう。通常疼痛を伴い，長期間放置すると循環障害のため壊死に陥ることがある。

2）陰囊内容の欠損

片側あるいは両側性に陰囊内容を触知できないときは停留精巣を考える。外鼠径輪下方，鼠径管あるいは腹腔内を検索する。まれに，精巣無あるいは低形成症のことがある。

また，精巣上体や精管を触れないときには精巣上体・精管の欠損症を疑い，精嚢や射精管および上部尿路の検索が必要である。

3）尿道下裂（hypospadia）

　男子の尿道は亀頭先端に開口しているが，陰茎腹側なしは会陰部に開口している状態をいう。陰茎は多くは前屈，背側包皮は異常に長い。単純性と男性ホルモン不応症など半陰陽に合併していることがある。

4）尿道上裂（epispadia）

　男子では陰茎背部に外尿道口が開口，女子では尿道背側壁が裂開している状態をいう。膀胱外反症の軽度のものである。

　　※尿道下裂と尿道上裂は発生学的な相違があることを理解しておく

（9）尿道分泌物

　外尿道口に分泌物を認めたときには尿道炎を考える。粘稠黄色の分泌液は淋菌感染を，漿液性のものは *Chlamydia trachomatis* 感染を疑う。なお，前者の潜伏期は3～7日，後者のそれは10日前後である。

（10）性的障害

　早漏（premature ejaculation），遅漏（retarded ejaculation），夢精（nocturnal pollution），勃起不全（erectile dysfunction）など言葉の意味と病態を理解しておく。

【参考文献】
1）北川龍一，標準泌尿器科学－第5版，医学書院出版，1998.
2）吉田修，ベッドサイド泌尿器科学－診断・治療編－改訂第3版，南山堂，2000.
3）吉田修，ベッドサイド泌尿器科学－手術編－改訂第3版，南山堂，2000.
4）Tanagho EA et al., A Lange Medical Book.-Smith's General Urology. -15th ed., McGraw-Hill, 2000.
5）Hollinshead WH, Anatomy for Surgeons.-Vol.2: The Thorax, Abdomen, and Pelvis.-2nd ed., Harper & Row, 1971.
6）Fawcett DW, Male reproductive system., pp796-850 in Fawcett DW, A Text Book of Histology.-11th ed., W. B. Saunders, 1986.
7）木川源則他，性の分化と異常，医歯薬出版，1983.

第2章　泌尿器科検査法

1．理学的検査法

(1) 視診
　1) 腹部
　腫瘤，瘢痕，浮腫，発赤，静脈の怒張などの観察を行う。
　2) 外陰部
　陰茎の大きさ，形，発疹，潰瘍の有無などを診る。
　3) 外尿道口
　形，開口部の異常，発赤，分泌物の有無を診る。

(2) 触診
　1) 腎
　通常仰臥位で行う。双手診（Guyon法）で腎の大きさ，硬さ，表面の性状，呼吸性移動，腎の浮遊感，筋性防御，圧痛の有無を診る。
　2) 膀胱
　正常膀胱は触知しない。
　充満膀胱は球状の表面平滑な腫瘤として触知する。膀胱癌では麻酔下で双手診での腫瘍の浸潤度をみる。
　3) 陰茎
　包茎では包皮を翻転して炎症，腫瘍，潰瘍の有無を検する。
　4) 陰嚢内容
　双手診か1側の母指と他の4指の間にはさみ触知する。
　精巣および精巣上体の大きさ，形，硬さ，異常腫瘤，圧痛，精管の太さ，形態，異常腫瘤の有無を診る。
　5) 前立腺
　載石位で経直腸的に触知する。
　大きさ，対称性，表面の性状，硬度，硬結の有無，周囲組織との境界，中心溝，圧痛の有無などを観察する。正常成人男性の前立腺は大きさ約3×3cmの栗実状で，表面は平滑で中央に縦走する前立腺溝を触知する。硬さは前立腺全体が均一で弾性硬を呈し，圧痛はない。
　前立腺肥大症では腫大した前立腺を触知する（図2-1）が，表面平滑，弾性硬に触知し圧痛はない。

前立腺癌や前立腺結石では，硬結，表面不整，石様硬に触知する。圧痛の存在は前立腺炎を疑わせる。

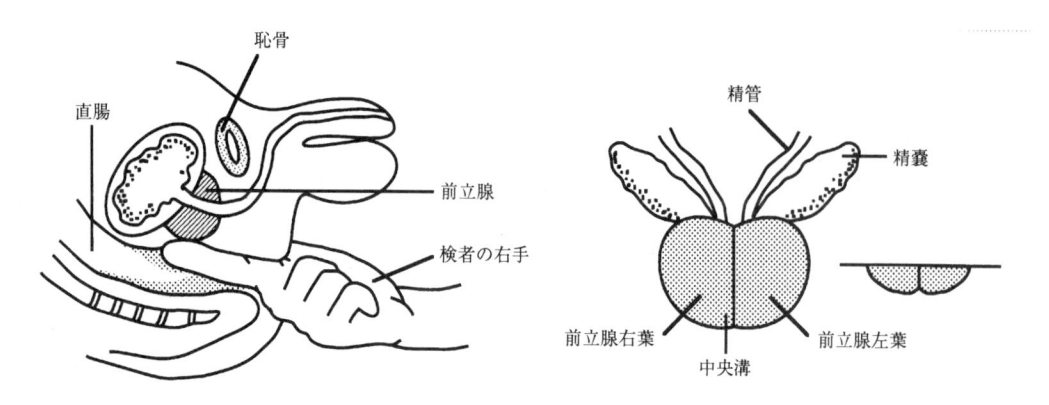

図2-1 前立腺の触診（触診所見）

6）精嚢

正常では触知しない。

炎症（特に結核），前立腺癌浸潤のとき，硬く触れる。

（3）打診

1）腎

炎症腎では打診で costovertebral angle：CVAに圧痛を呈する。

（4）透光性試験

陰嚢水瘤，精液瘤では陽性を示し，腫瘍では陰性である。

2．尿，分泌物，精液検査法

（1）採尿法

男子では Thompson の2杯分尿法を，女子では外陰部の清拭後の中間尿あるいは導尿尿が必要である。

（2）尿一般検査

正常尿は藁黄色の色調を呈し，清澄，透明である。

尿混濁をおこす原因に細胞成分（血球，円柱，上皮，細菌，分泌物）由来と塩類由来とがあり，その鑑別法としてウルツマンの検尿法（図2-2）がある。

1）pH

正常尿のpHは6.0前後であり，食事摂取により変動する。酸性尿は糖尿病，尿路結核などに，アルカリ性尿は細菌尿，重曹服用時などにみられる。

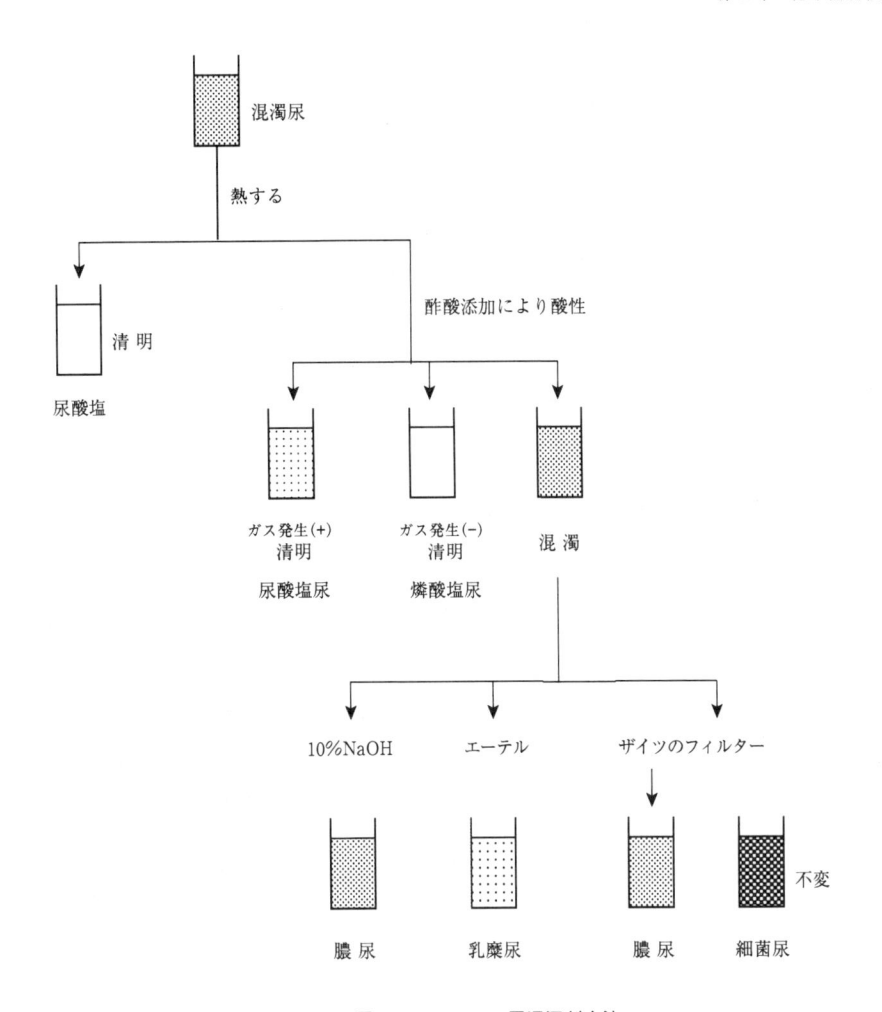

図2-2 Ultzmann 尿混濁判定法

2）潜血反応

赤血球に含まれる鉄成分の反応をみる検査で，間接的に赤血球が存在すると陽性となる。

血液が0.1％以上混入する場合肉眼的血尿として認められ，尿中に溶血によって遊離した血色素が排泄された場合（ヘモグロビン尿）でも陽性となる。

A）比重

正常尿の比重は1015〜1022であり，脱水などにより高くなり，腎不全などにより低くなる。

B）ケトン

正常尿では陰性であり，重症糖尿病，飢餓，尿毒症，脱水症などで陽性になる。

C）蛋白

定性検査はズルフォサルチル酸法または煮沸法が，定量検査にはエスバッハ法があり，正常尿でも過激な運動，濃縮尿などにより陽性にでることがある。

D）ウロビリノーゲン

ビリルビンは胆汁とともに腸管内に排泄され腸内細菌によってウロビリノーゲンとなる。

肝機能障害，イレウス，広範囲皮下出血などに排泄量が増加する。

E）糖

正常尿でも食事により陽性にでることがある。

3）顕微鏡的検査

標本は毎分2,000〜3,000回転5分間遠心沈殿を行い作製する。

無染色標本，単染色標本，抗酸菌染色標本（Ziehl-Neelsen染色，結核菌，恥垢菌など），Gram染色標本を鏡検する。

赤血球，白血球，細菌，円柱，結晶を観察する。多数の赤血球の存在は尿路出血であり，腫瘍，結石などや出血性素因が考えられる。多数の白血球の存在は尿路に炎症があり細菌尿を伴うことが多い。尿沈渣で多数の白血球が存在しても細菌が認められない場合は無菌性膿尿であり，尿路結核症にみられる。無菌的に採取された尿に細菌が存在する場合には尿路の炎症を考える。円柱には硝子円柱，顆粒円柱，上皮円柱，脂肪円柱などがあり，急性糸球体腎炎，ネフローゼ症候群などに認められる。白血球円柱は腎の化膿性炎症時にみられる。酸性尿中には尿酸塩，蓚酸カルシウム，シスチン（正六角形）などが，アルカリ性尿中には燐酸マグネシウム・アンモニウムなどがみられる（図2-3）。

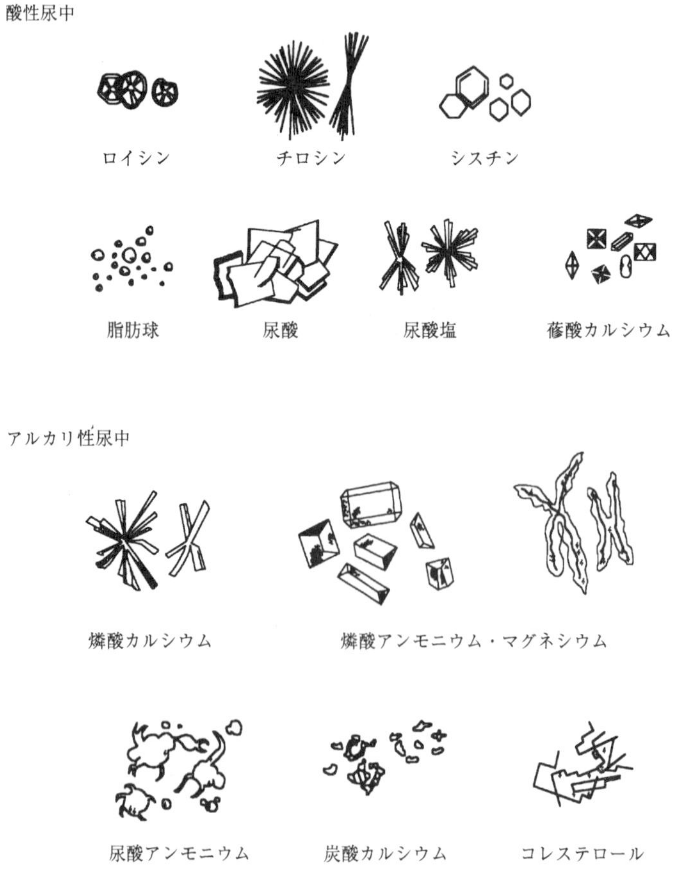

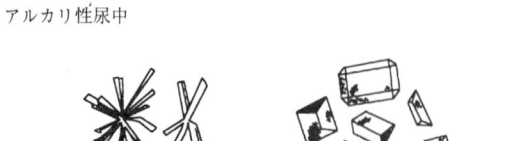

酸性尿中

ロイシン　　チロシン　　シスチン

脂肪球　　尿酸　　尿酸塩　　蓚酸カルシウム

アルカリ性尿中

燐酸カルシウム　　燐酸アンモニウム・マグネシウム

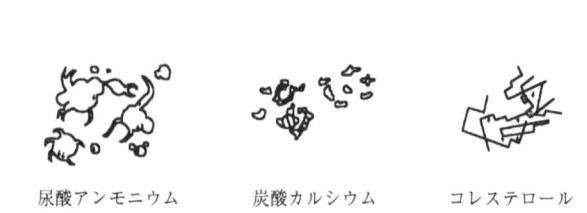

尿酸アンモニウム　　炭酸カルシウム　　コレステロール

図2-3　尿中無機性沈渣

4）尿細菌培養

細菌数が導尿尿で10^4/ml以上，中間尿で10^5/ml以上を起炎菌と考える。

尿中細菌の同定を行う際には薬剤感受性検査も同時に行う。

5）前立腺分泌物

男性下部尿路の感染部位を決定する目的で1回の排尿を尿道，膀胱，前立腺と分けて採取する方法を3杯分尿法と呼ぶ。前立腺マッサージ後に前立腺液を外尿道口より採取する（EPS）か，直後に排尿させ排尿のはじめの約10ccを採取する（VB_3）（図2-4）。前立腺炎の場合EPSあるいはVB_3に白血球や細菌をみる。

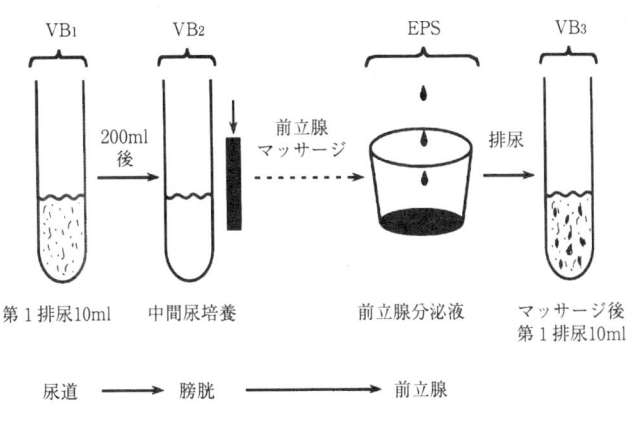

図2-4 StamyとMearesの方法（三矢，1975より引用）

6）尿道分泌物

尿道炎発症時に分泌された白血球や細菌をみる。

淋菌性尿道炎では白血球に取り込まれたGram（－）双球菌（淋菌）をみる。

7）尿（剥離）細胞診

新鮮尿で1患者に少なくとも3回以上検査する。

Papanicolaouの分類でClass Ⅳ，Ⅴを陽性とする。

8）精液検査法

A）採取法

一般に3日間以上禁欲の上，用手的に精子採取用容器に取り，20〜30分間室温に放置して液化したのち検査に供する。

B）精液所見の基準値（表2-1）

表2-1 精液所見の基準値

精液量	2ml以上
pH	7.2〜7.8
総精子数	40×10^6/ml
運動率	前進運動精子が50%以上
奇形率	50%以下

3. 生検法

(1) 腎生検
腎実質の広汎性病変をきたす内科的腎疾患の診断，病変の進行度あるいは病期の治療経過をみる目的で行われる。腫瘍生検は他の画像診断で腎癌を強く疑う場合はあまり行われない。経皮的針生検あるいは開放性生検が行われる。

(2) 前立腺生検
主に前立腺癌の確定診断として用いられる。経会陰式（transperineal）あるいは経直腸式（transrectal）針生検が行われる。最近では6分割生検がルーチン化され，前立腺癌の発見率が向上している。

(3) 精巣生検
男子不妊症の原因解明，精子形成能の評価のために行われる。腫瘍生検は禁忌である。
開放性生検が好んで用いられる。

4. 器械的検査法

経尿道的操作には尿道カテーテル法，尿道ブジー，尿道・膀胱鏡，尿管カテーテル法，腎盂・尿管鏡などの手技がある。これらの操作では無菌的に行うこと（sterility），絶対に無理な力を働かせないこと（gentleness）が重要である。

(1) 尿道検査法
1) 尿道カテーテル法（導尿）
　A）カテーテルの種類
　　ネラトン型カテーテル（軟性の管で先端近くに側孔が開いている），チーマン型カテーテル（先端が硬く湾曲で男性の尿道に挿入しやすい），マレコット型カテーテル（先端が篭様に広がり，凝血塊の洗浄などに使用する），フォーリー（バルーン）カテーテル（長期に膀胱内に留置する，生食などで固定する）などがある。
　B）カテーテルの太さ
　　最近はFrench size（n/3mm，n：号数）が主流を占めているが，Nelaton型はEnglish size（1＋n/2 mm，n：号数）のものも用いられている
　C）カテーテルの挿入法
　（a）前準備
　　外陰部の清拭後患者の右側に立ち，左手の中指と薬指の間に陰茎を把持し，陰茎を体に対して垂直に引っ張り，拇指と示指で外尿道を開き，滑剤を塗ったカテーテルを挿入する。カテーテルが膀胱内へ挿入されたら後部尿道の抵抗がとれるのですぐわかる。

（b）留置法

　非留置用カテーテルでは，膀胱洗浄して洗浄液の流出の良好であることを確認したのち，外尿道口に1〜2本の紐を結んで陰茎体部に固定する。Foley balloon catheterでは挿入後尿の流出を確認した後balloonを膨らませる（後部尿道でballoonを膨らませると損傷をきたす）。外尿道口に抗生剤＋副腎皮質ホルモン軟膏を塗布し，ガーゼで覆っておく。採尿バックは滅菌したものを用い非感染尿であれば閉鎖式がよい。

　感染が強いときは消毒剤の入った洗浄液で膀胱洗浄を定期的に行う。

2）膀胱洗浄

　洗浄液は膀胱の手術や血尿のみられるときは体温ぐらいに温めた生食水を，膿尿などで尿混濁が強いときは0.2％イソジン液などの消毒液を用いる。排液状態を確かめてから，40〜100ml注入し混濁の程度により洗浄回数を考える。

3）尿道探索法

　A）器具

　尿道内の通過障害の探索と尿道拡張術に用いる。

　金属ブジーとして直ブジー，曲ブジー（Guyon型ブジー，Dittel型ブジー）がある。挿入方法は，尿道造影により狭窄部位と程度を確かめてから，無菌的に細い順に挿入していく。誘導ブジー（Le Fort urethral sound, filiform and follower sound（catheter））は，金属ブジーが挿入できない高度の尿道狭窄時に使用していたが，最近では直視下内尿道切開術をすぐに行う。

　B）ブジー挿入法

　（a）前準備

　　まず，外陰部の清拭と尿道清浄を行う。

　　麻酔は通常，局麻剤のゼリー（2％キシロカインゼリー，0.2％ベノキシールゼリー等）を10〜20ml尿道へ注入し10〜15分後に挿入を開始する。まれに硬膜外麻酔や腰椎麻酔，子供などでは全身麻酔もすることがある。

　（b）方法

　　患者の左側（通常診察の反対側）に立って，左手の中指と薬指の間に陰茎を把持し，滑剤を塗ったブジーを号数の小さいものから順次大きなものを使って尿道狭窄を拡張していく。

　（c）後処理

　　一般に出血は軽度であるので感染（catheter fever）予防の目的で数日間抗生物質の投与を行う。もし出血が多くなれば留置カテーテルをおく。

（2）膀胱検査法

1）尿道膀胱鏡検査

　尿道・膀胱を同時に観察できる。前準備はブジーと同様で尿路病変を有する症例はすべて適応となるが，血尿特に肉眼的血尿があれば必ず施行すべきである。硬性鏡と軟性鏡の2種類があり後者では患者の苦痛が少ない。尿道および膀胱内の病変を観察するが，上部尿路からの肉眼的血尿では尿管口からの出血をみることが出血側の同定に役立つ。

（3）腎盂・尿管検査
　1）腎盂尿管鏡検査
　上部尿路からの血尿がありIVPをはじめとする各種画像診断でも診断がつかない場合に適応となるが，確実性と安全性（腫瘍細胞の播種など）に問題がある。硬性鏡と軟性鏡の2種類があり適宜使い分ける。

5．RI診断

（1）腎シンチグラフィ
　腎局所の機能特性（腎血流量：RBF，糸球体機能：GFR，尿細管機能：RPFなど）が評価できる。
　核種はGFR物質として^{99m}Tc-DTPA，RBF物質として^{131}I-，^{123}I-hippuran，^{99m}Tc-MAG3，皮質摂取物質として^{99m}Tc-DMSAを用いる。
　1）静的イメージ
　尿中排泄が少なく皮質集積性に優れた^{99m}Tc-DMSAを用いる。逆流性腎症に伴う腎瘢痕や血流障害の診断に有用である。
　2）動的イメージ
　腎によく集まって尿中排泄を受ける^{99m}Tc-DTPA（GFR物質）や^{131}I-，^{123}I-hippuran，^{99m}Tc-MAG3（RBF物質）を用いる。腎イメージのみならず尿排泄路が撮影でき，腎全体，腎皮質，腎盂などに関心領域を設定して活動曲線を求めると局所レノグラムがえられる。

6．X線検査法

（1）単純撮影（KUB: plain film of the kidney, ureter and bladder）
　尿路系のすべてのX線検査に先立って施行する。仰臥位で，副腎，腎上極より尿道口まで撮影する。腎陰影（腎の大きさ），石灰化陰影（尿路結石の有無），腸腰筋陰影，骨陰影（変形，骨折，骨密度の有無），腸管ガス像（大腸，小腸ガスの状態）などきわめて多彩な情報がえられる。

（2）排泄性尿路造影
　従来，ヨード皮内テストを行ってきたが，現在ではこのテストより，アレルギー有無（特にヨード造影剤の既往，喘息の有無）などの問診が重要である。腸ガス除去と画像の鮮明化のため撮影前6時間絶食する。ただし，副作用予防のための水分摂取は必要である。
　1）静脈性腎盂造影（IVP: intravenous pyelography）
　非イオン性尿路・血管造影剤を成人では20〜40ml，小児では1〜2mlを2〜3分間で静注する。撮影方法は，仰臥位で注射後5分，15分，20分に撮影する。

2）点滴静注腎盂造影法（DIP）
　非イオン性尿路・血管造影剤を成人では50〜100mlを点滴静注し，仰臥位で通常5分，15分，30分，排尿後に撮影するが，必要に応じて延長して行う。5分像で造影剤の排泄の有無をみる（分腎機能検査の1つである）。尿路通過障害の有無と腎・尿管・膀胱の形態をみる。造影剤使用に伴う副作用として腎機能障害，ヨードアレルギー（呼吸困難，嘔気，嘔吐，皮疹，ショック）などがある。禁忌は多発性骨髄腫，高度腎機能障害である。

（3）逆行性腎盂造影（RP）
　点滴静注腎盂造影法（DIP）で十分に像がえられないとき本検査を行う。通常，膀胱鏡下に尿管口より尿管カテーテル挿入後造影剤を注入し，腎盂ならびに尿管の像をえる。腎杯，腎盂，尿管の形態を観察する。特に狭窄像や陰影欠損像に注意する。分腎尿採取も併せて行う。

（4）直接的（経皮的）腎盂造影法
　高度な水腎症が対象となり，閉塞部位の同定に有用である。腰背部より腎盂を穿刺し，内容を一部吸収した後造影剤を注入し撮影する。

（5）膀胱造影（CG）
　膀胱容量の測定および膀胱の形態検査として有用である。膀胱腫瘍や無影結石の描出には低濃度で，膀胱の形態を観察するには高濃度で造影する。
　1）膀胱造影法
　尿道よりカテーテルを挿入し，膀胱内に6〜20％有機ヨード剤100〜300mlを注入する。
　膀胱憩室，腫瘍，萎縮膀胱，膀胱の形状，膀胱破裂の診断に用いられる。
　2）鎖膀胱造影法
　腹圧性尿失禁の膀胱尿道角の測定に有用である。

（6）尿道膀胱造影法（UCG）
　外尿道口から逆行性に造影剤を注入し，正面，斜位の2方向を撮影する。尿道，前立腺，膀胱疾患が対象となり，特に前立腺肥大症では膀胱底部の挙上，後部尿道の延長，前傾，圧迫，精阜像の消失などの所見をえる。

（7）排尿時膀胱尿道造影（MCUG）
　造影剤を膀胱腔内にカテーテルを用いて注入し，立位で排尿させ，spotで撮影するかvideo撮影を行う。膀胱尿管逆流現象（VUR），前立腺肥大症，膀胱頸部硬化症，排尿筋括約筋強調不全（DSD），腹圧性尿失禁などの診断に有用である。

（8）精嚢造影法
　陰嚢皮膚切開し，精管を露出し精管内に造影剤を注入し行う。

無精子症での精管・精嚢での通過障害の有無，精嚢の形態，発育状況，前立腺癌の精嚢への浸潤の有無などをみる。

(9) 大動脈造影法および腎動脈造影

腎動脈狭窄の有無，腎動脈瘤，腎動静脈奇形などの血管病変，血管の走行異常，造影剤の異常貯留などを確認する。通常，腎癌では血管新生を伴う腫瘍として描出されるがCT，MRI検査の発達によって現在ではあまり行われない。

(10) 骨盤動脈造影法

膀胱腫瘍の病期決定に用いられていたが，現在では診断目的としてはあまり行われない。むしろ浸潤性膀胱癌や前立腺癌の治療手段の1つとしての動注療法を行うときの血流分布を把握するために行われる。

(11) 副腎静脈造影法

副腎静脈にカテーテルを挿入し各種ホルモン測定する（静脈サンプリング）際に付随的に行われる。

(12) 選択的内精静脈造影

精索静脈瘤の診断および塞栓術の際に用いられる。

(13) リンパ系造影

乳糜尿症における腹部リンパ管と尿路の異常交通の検索に用いられる。悪性腫瘍のリンパ節転移の診断にはほとんど用いられない。

(14) コンピュータ断層撮影（CT）

各部位の横断面像がえられ，患者に対する侵襲が少ない。造影剤を使用しない単純CTと，造影剤を使用する造影CTの2つがある。造影剤を急速静注しその直後からスキャンをはじめるダイナミックCTでは動脈相早期の血流が反映され腎細胞癌の診断に有用である。また，3D処理（3D-CT）によって3次元解析も可能になっている。

1) 腎疾患

正常腎では腎皮質と髄質の区別は困難であるがダイナミックCTでは明瞭である。のう胞性疾患は通常，円形の内部が均一な water density の腫瘤として示されるが，感染や出血を伴った complicated cyst では単純CTで等-高吸収を示し腫瘍との鑑別が困難となる。血管筋脂肪腫では腫瘍内にfat densityを示す部分が検出されれば診断可能である。腎細胞癌では腫瘍の大きさ，血流の有無，周囲浸潤の有無など病期診断をする上できわめて有用である。一般に腫瘍部は単純では等-低吸収を示し，ダイナミックCTで強く濃染され，下大静脈や腎静脈の腫瘍塞栓も明瞭である。腎盂癌では腎盂に十分造影剤が満たされた場合，腎盂内の欠損像として描出されるが小さい腫瘍での有用性は低い。尿路結石では高吸収に描出され，X線陰性結石でも同様である。水腎症では腎盂腎杯の拡張として描出される。

腎外傷では単純で損傷部は等-高吸収，造影で濃染不良域を示し，腎周囲の血腫も高吸収を示す。造影で腎外に造影剤の溢流が確認されるとurinomaの存在を疑う。

　2）副腎疾患

　正常副腎は対象が小さいため通常5mm厚のスライスで描出される。副腎皮質腫瘍は低吸収で均一であることが多い。褐色細胞腫は比較的大きい腫瘍で低吸収である。

　3）膀胱疾患

　膀胱は管腔臓器で，内腔に尿またはオリーブ油で充満させ描出することが肝要である。炎症性疾患では全周性の膀胱壁の肥厚を呈し，腫瘍との鑑別が必要である。膀胱癌では内腔に突出した腫瘍あるいは限局的な膀胱壁の肥厚として描出される。

　4）前立腺疾患

　正常の前立腺は円形でかつ均一な軟部組織として描出されるが前立腺肥大症と癌の鑑別は困難なことが多い。また，癌の被膜浸潤を判定することは困難であるが精嚢浸潤は比較的明瞭となる。

7．MRI（磁気共鳴画像診断法）

　水と中性脂肪の水素原子核を対象として画像をえている。水素原子核の密度を反映するプロトン強調像，T1緩和時間を反映するT1強調像，T2緩和時間を反映しているT2強調像の3種類がある。T1強調像は臓器のコントラストは低いが，出血，脂肪を高輝度に描出する。T2強調像は臓器（前立腺，精巣）を良好なコントラストで描出し実質臓器の内部構造を明らかにできる。

（1）腎疾患

　特に出血性腎のう胞でのT1強調像はのう胞内が高輝度を呈し単純性腎のう胞との鑑別が可能である。腎癌の病期分類の際にもCTと同様によく用いられ，静脈内腫瘍塞栓の診断には画像の3次元構築によって正確な部位決定が可能である。ほかに腎血管筋脂肪腫の質的診断にも用いられる。

（2）副腎疾患

　比較的小さい副腎腫瘍の診断にも有用でCTより正確な診断ができる。

（3）膀胱疾患

　膀胱癌の病期診断にはガドリニウムを用いた造影検査が有用である。

（4）前立腺疾患

　前立腺癌の被膜ならびに精嚢浸潤の診断に有用とする報告もあるが，経直腸的超音波検査で代行されることが多い。

第3章　先天性疾患

1．腎の先天性疾患

（1）発生異常
　1）異形成
　糸球体や尿細管の形成過程の異常で多嚢腎を含む。
　2）低形成
　腎全体のネフロン数が少なく，異形成がないものをいう。
　3）一側腎無発生
　一側に腎組織を認めないもので，多くは患側の尿管と膀胱三角部が欠如する。家族発生例が報告され，統計上男子，左に多い。対側腎に水腎症や膀胱尿管逆流症をみることもある。
　4）両側腎無形成
　半数が死産，残りも出生後に呼吸不全で死亡する。尿道，尿管，膀胱は欠損か形成異常を示す。特異な顔貌（Potter face：眼間開離，低く幅広い鼻，大きな低位耳介など），内反手，内反足，肺の低形成を呈する（Potter症候群）。
　5）過剰腎
　第3の腎が存在するもので，正常腎と完全に分かれるか粗な結合織で連結する。多くは矮小な過剰腎が正常腎の下方に位置し，不完全重複尿管の型をとる。

（2）回転・位置，その他の異常
　1）回転異常
　腎の回転異常は変位・融合腎に必ず伴うが，単独例も認められる。
　2）変位腎
　腎の位置異常は馬蹄鉄腎を除くと骨盤腎がほぼ半数を占め，交叉性融合腎，腰部変位腎，交叉性変位腎，胸部腎の順となる。
　　A）腰部変位腎
　　正常より低位となり回転異常を伴うことが多い。
　　B）骨盤腎
　　骨盤部に位置するもので，腫瘍，尿路感染，水腎症などで発見される。約半数に水腎症，膀胱尿管逆流症，巨大尿管を伴い機能低下をみる。

C）胸部腎

　腎が横隔膜部あるいは横隔膜の上に位置するもので，胸部腫瘤として発見されることが多い。

　　D）交叉性変位腎

　他側へ変位するもので，多くは融合腎である。

　3）融合腎

左右の腎実質の一部が対側や中央で融合したものをいう。

　　A）交叉性融合腎

　対側の下極に変位腎の上極が融合することが多く，S腎，L腎と呼ばれる。

　　B）骨盤部融合腎

　　C）馬蹄鉄腎

　左右の腎下極が大動静脈の前で融合し，尿管は峡部の前面を走行することが多い。

　男子に多く，合併奇形は小児例で発見されることが多い。腎奇形の中で血管系が最も複雑で血管の異常による尿流障害をきたしやすい。

2．腎盂尿管の先天性疾患

（1）腎杯憩室（calyceal diverticulum）

　先天的に腎杯内に憩室が生じている疾患であるが，憩室内結石や腎盂腎炎による発熱で発見されることが多く，本来先天性か後天性かが区別できないことも多い。合併症がなければ治療の対象にならない。

（2）巨大腎杯症（megacalycosis）

　尿路通過障害がないにもかかわらず全腎杯が拡張しているもので，腎盂・尿管には異常が認められない。30〜40歳代の男性に多く認められる。合併症として腎結石の報告が多いが，本来治療の対象にはならない。

（3）水腎杯症（hydrocalycosis）

　腎杯のみが拡張した状態で腎杯漏斗部は拡張しておらず，巨大腎杯症漏斗部狭窄との鑑別は困難である。

（4）重複腎盂尿管（ureteral duplication）

　1つの腎に上下2つの腎盂があり，上下の腎盂から出た2つの尿管が途中で合流するものを不完全型，膀胱内に入るまで2本のものを完全型と呼ぶ。尿管の奇形の中では最も頻度が高く，約1％にみられるとされている。

　1）不完全重複腎盂尿管（incomplete ureteral duplication）

　一般的に下腎単位が本来の腎臓であり，上腎単位は胎生期に消失するはずの腎が残っている状態で

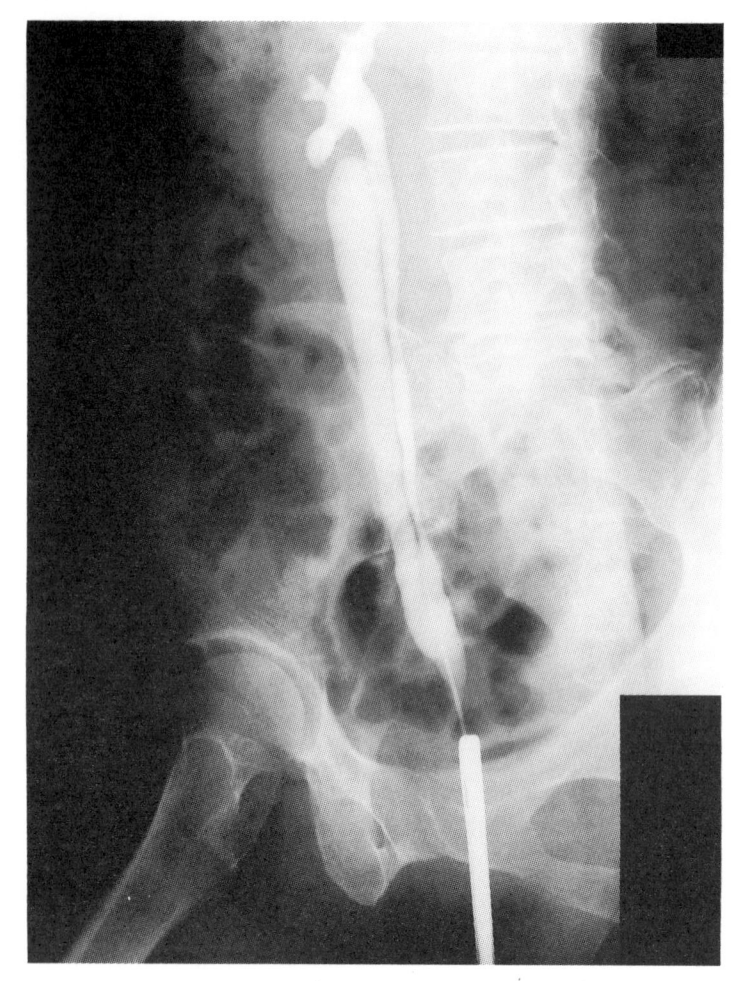

図3-1 盲端二分尿管

ある。特殊型として上腎単位の尿管に腎臓がなく尿管が盲端で終わっている盲端二分尿管（ureteral blind duplication）（図3-1）がある。どちらかの尿管に通過障害や結石などの合併症が生じないかぎり治療の対象とはならない。

　2）完全重複腎盂尿管（complete ureteral duplication）

　2本の尿管は途中で交差し下腎単位の尿管は本来の尿管口へ，上腎単位の尿管は本来の尿管口より遠位側に開口する（図3-2）。これを Weigert-Meyerの法則と呼ぶ。治療方針としては不完全型と同じである。完全型は上腎単位の尿管が異所開口することが多く，尿管瘤を伴ったり，尿管自体の随伴奇形を伴っていることが多い。また，本来の下腎単位の尿管にも膀胱尿管逆流症（VUR）の頻度が高いとされている。

（5）尿管弁（ureteral valve）

　腎盂尿管移行部（PUJ）に存在することが多く水腎症を呈する。尿管皺壁の遺残といわれている。PUJSとの鑑別が難しい。

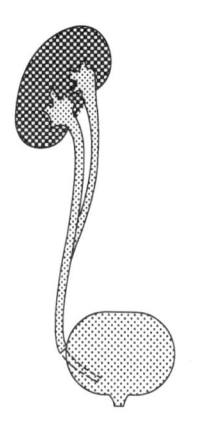

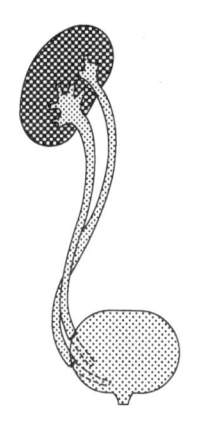

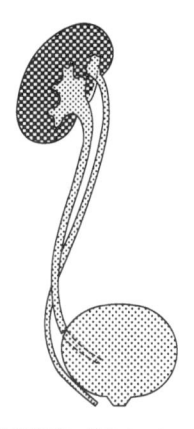

不完全重複尿管　　　　完全重複尿管　　　　　　完全重複尿管の傾向が一層強くなると、
　　　　　　　　　　上腎盂からの尿管は下部のものと　上腎盂からの尿管は膀胱外に開口する
　　　　　　　　　　交叉して、下方のものよりも下内　ようになる。
　　　　　　　　　　側で膀胱に開口する。

図3-2　重複尿管の場合のWeigert-Meyer法則による尿管の走行

(6) 下大静脈後尿管 (retrocaval ureter)

　下大静脈の発生異常である。右尿管が途中で下大静脈の後方を廻り前面に出てくる走行異常である。尿管は下大静脈と脊椎との間に挟まれて通過障害を生じ，水腎症となる。

(7) 尿管瘤 (ureterocele)

　1) 単純性尿管瘤 (simple ureterocele)

　重複腎盂尿管を合併せず，正常の尿管口に瘤が存在するものである。

　大きな瘤で通過障害が存在するもの（図3-3）は内視鏡下瘤切除の適応となるが，小さなものは無治療でよい。

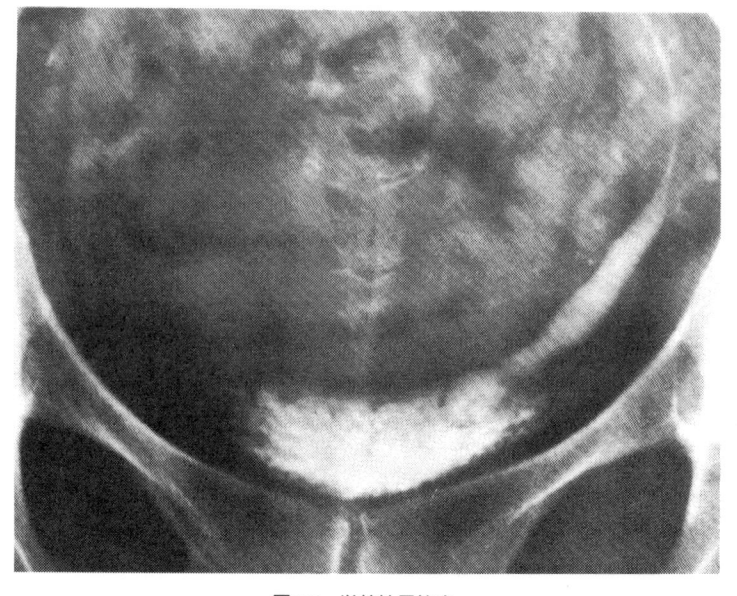

図3-3　単純性尿管瘤
(Barbaric ZL, Principles of Genitourinary Radiology., pp285-309, Thieme Medical Publishers, 1991 より引用)

2）異所性尿管瘤（ectopic ureterocele）

完全重複腎盂尿管の上腎単位に合併する尿管瘤で，尿管異所開口を合併している。

尿管瘤の症状は上部尿路の尿流停滞による尿路感染（多くは腎盂腎炎による発熱）で発見されることが多い。その他では瘤内に結石を形成したり，後部尿道内の異所性尿管瘤や大きな尿管瘤による排尿障害で発見されることもある。診断は腹部超音波断層像の膀胱部の検査で容易に発見されるが，古典的には排泄性尿路造影で蛇頭状陰影（cobra head sign）（図3-3）として認められることが有名である。治療の対象は通過障害により水腎となっているケースか尿路感染による発熱や結石形成などの合併症が生じているケースである。治療法は外科的治療に限られてくるが，最も多く行われているのは内視鏡下に瘤の先端に小切開を加えて新尿管口を形成する方法である。尿管瘤の瘤壁をすべて切除すると術後に膀胱尿管逆流（VUR）が生じるのですべて切除してはならない。

（8）尿管異所開口（ureteral ectopia）

総排泄腔から分離した尿生殖洞は膀胱として分化していく。その過程で中腎管の遠位端から分岐した尿管芽が延びて尿生殖洞に開口し，尿管となる。この過程で中腎管は男性では射精管，精嚢，精管へと分化し，女性では消失していく。完全重複腎盂尿管では上腎単位の尿管は男性では正常尿管口から遠位側の精阜までの膀胱内または尿道に開口するか中腎管由来の精嚢あるいは精管に開口する。女性では中腎管が発生途上で消滅するため近傍の腟や腟前庭に開口することがあり，この場合尿道外尿失禁といった症状を引きおこすことになる。

1）膀胱頚部および尿道内尿管異所開口

正常の尿管口より遠位側の膀胱三角部から膀胱頚部，さらに近位尿道に開口することがある。膀胱尿管逆流（VUR）や尿管瘤があると発熱や排尿症状を認めることがある。膀胱頚部でも内尿道口に近接する部位や後部尿道に開口していた場合，尿管口からの尿排出や尿管の蠕動が尿意を刺激し，切迫性尿失禁や小児の夜間遺尿症の原因となることがある。また括約筋よりも遠位で開口していた場合，常時少量の尿失禁を認める尿道外尿失禁となる。

2）腟および腟前庭部尿管異所開口

女性で腟や腟前庭に開口していたときも症状としては常時尿失禁を認めるような尿道外尿失禁となる。腟前庭部の開口では詳細な観察で診断できるが，腟内に開口していた場合には観察のみでの診断は難しい。

3）精嚢および精管内尿管異所開口

男性の精路に開口する尿管異所開口ではほとんど症状がみられないのが特徴である。多くの場合患側腎の発育不全を伴っており，異所開口の検索はされないことが多い。

診断は尿路造影で尿管開口部が診断できることもあるが，多くの場合困難である。水腎症や膀胱尿管逆流などの合併症があったときには比較的診断は容易になる。内視鏡も診断的価値はあるが，尿道に開口している尿管口を発見することは困難なことがある。色素の排泄を利用して尿管口の位置を確認できることもある。腟や腟前庭部の尿管異所開口は色素排泄試験により診断できる。精嚢，精管の異所開口は精管造影で診断する。

治療は無症状で腎への影響がなければ必要はない。治療が必要な場合，多くは観血的に尿管を可及

的下方で切断し膀胱内に新吻合する。

3．膀胱の先天性疾患

(1) 膀胱外反症 (bladder exstrophy)

　欧米では比較的よくみられる疾患であるが本邦では欧米の約2～3％の頻度といわれており，100～200万の出生に対して1人程度の割合である。完全型と不完全型に分類され，完全型では臍から恥骨の離開を経て外性器まで外反しているため，男児では尿道上裂，女児では陰核破裂を合併している。不完全型では外性器の異常は認められず，腹壁の欠損と膀胱粘膜の脱出が認められる。出生直後より下腹壁に粘膜の膨隆があり，常時尿漏れがある。合併奇形として膀胱尿管逆流症（VUR），腎奇形，重複尿管，尿管異所開口，尿管瘤，停留精巣，鎖肛などの種々のものが認められることが多い。手術法として不完全型は余剰部分を切除して縫合閉鎖するが，不完全型では加えて尿道の閉鎖と離開した恥骨の形成を行わなければならず，年長児になって根治術を行うまで回腸導管などの尿路変更を行い待機することも多い。

(2) 尿膜管の遺残による異常[1]（図3-4）

　1) 臍尿瘻 (patent urachus)

　尿膜管の完全な遺残のため，臍から尿が漏れてくる状態をいう。

　2) 尿膜管憩室 (urachal diverticulum)

　尿膜管下端が嚢状に拡張し，膀胱と交通している状態をいう。

　3) 尿膜管嚢胞 (urachal cyst)

　同様に尿膜管下端が嚢状に拡張しているが，膀胱とは交通していない状態をいう。

　4) 尿膜管臍瘻 (urachal sinus)

　尿膜管の臍側の閉鎖不全で，感染を生じやすくしばしば膿の排出が認められる。

　5) 交通性尿膜管嚢胞 (alternating urachal sinus)

　臍尿瘻の途中に嚢胞状の変化がみられるもので，尿膜管臍瘻と同様に感染を生じやすく，膿が臍側と膀胱側の両方へ出てくるのが特徴である。

(3) 総排泄腔遺残症 (persistent cloaca)

　別名，総排泄腔遺残症 (persistent cloaca)，直腸総排泄腔瘻 (rectocloacal fistula) ともいわれている。総排泄腔とは内胚葉性の後腸と尿膜が共通して開口する腔のことをいい，中胚葉由来の尿中隔によって腹側の尿生殖洞（urogenital sinus）と背側の直腸とに分割される。尿生殖洞は上方と後方に分かれて，前者より，尿膜管，膀胱，後部尿道に，さらに女児では，ミューラー管から発生した子宮管が尿生殖洞の背側壁に位置し，会陰部に下降して膣の上部となり，下方から尿生殖洞由来の膣と癒合し，終局的には尿道，膣，直腸の3穴となる。これらの発生過程が何らかの原因で障害され，2者あるいは3者が共通管として遺残したもので，その病態は多岐にわたる。一般に，鎖肛症例の約10％を占

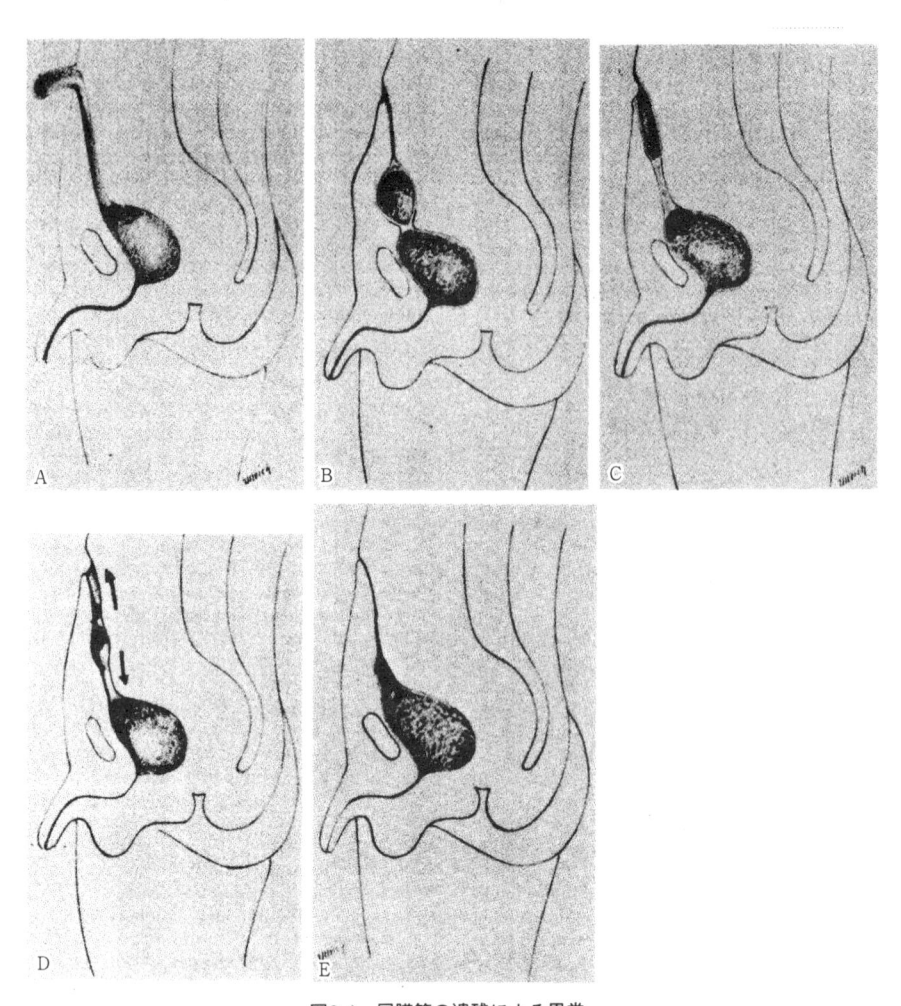

図3-4 尿膜管の遺残による異常
(Ritchey M et al., Clinical pediatric urology. 3rd ed., pp500-663, W.B.Saunders, 1992より引用)

め，4～5万人の出生に対して1人程度の発症をみる。

（4）膀胱尿管逆流症（vesico-ureteral reflux：VUR）

　膀胱尿管逆流症（VUR）とはいったん膀胱内に溜った尿が尿管腎盂に逆流することによって生じる障害の総称である。尿管膀胱移行部の逆流防止機構が先天的に形成されていないものを原発性（primary），何らかの排尿障害により二次的に障害されたものを二次性（secondary）と呼ぶ。

　1）原因

　尿管膀胱移行部の逆流防止機構は図3-5に示すように膀胱内を走る壁内尿管が斜走することにより壁内部分が長くなり，膀胱内に尿が溜るにつれ水圧で壁内尿管が圧迫されて逆流できないような構造になっている。しかしこの壁内尿管部分が短く，直角に近い形で移行部が形成されていると逆流が生じることになる。この異常が先天的に認められるものが原発性（primary），何らかの排尿障害により二次的に逆流防止機構が障害されたものを二次性（secondary）と呼ぶ。

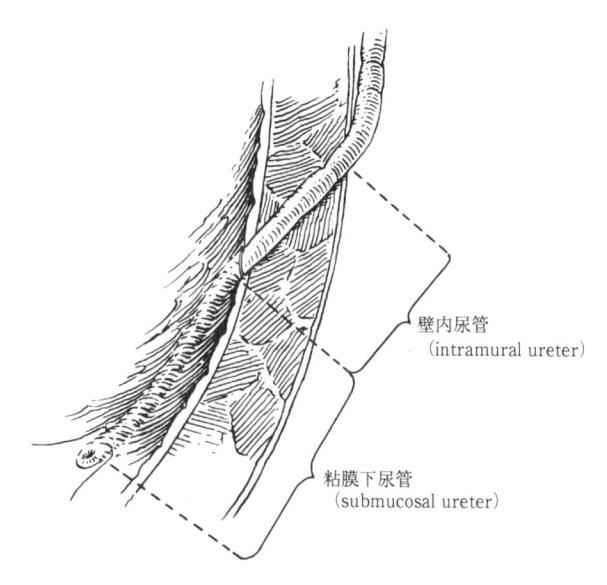

図3-5 尿管膀胱移行部の逆流防止機構
(Politano VA, Urologic Surgery. 2nd ed., pp272-293, Harper & Row, 1975より引用)

2）疫学

　新生児期，乳幼児期に発見されることが多いが，学童期になって発見されることもある。まれに成人になってから腎機能障害で発見されることもある。原発性VURの男女比は低年齢相では男性に多く，高度のVUR症例が多い。一方，高年齢になるほど女性の方が圧倒的に多くなってくる。これは女性の方が単純性尿路感染症の頻度が多いためと考えられている。一方，二次性VURは性差はなく，特に高圧型の排尿障害を生じる基礎疾患（神経因性膀胱，尿道狭窄，前立腺肥大症など）で発生率が高い。

3）症状

　初発症状として最も多いのが尿路感染（腎盂腎炎）による発熱で約90％に認められる。その他では腰痛，尿失禁，夜尿などがある。症状ではないが小児では健診の超音波検査で腎の異常や水腎症を発見されてみつかるケースが増えてきている。成人では高血圧や蛋白尿の精査から発見されることもある。

4）Grade 分類

　図3-6に示すように国際分類ではⅠ～Ⅴまでの5段階に分類する。GradeⅠは尿管内のみのVURで水腎水尿管を伴わないもの，GradeⅡは腎盂腔まで逆流するが水腎水尿管のないもの，GradeⅢは軽度の水腎水尿管を認めるもの，GradeⅣは中等度の水腎水尿管を認め，腎杯の拡張は軽度のもの，GradeⅤは高度の水腎水尿管を認め，腎臓の萎縮や腎杯の高度拡張を認めるものとされている[2]。一般的にGradeⅠ・Ⅱをlow grade群，GradeⅢ～Ⅴをhigh grade群と分けて表現する。

5）診断

　A）排尿時膀胱尿道造影（micturating cysto-urethrogram：MCUG）

　膀胱内に造影剤を注入し，排尿するときをレントゲンで写すことによりVURを証明する。一般的なVURの Gradeもこの検査によって決定される。排尿時膀胱尿道造影はその膀胱像をみることに

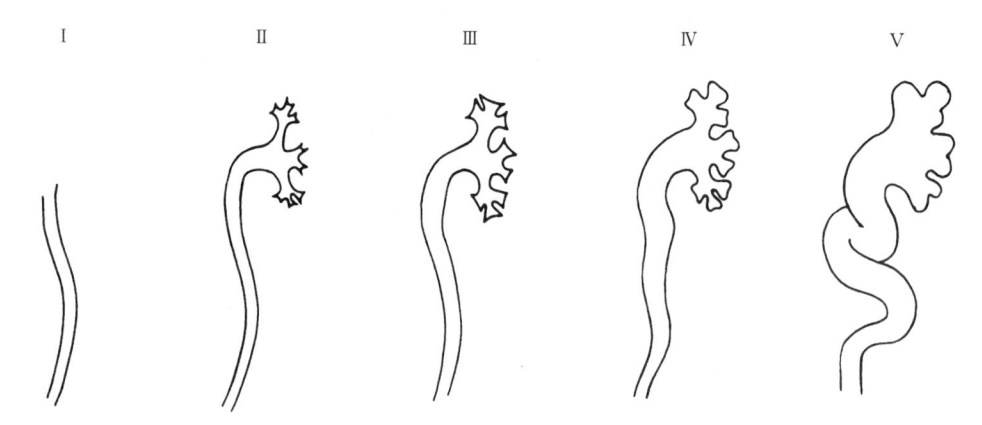

図3-6 逆流の程度（国際分類）
(Report of the International Reflux Study Comittee, Journal of Urology, 125: 277-283, 1981 より引用)

より正常な膀胱像では primary VUR，変形した膀胱や肉柱・憩室を認める膀胱では secondary VUR が考えられる。また，VURを生じる原因として傍尿管口憩室（Hutch's diverticulum）が認められることもある。

　B）排泄性尿路造影（excretory urogram or drip infusion urogram：DIU）

　排泄性尿路造影で診断できるものはGrade Ⅲ以上の水腎水尿管と腎杯の変形や棍棒状変化，腎臓の萎縮などの腎瘢痕の有無である。

　C）腎核医学検査法

　腎シンチグラムには2つの方法があり，1つは ^{99m}Tc-DMSAを用いる静態シンチグラムで，図3-7 に示すように腎瘢痕の程度を示す指標として用いられる[3]。もう1つは ^{99m}Tc-MAG3や ^{99m}Tc-DTPA を用いて行う上部尿路通過障害の程度と腎機能をみるための検査で動態シンチグラムといわれている。

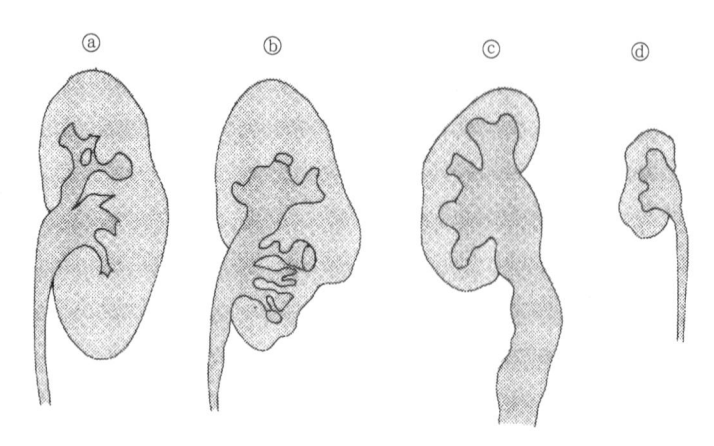

ⓐ 瘢痕が1カ所
ⓑ 瘢痕が2カ所
ⓒ 全腎杯に変形をみとめ，腎実質は全体に薄い
ⓓ small kidney

図3-7 腎瘢痕の程度（Smellie 分類）
(Smellie J et al., , Kidney International, 4: S65-S72, 1975 より引用)

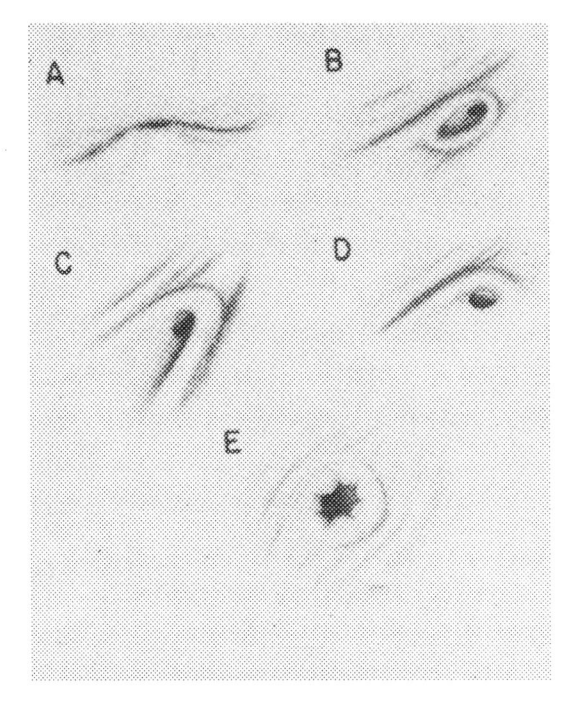

図3-8　内視鏡検査
(Kelalis PP, Clinical pediatric urology. 3rd ed., pp441-499, W.B.Saunders, 1992より引用)

　D）内視鏡検査

　尿管口の形態を膀胱鏡下に観察し変化をみる方法である。図3-8に示すような形態があり，Aは正常型でB～EのようなVURを生じる形態があるといわれている。

　E）腎機能と逆流性腎症（reflux nephropathy）

　腎機能検査は逆流による腎障害（逆流性腎症）がどこまで進んでいるのかをみきわめる重要な検査である。早期の逆流性腎症を示唆する尿細管障害の指標として尿中のα_1-microglobulin（α_1-MG）とβ_2-microglobulin（β_2-MG）がある。いずれも手術により正常化することがわかっており，たとえVURのGradeが低くても尿細管障害の悪化が認められるときには早期に手術に踏み切るべきである。もう1つの逆流性腎症を示唆する所見として^{99m}Tc-DMSAによる腎瘢痕がある。腎瘢痕は進行性の腎障害であり，手術後の改善することは少ない。したがってたとえVURのGradeが低くても^{99m}Tc-DMSA腎シンチグラムで腎瘢痕が認められたときには早期に手術に踏み切る方がよい。

6）治療

　A）保存的治療法

　一般的には GradeⅠ・Ⅱは少量の抗生物質を長期投与しながら経過観察されることが多い。特に1歳未満の小児は自然消失することが多い。しかし前述したように尿細管障害を示唆する所見があったり，腎瘢痕が認められたり，腎盂腎炎による発熱を繰り返すときには手術に踏み切るべきである。

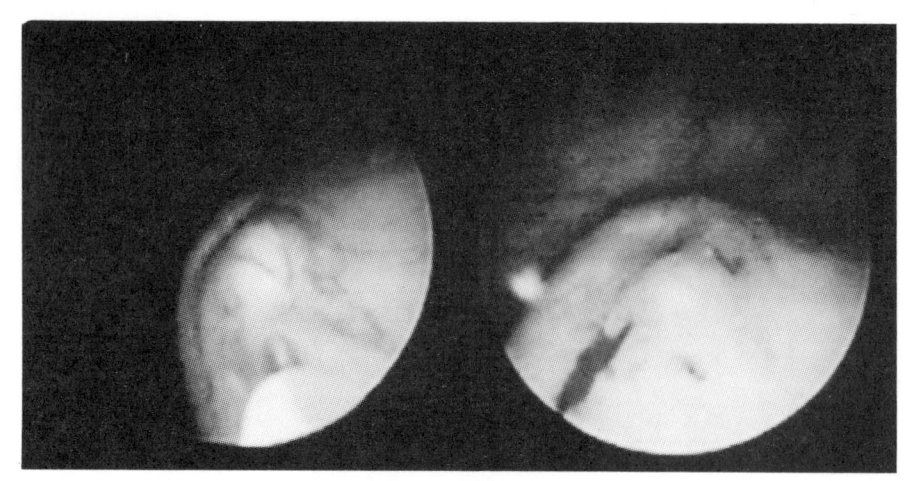

図3-9　内視鏡的逆流防止術（尿管口後壁コラーゲン注入法）

B）手術療法

（a）内視鏡的逆流防止術（尿管口後壁コラーゲン注入法）

　従来の観血的手術の適応はGradeⅢ～Ⅴといわれていたがコラーゲン注入法は簡単で繰り返し行えるため，GradeⅠ・Ⅱの症例でもsecondary VUR症例を中心に最近積極的に行われている。しかしVUR消失率は決して高いものではなく，GradeⅢで70％程度，GradeⅤでは50％以下である（図3-9）。

（b）観血的逆流防止術（anti-reflux op.）

　観血的手術の適応はGradeⅢ～Ⅴであるといわれているが，GradeⅠ・Ⅱであっても尿細管障害や腎瘢痕が認められたり，腎盂腎炎による発熱を繰り返すときには手術に踏み切るべきである。多くの手術法があるがすべて粘膜下尿管を長くすることを目的としている。手術方法の是非に一定の見解はない。手術によるVURの消失率はprimaryで95％，secondaryで70％といわれている。

　いくつかの方法を紹介しておく。

①　膀胱外操作法：Lich-Gregoir法
②　膀胱内操作法：Cohen法（図3-10），Glenn-Anderson法，Gil-Vernet法，折笠法
③　膀胱内外操作法：Politano-Leadbetter法（図3-11），Paquin法

7）予後

　逆流性腎症の予後は①low grade VURで尿細管障害も腎瘢痕も認めず，腎盂腎炎の既往もない症例の腎機能の予後はおおよそ良好であるが，長期経過については不明である。②軽度の尿細管障害と腎瘢痕の症例はほとんどが逆流性腎症の進行が止まっている。③高度腎機能障害症例では腎性高血圧と尿中アルブミンの漏出を認め，こういった症例では手術により腎機能の悪化を止めることができず，最終的には腎機能が廃絶し血液透析となることが多い。

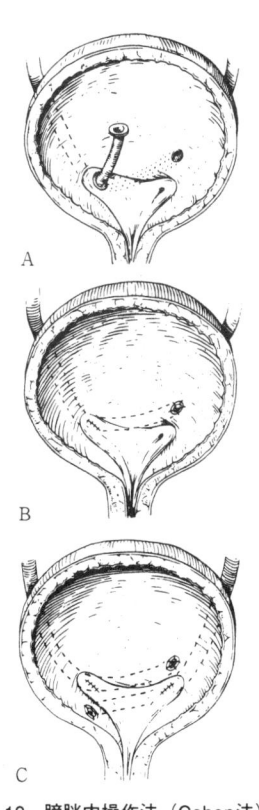

図3-10 膀胱内操作法（Cohen法）
(Walker RD, Urologic Surgery. 4th ed., pp366-380, J.B.Lippincott, 1991より引用)

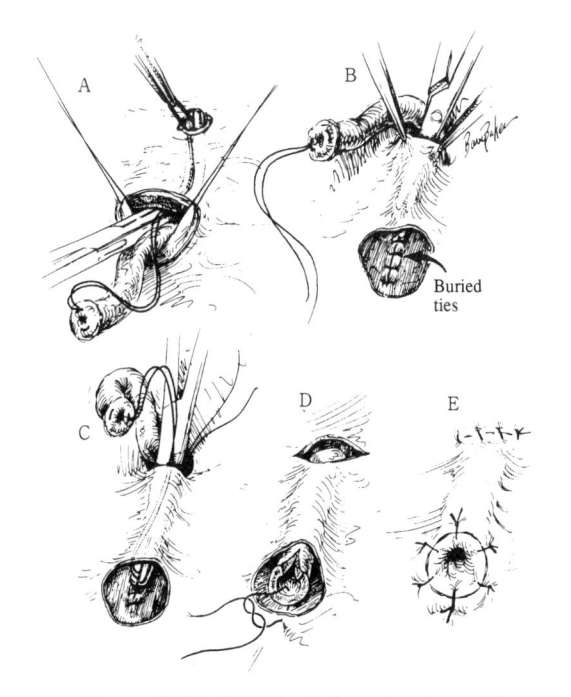

図3-11 膀胱内外操作法（Politano-Leadbetter法）
(Walker RD, Urologic Surgery. 4th ed., pp366-380, J.B.Lippincott, 1991より引用)

4．精巣の先天異常

(1) 停留精巣 (undescended testis)

精巣は胎生初期には卵巣と同じ腹腔内に存在しているが，その後徐々に下降し生下時には陰嚢内まで下降する．その過程で下降が中断し，陰嚢内に十分下降していないものを停留精巣と総称するが，同類疾患としてどこにあるのかわからない触知不能精巣 (impalpable testis)，本来の下降ルートとは全く違う位置に存在する精巣転位 (ectopic testis)，陰嚢内と鼠径管内や腹腔内を行ったり来たりする移動精巣 (migratory testis) などがある．

1) 原因

明らかな原因は解明されていない．大きく分けて，精巣自体に問題があるケース（精巣の発育不全や無発生），精索に問題があるケース（精巣血管の炎症や血流障害，精管の発育不全など），ルートに問題があるケース（腹膜鞘状突起の異常や鼠径管の発生異常など）がある．

2) 分類（図3-12）

① Ⅰ度：精巣は外鼠径輪の外まででているが，十分に陰嚢内までは到達していない状態
② Ⅱ度：精巣は鼠径管内にあり，触知できる状態
③ Ⅲ度：精巣は鼠径管内にあるが触知できない状態
④ Ⅳ度：精巣は腹腔内にある．いわゆる腹腔内精巣

3) 診断

Ⅰ・Ⅱ度は触診のみでも診断できる．さらに超音波断層法によりⅢ度も診断可能である（図3-13）．しかし精巣が萎縮（あるいは形成不全）しているとⅠ・Ⅱ・Ⅲ度であっても触知できないこともある．

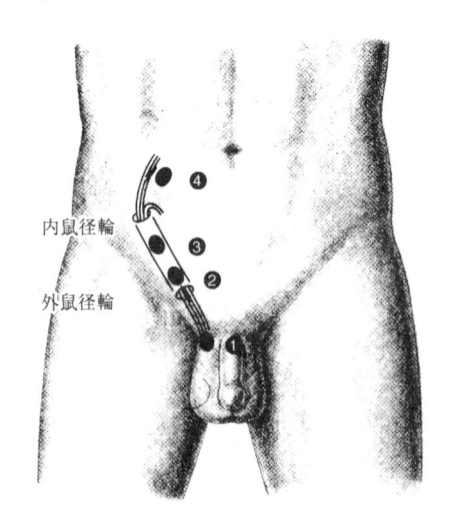

● 1度．精巣は外鼠径輪から出ているが，陰嚢根部までしか下降しない．
● 2度．精巣は鼠径管のなかに存在するが，腹部を圧迫すると外鼠径輪より出てくる．
● 3度．精巣は常に鼠径管内にあり，圧迫しても出てこない．
● 4度．精巣は腹腔内にあり，腹壁上からはまったく触知できない．

図3-12　停留精巣の分類（落合の分類に基づく）
(並木幹夫他，図説泌尿器科学講座5：小児泌尿器科学，婦人泌尿器科学．, pp.103-109, メジカルビュー社，1991より引用)

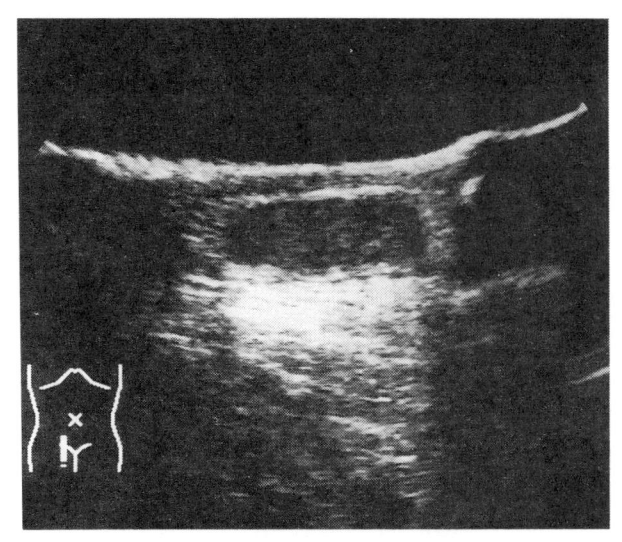

図3-13　III度停留精巣の超音波断層像
(Cochlin DL et al., Urogenital Ultrasound., pp187-256, Martin Dunitz, 1994より引用)

大きさを確認する意味でも超音波断層法は有用である。精巣が触知できず，超音波断層法でも確認できないときには腹腔内精巣も考えMRIを行うことが提唱されている。近年，触知不能精巣（impalpable testis）の診断法として腹腔鏡検査を行う施設が増えてきた。診断は容易で精巣無発生であった場合，不必要な切開手術が回避できるというメリットはあるが，わからない場合には結局切開せざるをえないケースも多く，意見の分かれるところである。

4）治療

Ⅰ～Ⅳ度まですべて手術適応であるが，移動精巣で大きさに左右差がない場合には待機するかどうか判断に迷うことがある。積極的に早期に手術を行うケースは両側性，一側に萎縮がみられるとき（左右差があるとき）などである。停留している精巣は2～3歳になると組織学的に変化がみられ，造精機能に影響が出てくるためそれまでに手術を行うことが望ましい。

5）合併症

　A）造精機能障害

停留精巣の最も多い合併症である。2～3歳以降に手術を行った精巣のほとんどに造精障害が認められる。しかしそれ以前に手術を行った精巣は造精障害をおこしていないというデータはなく，停留精巣であるため造精障害を生じているのか，もともと発育不全のある精巣であるため停留するのかよく解っていない。しかし片側症例では造精障害は生じないため，造精障害を危惧して1歳未満のきわめて早い時期に積極的に手術を行ったほうがよいのは両側症例である。

　B）精巣腫瘍

正常精巣と比較して腹腔内精巣（Ⅳ度）では60倍，Ⅱ・Ⅲ度の停留精巣でも10～210倍の精巣腫瘍の発生頻度があるといわれている。片側である程度高齢で発見されても手術を行うのはこのためである。

　C）精索捻転症

停留精巣では発生学的に未熟な精巣が多く，このため精索捻転症による疼痛で発見されることが

比較的多い。

（2）陰嚢水腫（hydrocele testis）と精索水腫（hydrocele funiculi）と鼠径ヘルニア

　陰嚢水腫，精索水腫は先天性の外鼠径ヘルニアと同様に精巣が腹腔内から陰嚢内に下降する左右に生じる奇形で，固有鞘膜の残存状態により交通性と非交通性に分けられる（図3-14）。先天性の陰嚢水腫は比較的交通性の多いことが特徴である[4]。分類ではその腫脹する部位により陰嚢水腫と精索水腫に分類されるが，交通性の陰嚢水腫，精索水腫は腹膜鞘状突起の開存という点で鼠径ヘルニアと同じであり，開存の大きさにより違う病態を呈することになる。診断はその外見から比較的容易であるが，水腫の大きさが変動するものは交通性を疑い，穿刺を避けた方がよい。大きさ，水腫容量，開存の程度などをみるには超音波断層法が有用である。治療法は非交通性の場合は穿刺のみで治癒することもあるが，非交通性の場合は無意味であるので穿刺しない方がよい。3歳以下の交通性陰嚢水腫は自然消失することもあるので，ヘルニアなどの合併がなければ経過観察でよい。手術方法としては余剰の固有鞘膜を切除するBergman法（図3-15）と固有鞘膜を反転し，精索を取り巻くように縫合する

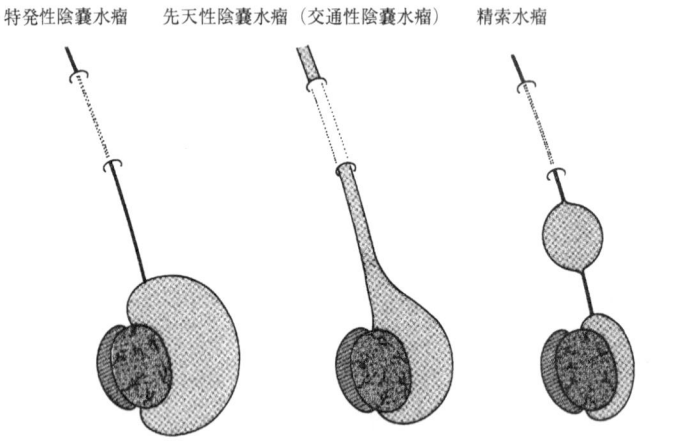

特発性陰嚢水瘤　　先天性陰嚢水瘤（交通性陰嚢水瘤）　　精索水瘤

図3-14　陰嚢水瘤の分類
（並木幹夫他，図説泌尿器科学講座5：小児泌尿器科学，婦人泌尿器科学., pp103-109, メジカルビュー社，1991より引用）

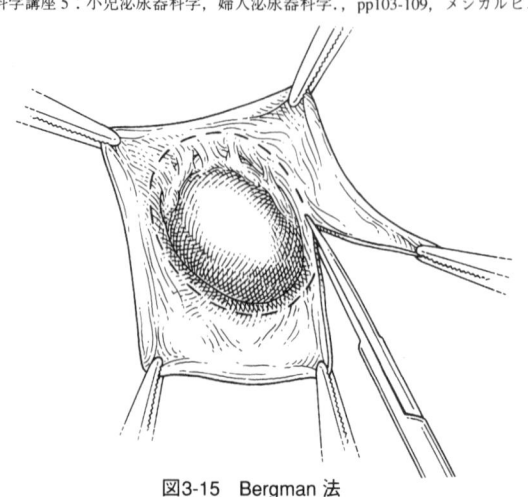

図3-15　Bergman法
(Oesterling JE, Urologic Surgery. 4th ed., pp918-931, J.B.Lippincott, 1991より引用)

Winnkelman法がある。交通性陰嚢水腫では鼠径管を開放しヘルニア手術を同時に行う必要がある。

(3) 急性陰嚢症 (acute scrotum)
　1) 精索捻転症 (torsion of the testicle)
　急性陰嚢症の中で最も多く，最も重要な疾患である。新生児期と思春期に多い。新生児期には鞘膜外捻転が多く，思春期には鞘膜内捻転が多い。突然生じる陰嚢痛または鼠径部痛が特徴で，かなり強い痛みである。陰嚢は発赤・腫脹し，陰嚢上部に挙上し，硬く固定されていることが多い。鑑別診断として，精巣上体炎，精巣垂捻転，精巣上体垂捻転などがあるが他疾患と違い，精巣を手で持ち上げたときに痛みが増強する (Prehn's sign) のが1つの特徴である。血流の回復には制限時間 (golden time) があり，6時間以内といわれているが遅くとも10時間以内には手術を行う必要がある。確定診断は超音波ドプラーが特に有用である。超音波ドプラーで正常側の血流音と対比するとよくわかる。手術の前に用手的な整復を試みる場合もある。精索捻転は下肢方向からみて外回りに捻転しているため，鼠径部を押さえて内回りに陰嚢内容を廻すと改善することがある。手術では精巣の所見が重要で，精巣が黒色になりすでに壊死に陥っている場合には精巣摘出をせざるをえない。血行再開通後精巣がピンク色になってくる場合は，再捻転しないように固定する。なお，一側が捻転した場合には反対側も捻転しやすい素因を持っているといわれており，同時に固定手術を行うことが望ましい。

　2) 精巣垂捻転症 (torsion of the testicular appendix) と
　　　　精巣上体垂捻転症 (torsion of the epididymal appendix)
　精索捻転症とよく似た病態を呈するが，超音波ドプラーで精巣の血流には異常が認められない。しかし，十分な確証がえられない場合には確認する意味も含めて精索捻転症と同様に手術することが望ましい。

【文献】
1) Ritchey M et al., Anomalies., pp500-663 in Kelalis PP et al., Clinical pediatric urology. 3rd ed., W.B.Saunders, 1992.
2) Report of the International Reflux Study Comittee, Medical versus surgical treatment of primary vesicoureteral reflux.-A prospective international reflux study in children., Journal of Urology, 124: 277-283, 1981.
3) Smellie J et al., Vesicoureteric reflux and renal scarring., Kidney International, 4: S65-S72, 1975.
4) Bloom DA et al., Disease of the Male External Genitalia and Inguinal Canal., pp1015-1049 in Kelalis PP et al., Clinical pediatric urology. 3rd ed., W.B.Saunders, 1992.

第4章　腎尿路，男子性器損傷

1．一般的取り扱い

すべての外傷の約10％に腎尿路，男子性器損傷が合併するが，腹腔内臓器などの合併損傷が多く，腎尿路，男子性器のみの外傷は約2％に過ぎない。救命救急センターでの外傷患者は，①vital sign が不安定で直ちに外科的処置が必要なもの，②vital sign は安定しているが穿通性の外傷，③vital sign は安定している鈍的外傷の3グループに分けられる。泌尿器科的診断や治療が問われるのは主として③である。

2．腎損傷

腎は後腹膜腔上部に位置し，肋骨，胸腰椎，腹筋，脊柱筋，Gerota 筋膜などに保護され外傷は受けにくいとされている。原因として多いのは交通事故，労働災害，転倒，スポーツ外傷などである。中でも交通事故によるものが多く，神奈川県交通センターの腹部外傷666例の統計では腎外傷は17.5％と内臓損傷では最も頻度が高い。腎尿路，男子性器損傷の約半数が腎損傷で，男性が女性の3～4倍多い。

（1）分類
　1）開放性損傷
　　銃弾，刃物によることが多く，その85％は腹腔内臓器の合併損傷を伴う。
　2）閉鎖性損傷（腎皮下損傷）
　　腹部，腰背部への鈍的外力による。腎外傷の約80％を占め，以下の3段階に分類される（図4-1）。
　　A）腎挫傷
　　　腎線維被膜の断裂がなく被膜下（内）出血にとどまるものをいう。閉鎖性損傷の70～85％を占める。
　　B）腎裂傷
　　　腎被膜の断裂，損傷を伴う腎被膜外出血をいう。腎盂腎杯系におよばないものを小破裂，およべば大破裂という（尿の溢流を伴う）。約15～30％を占める。
　　C）腎茎部損傷
　　　腎動静脈主幹あるいは大分枝に損傷をきたしたもので致命的である。約1～2％の頻度である。

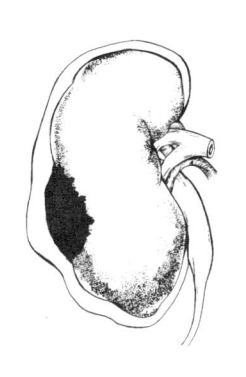

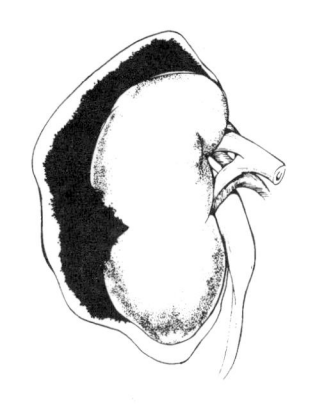

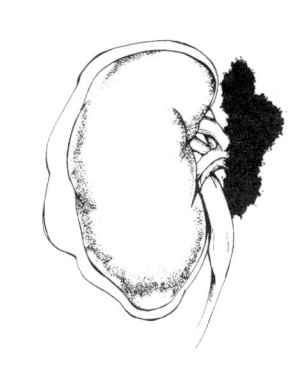

図4-1　閉鎖性損傷（腎皮下損傷）
腎被膜下損傷（左）：最も高頻度にみられる。腎線維被膜が保たれているので出血の程度も軽く保存的に治癒する。
腎被膜外出血（中央）：腎線維被膜が損傷されGerota筋膜内に出血する。
腎茎部損傷（右）：腎茎部血管（腎動静脈）が損傷され大出血をきたす。

（2）受傷機序

　直接外力によるもの（交通事故，スポーツや転倒時の直接的な腎部打撲）と間接的外力（転落など）によるものがある。いずれも水腎症，腎腫瘍，腎囊胞などの異常があれば損傷を受けやすい。小児では骨格，筋肉の発達が未熟で損傷を受けやすい。

（3）臨床症状

　背部，側腹部疼痛，腹膜刺激症状，腹部膨隆（後腹膜腔への出血，血腫，尿溢流など），shock，血尿（外傷の程度とは必ずしも一致しない），膀胱タンポナーデなどがみられる。

（4）診断

　1）腎外傷の既往聴取
　2）symptom & sign
　　出血性ショック，皮下出血，側腹部腫瘤，筋性防御などを確認する。
　3）合併損傷
　　腹腔内臓器損傷，肋骨骨折，脊椎骨折などの合併の有無を確認する。
　4）画像診断
　　A）US
　　　腎形態，腎および腎周囲の血腫，尿嚢腫（urinoma）を確認する。
　　B）CT
　　　plain & contrast enhanced：腎損傷の程度，合併損傷の有無，urinoma の有無などの診断に有用である。
　　C）angiography
　　　aortographyで腎損傷あるいは合併損傷を確認，renal arteriography で損傷動脈枝を確認する。場合によっては embolization, open surgery の適応決定に有用である。

D）IVP

　　造影CT撮影後にKUBを撮影すればよい。尿溢流の確認に有用である。

（5）合併症，後遺症

　1）合併症

　　急性腎不全，腎周囲膿瘍，腹膜炎，腎動脈血栓症などがある。

　2）後遺症

　　① 腎周囲尿囊腫（urinoma）

　　② hydronephrosis；瘢痕化による尿路通過障害

　　③ contracted kidney；腎動脈内膜損傷による血栓形成

　　④ renovascular hypertension；瘢痕治癒後の腎動脈狭窄あるいは腎実質の圧迫，硬化による血流障害（Page kidney）→ renin-angiotensin system の賦活

　　⑤ renal AV fistula（動静脈瘻）

（6）治療

　1）ショックに対する処置，抗生剤投与（感染予防のため）

　2）保存的治療

　　安静，止血剤投与で経過観察をする。約80％の症例は保存的治療でよい。

　3）embolization

　　renal artery 分枝損傷があれば塞栓術を施行する。

　4）手術療法

　　A）適応

　　　腎血管断裂，腎実質破裂，腹腔内臓器の高度損傷の合併などが判断根拠になる。

　　B）術式

　　　経腹腔的に開腹，packing and drainage，あるいは腎部分摘除術や腎摘除術を施行する。

3．尿管損傷

　ほとんどのものが穿通性で，しかも骨盤内手術や内視鏡手術など医原性によるものが多い。腹腔内あるいは骨盤内手術後10日以内に側腹部痛，発熱，麻痺性イレウスがみられたら尿管損傷を考慮すべきである。hysterectomy 後では尿管膣瘻を生じる。

（1）診断

　IVPで患側腎尿路の排泄遅延，水腎症，造影剤の溢流を認める。確定診断には逆行性腎盂尿管造影を行う。

（2）治療

内視鏡的尿管ステント留置，尿管尿管吻合術，膀胱尿管吻合術などが適応となる。

4．膀胱損傷

空虚な膀胱は恥骨後部にあるので外傷を受けにくいが，尿が充満しているときには損傷を受ける。膀胱頸部は恥骨，骨盤骨に靱帯で固定されているので，骨盤骨折に伴って損傷を受ける。

（1）分類
 1）開放性損傷
 ナイフ，杭等による刺創あるいは手術や内視鏡操作時の損傷など医原性のものなどがある。
 2）閉鎖性損傷（図4-2）
  A）腹膜内破裂
  膀胱充満時に恥骨上部に鈍的外力が加わったとき，あるいは落下などにより生じる。膀胱頂部，後壁が裂け腹腔内に尿が漏れる。
  B）腹膜外破裂
  骨盤骨折に伴うことが多く，前側壁，膀胱頸部が裂け膀胱周囲に尿が漏れる。骨盤骨折の約15％にみられる。

  ※膀胱自然破裂
   放射線治療，神経因性膀胱，BCG療法などのため膀胱壁が瘢痕化，脆弱化すると，低容量，低コンプライアンスとなり，特別な外傷のエピソードがなくても膀胱破裂がおこりうる。病歴の聴取が重要である。

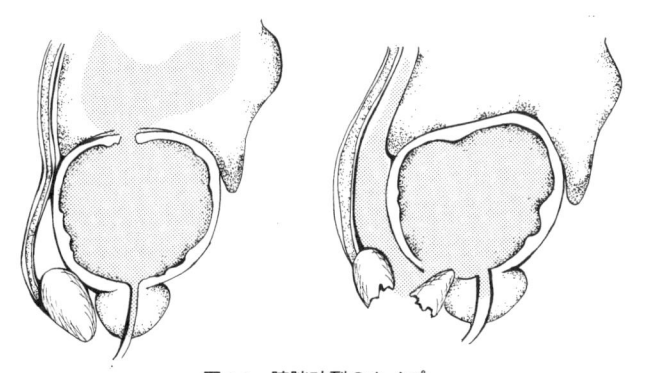

図4-2 膀胱破裂のタイプ
腹膜内破裂(左)：膀胱の腹膜被覆部(頂部，後壁)に破裂が生じ，腹腔内に尿が溢流する。
腹膜外破裂(右)：多くは恥骨骨折に合併し膀胱頸部に破裂が生じ，腹膜前腔に尿が溢流する。

（2）臨床症状

下腹部痛，排尿不能，下腹部膨隆，腹膜刺激症状（腹膜内破裂の場合）などを認める。

（3）診断

外傷の既往，骨盤骨折の有無，前記病歴，症状などを診る。

1）X-ray examination

A）骨盤部単純写真

骨折の確認を行う。

B）膀胱造影

腹膜内破裂では造影剤が小腸の係蹄に沿って分布し火焰状陰影を呈する。腹膜外破裂では造影剤が膀胱や結腸の外側に貯留するので涙滴状を呈する（涙滴状膀胱）。膀胱造影後の造影剤を洗い流して再度撮影すると小さな溢流像でもよくわかる。

（4）治療

1）開放性損傷（穿通性）

直腸，腸骨血管系，尿管などの合併損傷を直視下に検索する。

2）腹膜内破裂

開腹し合併損傷の確認，貯留尿の吸引除去，破裂部位の修復，腹腔ドレナージ，尿道留置カテーテルあるいは膀胱瘻を置く。

3）腹膜外破裂

軽度のもの，非感染尿であれば膀胱留置カテーテルあるいは膀胱瘻を留置する。溢流が多量であればドレナージ，腹膜外的に修復，膀胱瘻あるいは尿道留置カテーテルを置く。

5．尿道損傷

解剖学的にほとんどすべて男性に発生する。女性の尿道損傷はごくまれに産科的処置の合併症として発生する。開放性損傷もまれである。

（1）分類（図4-3）

1）尿道内損傷

尿道の器具的操作時に発生する医原性のもの（カテーテル，内視鏡など）が最も多い。

2）前部尿道損傷

騎乗落下（saddle injury）により尿道が恥骨との間に挟まれるような鈍的外傷による粘膜，尿道海綿体内出血（挫傷）と，海綿体破裂を伴う尿道断裂（完全，不完全）がある。

3）後部尿道損傷

骨盤骨折に合併し，尿道が膜様部で断裂し前立腺は上方に変位する。

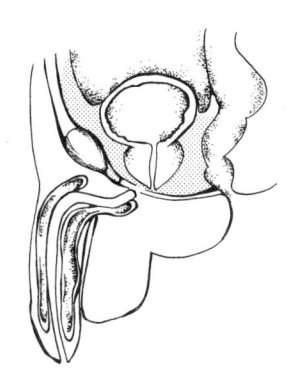

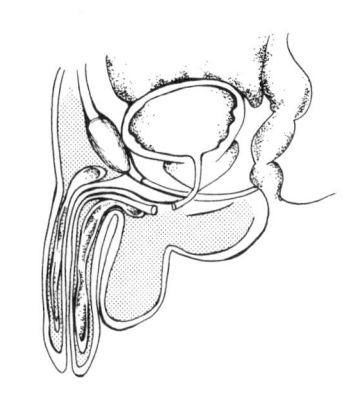

図4-3 尿道損傷
後部（膜様部）尿道損傷（左）：骨盤骨折に伴うことが多く膜様部尿道が損傷される。
前部尿道損傷（右）：騎乗落下により振子部，球部尿道が損傷を受ける。

（2）診断と治療

1）前部尿道損傷

　外尿道口からの出血，排尿困難がみられ，尿道断裂では特徴的な皮下出血斑を認める。すなわち，Buck 筋膜が裂けてなければ出血斑は陰茎にとどまるが，裂ければ会陰側では Colles 筋膜により，腹側（前面）では Scarpa 筋膜により範囲が限定される。会陰側では"蝶形状"を呈する。尿生殖隔膜があるため出血は前立腺，膀胱周囲へは波及せず，直腸診で正常前立腺を触れる。尿道造影で溢流がみられ，膀胱まで造影されれば不完全断裂，されなければ完全断裂である。

　治療としては尿道留置カテーテルが挿入可能であれば留置を行う。不可能であれば膀胱瘻を造設する。完全断裂であれば断裂部の手術的修復（尿道端々吻合）と血腫除去を要する。感染防止が重要である。後遺症として瘢痕性尿道狭窄をみる。

2）後部尿道損傷

　骨盤骨折があり排尿不能である。皮下出血斑は認めない。直腸診で前立腺の変位をみれば完全断裂である。尿道造影で尿道外と骨盤腔内におよぶ溢流像が認められる。

　治療としてはまず膀胱瘻造設を行う。不完全断裂では約3週間で治癒する。完全断裂では高度の瘢痕狭窄を生じる。尿道狭窄には二期的に内視鏡的あるいは開放手術で尿道再建術を行う。後遺症として尿道狭窄，勃起不全，尿失禁をみる。

6．陰茎損傷

　一般に勃起時に強い外力が作用したときに陰茎折症を，交通外傷や機械に巻き込まれたときに陰茎剥皮症をきたす。

　　※陰茎折症
　　　主に性交時，ときに偶発的事故により勃起状態にある陰茎海綿体白膜が断裂する。ボキッという音がしたと述べることが多いためこの名称（陰茎折症）がある。陰茎は出血のため暗赤色に腫脹し対側に屈曲する。陰茎海綿体造影で溢流像をみる。治療は可及的早期に断裂した陰茎海綿体白膜を吸収糸で縫合する。

7．精巣損傷

精巣は陰嚢や鞘膜，精巣白膜に被われ，可動性があるので外傷は受けにくい。スポーツ，交通外傷などで打撲し挫傷，破裂，まれに脱出をみることがある。損傷の程度の評価は超音波検査が簡便でかつ正確である。

附：精巣（精索）捻転症
　精巣鞘膜内の精索を中心軸に精巣，精巣上体が回転し血流障害により壊死をきたす疾患である。乳児期と思春期にみられるが後者が多い。急激な激痛が陰嚢内から下腹部におこり次第に陰嚢に限局し発赤，腫脹，圧痛をみる。陰嚢内容は陰茎根部に挙上される。発熱は原則的にない。

① 診断：Prehn's sign（陰嚢内容の挙上で疼痛が増す）を，Doppler US，精巣陰嚢部血流シンチグラフィーで精巣血流の途絶を認める。感染症ではないので膿尿や高度の白血球増多はみられない。鑑別診断は急性精巣上体炎，精巣炎（ムンプス），精巣上体垂捻転などがある。

② 治療：可及的早期（発症から6時間以内）に緊急手術として整復を行う。遅れるとうっ血性壊死に陥る。患側精巣は正しく鞘膜に固定し，対側精巣も予防的に固定する。

第5章　尿路感染症(Urinary Tract Infection：UTI)

1．総　論

(1) 尿路感染症の成立

　尿路への細菌の感染経路は，ほとんどが外陰部から尿道，膀胱，尿管，腎盂を経て腎実質への逆行性（上行性）感染であるが，まれに腎膿瘍などのように血行性感染もみられる。女性では細菌の侵入は排尿終了時に尿道から膀胱への逆流，性行為時の機械的刺激によるといわれている。膀胱から尿管へは膀胱尿管逆流現象（vesicoureteral reflux：VUR 膀胱内に貯留している尿が尿管，腎盂に逆流する現象）によるものが主たる要因とされ，尿管内での細菌の上行は尿管内尿のブラウン運動による。

　細菌の侵入のみでは感染は成立せず，腎盂，膀胱粘膜における細菌の定着によって発症するとされている。細菌が付着するためには細菌の線毛，粘膜表面の損傷などがその役割を果たしている。

(2) 尿路感染症の診断

　尿路感染症の診断は尿検査が基本である。尿検体の採取法として，男性は中間尿，女性はカテーテル尿が望ましい。臨床症状は参考になるが，女性の場合は自排尿による検体の検査のみで尿路感染症と診断してはいけない。自排尿で異常所見があっても臨床症状と一致しない場合はカテーテル採尿による再検査が望ましい（表5-1）。男性尿道炎の場合は初尿（排尿の最初の部分）を検体とする尿検査が適切である。

表5-1　女性患者10例における採尿方法による尿所見の差

症例(歳)	自排尿による採尿 白血球数	自排尿による採尿 細菌	カテーテルによる採尿 白血球数	カテーテルによる採尿 細菌	尿培養
15	5〜8	++	5〜8	−	(−)
75	10〜15	++	1〜2	−	(−)
29	5〜8	++	1〜2	−	(−)
74	多数	+++	5〜8	−	(−)
19	多数	+++	1〜2	−	(−)
32	10〜15	++	0〜1	−	(−)
69	10〜15	+	0〜1	−	(−)
72	10〜15	++	10〜15	−	(−)
48	多数	+++	1〜2	−	(−)
61	5〜8	++	2〜3	−	(−)

（岡山赤十字病院泌尿器科症例）

尿検査での遠沈所見で白血球数が10個／視野以上であれば尿路感染症が疑われる。さらに，沈渣のレフレル染色を行い桿菌，球菌の区別ができれば，起炎菌の種類が推定でき，薬剤選択に有用である。

尿培養で起炎菌を同定し，定量培養では生菌数10⁴cfu/ml以上あれば有意のものと考えられる。同時に薬剤感受性試験を行っておけば，初回治療薬剤が無効で薬剤を変更する際，適正な薬剤の選択に役立つ。

（3）起炎菌の種類

尿路に基礎疾患がない単純性感染症では単独菌感染（1種類の菌種による感染）がほとんどであり，かつ *E. coli* が約80％を占める（図5-1）。尿路に結石，腫瘍など何らかの基礎疾患を有する複雑性感染症では大腸菌（*E. coli*），変形菌（*Proteus mirabilis*），緑膿菌（*Pseudomonas aeruginosa*）など多彩であり，複数菌感染症（2種類以上の細菌による感染）も多くみられる（図5-2）。

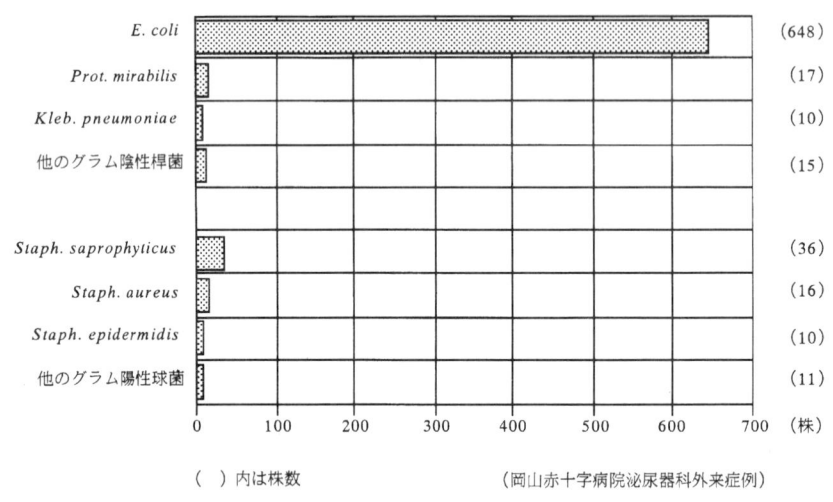

図5-1 急性単純性膀胱炎763例からの分離菌種

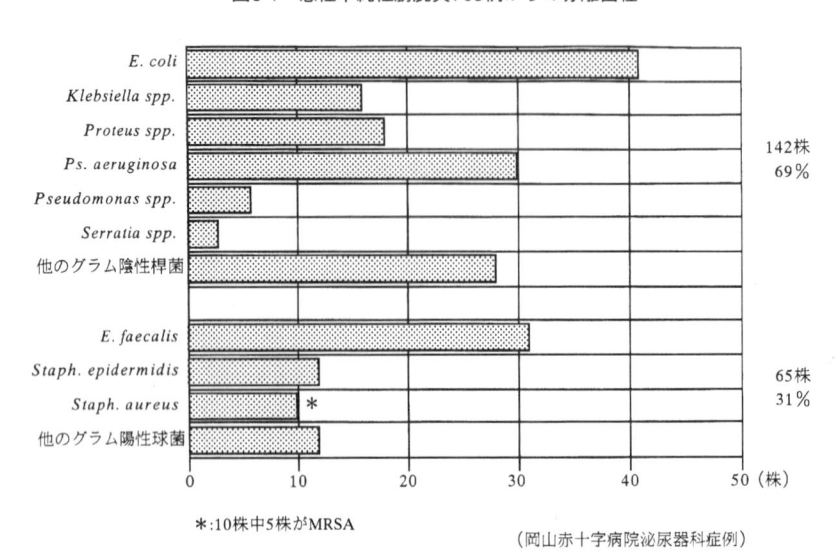

図5-2 複雑性尿路感染症からの分離菌

尿路・性器感染症で多くみられる菌種は以下の通りである。

グラム陽性球菌の中では急性単純性膀胱炎の起炎菌として腐性ブドウ球菌（Staphylococcus saprophyticus）が注目され，慢性複雑性尿路感染症では表皮ブドウ球菌（Staphylococcus epidermidis）が分離される。また，黄色ブドウ球菌（Staphylococcus aureus）は尿路から分離されることもあるが，特にメチシリン耐性ブドウ球菌（Methicillin Resistant Staphylococcus aureus：MRSA）は院内感染菌として重要である。

グラム陰性球菌では淋菌（Neisseria gonorrhoeae）があり，尿道分泌物をグラム染色すると陰性の双球菌がみられる。

グラム陽性桿菌には結核菌（Mycobacterium tuberculosis）があり，チールネルゼン染色により検鏡で確認できる。

尿路感染症ではグラム陰性桿菌が多く，特に大腸菌（E. coli）は急性尿路感染症では最も高頻度に分離される。他に変形菌属（Proteus spp.）も多くみられるが，本菌は尿素を分解し，尿をアルカリ性とするので，感染結石を形成しやすい。

また，緑膿菌（Pseudomonas aeruginosa）は多剤耐性菌が多く，尿路感染症が難治性となる例が多く，以前から院内感染菌として重要視されている。

2．尿路感染症

(1) 腎盂腎炎 (pyelonephritis)

腎盂腎炎の病因としては，上述の大腸菌など一般細菌の上行性感染がほとんどである。尿路に基礎疾患を認めない場合，膀胱尿管逆流現象（VUR：膀胱に貯留している尿が尿管，腎盂に逆流する現象）を多く認める。起炎菌として急性単純性腎盂腎炎では大腸菌（E. coli）が多く認められる。

病期，病型としては急性・慢性，単純性・複雑性に分類され，尿路に基礎疾患がある（複雑性）と，尿路感染症が難治性となり，遷延する。基礎疾患の例（図5-3）として，尿路では腎結石，膀胱癌，

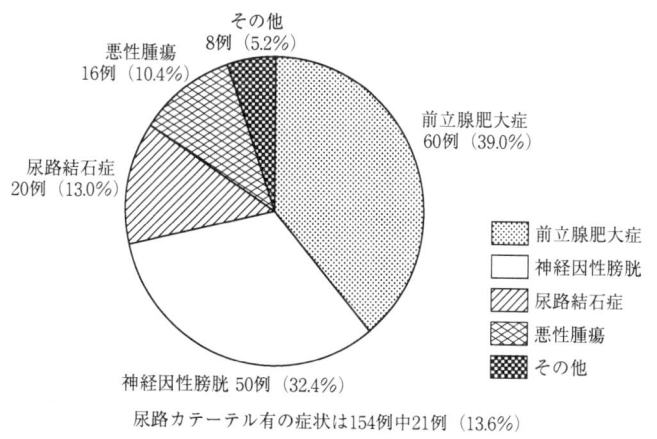

その他 8例（5.2%）
悪性腫瘍 16例（10.4%）
尿路結石症 20例（13.0%）
前立腺肥大症 60例（39.0%）
神経因性膀胱 50例（32.4%）

尿路カテーテル有の症状は154例中21例（13.6%）
（岡山赤十字病院泌尿器科症例）

図5-3　複雑性尿路感染症の基礎疾患

尿道狭窄，前立腺肥大症，神経因性膀胱などがあり，尿路の異物として腎瘻カテーテル，尿道留置カテーテル，ダブルJカテーテルなどがみられる。特に長期間留置されたカテーテル表面には細菌によるbiofilmが形成され，難治性となる。biofilmとは細菌が菌体外に多糖体を産生し，グリコカリックスを形成し，このグリコカリックスが細菌を被覆した状態をいう。細菌biofilmは抗菌薬などに抵抗性を獲得する[1]。全身疾患として糖尿病などがみられる。

急性例における症状は発熱（熱型：弛張熱），肋骨脊柱角（costovertebral angle：CVA）の痛みなどがみられる。慢性例では特徴的な症状は少ない。

診断は上記症状のほか，検尿（特に尿中白血球数），尿定量培養（菌数，起炎菌の同定）を基本とし，血液所見（WBC，CRP，ESR）を参考とする。結石，腫瘍など尿路の基礎疾患を発見するためには腹部単純撮影（KUB），腎盂造影（DIP）が有用であり，腎盂造影で腎杯の鈍化があればVURの合併が強く疑われる（図5-4）。VURを診断するためには膀胱撮影（CG），排尿時膀胱撮影（VCG，図5-5）などが必要である。

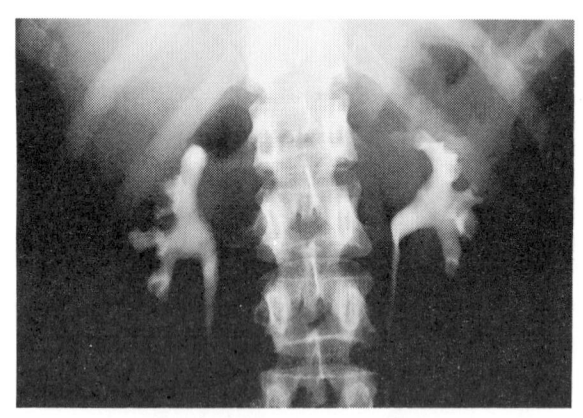

図5-4 腎盂撮影（DIP）30分後
右腎各腎杯の鈍化を認める（症例：24歳女性，右膀胱尿管逆流Ⅲ度）

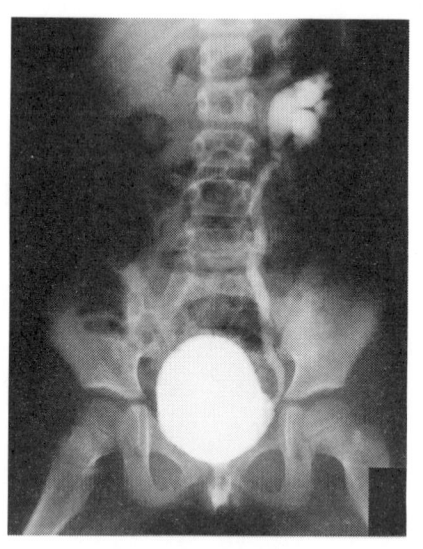

図5-5 排尿時膀胱造影
左膀胱尿管逆流Ⅳ度（症例：7歳女児）

（2）その他の腎感染症

1）黄色肉芽腫性腎盂腎炎（xanthogranulomatous pyelonephritis）

2つのタイプがある。膿腎型は腎盂内に膿汁が溜まった状態で，尿路結石の合併例が多い。膿瘍型は腎実質に膿瘍を形成し，腎細胞癌（clear cell type）との鑑別が困難であるが，病理組織所見で組織球を認める。

術前診断が困難であることから，多くの場合治療としては腎摘除術が行われる。

2）腎乳頭壊死（papillary necrosis）

糖尿病患者，鎮静剤の多量連用者に多くみられ，致命的である。

3）腎膿瘍（renal abscess）

血行性感染が多く，腎実質に膿瘍を形成する。膿瘍が腎盂と交通しない場合，尿所見は正常のこと

が多い．膿瘍が大きい場合，外科的療法（膿瘍ドレナージ，あるいは腎摘出術）が基本となる．また，強力な化学療法が必要である．

　4）膿腎症（pyonephrosis）

　腎，尿管結石などに感染が合併し，腎盂内に膿汁が貯留した状態である．ほとんどの症例で無機能腎となっているため，腎摘除術が行われることが多い．発熱，疼痛が続く場合は一時的に腎瘻を置き，全身状態の改善を待って根治的な治療を行う．

　5）腎周囲炎，腎周囲膿瘍（perinephritis, perinephric abscess）

　多くは腎実質，腎盂感染症からの波及によるもので，治療として周囲膿瘍が大きい場合はまずドレナージを行い，同時に化学療法を行う．膿瘍形成までいたっていない場合は，起炎菌に有効な化学療法剤を使用する．

　6）気腫性腎盂腎炎（emphysematous pyelonephritis）

　起炎菌としてガス産生菌である大腸菌（*E. coli*）などの頻度が高い．全身疾患としては糖尿病が多く，中年女性に多くみられる．治療として，まず適切な化学療法剤の投与が原則である．腎摘除術が多く行われるが，両側発生（10％以内）もみられるので腎摘除術の適応を慎重に判断する必要がある．

（3）膀胱炎（cystitis）[2]

　ほとんどの例が一般細菌の上行性（逆行性）感染である．女性は尿道が短く，細菌が侵入しやすいため感染しやすい．誘因として性行為の関与が50％程度みられる（図5-6）．起炎菌として急性単純性膀胱炎では大腸菌（*E. coli*）が約80％を占め，次いで腐性ブドウ球菌（*Staphylococcus saprophyticus*）などが多い（図5-1）．

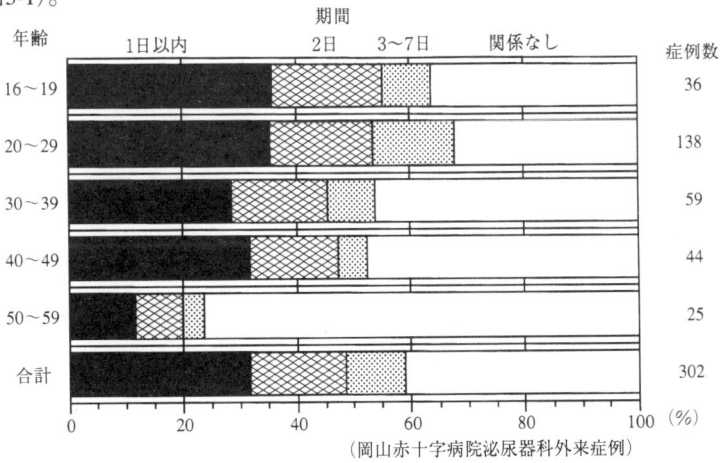

図5-6　急性単純性膀胱炎における性行為から発症までの期間
（岡山赤十字病院泌尿器科外来症例）

　病期，病型として急性単純性膀胱炎，慢性複雑性膀胱炎の形が多くみられる．急性単純性膀胱炎の症状は頻尿（夜間，昼間とも排尿回数が多い，昼間のみの頻尿では神経性頻尿のことがある），排尿痛（特に終末時に強い），尿混濁（膿，血尿による混濁）が特徴的であり3主徴とされる．

　診断には上記症状のほか，残尿感，下腹部不快感，終末時血尿などがみられ参考となる．尿沈渣所見として，白血球数が10個／視野以上あれば有意である．尿定量培養で生菌数 10^4 cfu/ml 以上であれ

ば，その菌種が起炎菌と考えられる。同時に薬剤感受性試験を行い，初回治療が無効の場合，変更薬剤選択の参考とする。診断のために膀胱鏡検査も行われるが，急性期は避けることが望ましい。難治性膀胱炎，男性の膀胱炎の場合は膀胱癌，膀胱結石など基礎疾患の合併が考えられるため膀胱鏡検査を行う。

（4）その他の膀胱炎
　1）間質性膀胱炎（interstitial cystitis）
　原因は判然とせず，自己免疫の関与なども指摘されている。中年女性に多く，難治性である。頻尿，排尿痛など種々の強い膀胱症状を呈し，萎縮膀胱となる例がみられる。治療は薬物療法として化学療法剤，副腎皮質ホルモン，抗ヒスタミン剤などのほか，アミトリプチリン（トリプタノール®）が著効を示した報告がある。膀胱内薬物注入療法（DMSO：dimethyl sulfoxide　有機溶媒の一種で，その作用機序は局所の鎮痛，抗炎症・抗菌作用である），水圧療法などが行われ，萎縮膀胱が固定した場合には膀胱拡大術を行う。
　2）出血性膀胱炎（hemorrhagic cystitis）
　小児の急性膀胱炎では多くの場合肉眼的血尿，排尿痛を主訴とするが，原因としてアレルギーが考えられる。薬物性のものとしては endoxan®，ifomide® 投与中に血尿を認め，予防として mesna®（uromitexan）を投与する。治療としては対症療法を行うが，薬物性の場合は原因薬剤の中止が基本である。
　3）好酸球性膀胱炎（eosinophilic cystitis）
　発生機序はトラニラストあるいはその代謝物質による特異的アレルギーと考えられ，症状は強い膀胱炎様症状，無菌性膿尿が特徴である。その原因薬剤（トラニラスト）が判明すれば，トラニラストを中止し，対症療法を行う。
　4）放射線性膀胱炎（radiation cystitis）
　放射線照射中，あるいは照射後数年経過して発症する。膀胱癌との鑑別が重要である。
　5）腺性膀胱炎（cystitis glandularis）
　悪性化（腺癌）の可能性ある。
　6）膀胱白板症（leukoplakia vesicae）
　前癌状態（扁平上皮癌）ともいわれ，膀胱三角部に多くみられる。
　7）膀胱マラコプラキー（bladder malacoplakia）
　薬物療法（ST合剤など）が有効である。

（5）尿路感染症に対する治療，化学療法
　尿路感染症に対する治療の原則としては水分を十分摂取させる。また，基礎疾患のある複雑性感染例では基礎疾患の除去が重要であり，先決である。化学療法を行う際には尿中への排泄が良好な薬剤，起炎菌に感受性のある薬剤を選択する（図5-7，図5-8）ことが重要である。化学療法の基本は必要最小限の投与量で，最大の効果をえることであり，無意味な併用，大量，長期投与は行わない。さらに投与薬剤の副作用に留意し，投与前に患者に十分説明する必要がある。

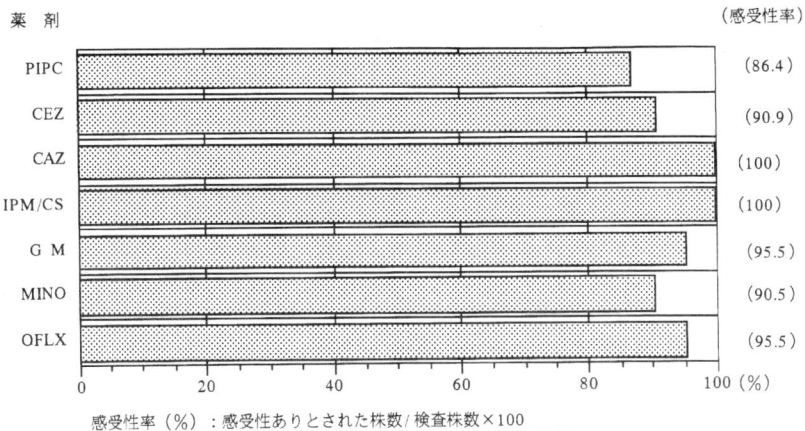

```
薬剤                                              (感受性率)
PIPC   ████████████████████████████████         (86.4)
CEZ    █████████████████████████████████        (90.9)
CAZ    ████████████████████████████████████     (100)
IPM/CS ████████████████████████████████████     (100)
G M    ███████████████████████████████████      (95.5)
MINO   █████████████████████████████████        (90.5)
OFLX   ███████████████████████████████████      (95.5)
       0    20    40    60    80   100 (%)
```

感受性率（%）：感受性ありとされた株数/検査株数×100
検査方法：微量液体希釈法（オートスキャン）　検査株数：22株

（岡山赤十字病院泌尿器科症例）

図5-7　*E. coli* の薬剤感受性試験成績

```
薬剤                                              (感受性率)
PIPC   ██████████████████                       (50.0)
CAZ    █████████████████████████████████        (92.3)
CFS    ██████████                               (28.6)
IPM/CS ██████████████████████                   (61.5)
G M    ██████████                               (28.6)
MINO   ██                                       (7.1)
OFLX   ██████████                               (28.6)
       0    20    40    60    80   100 (%)
```

感受性率（%）：感受性ありとされた株数/検査株数×100
検査方法：微量液体希釈法（オートスキャン）　検査株数：14株

（岡山赤十字病院泌尿器科症例）

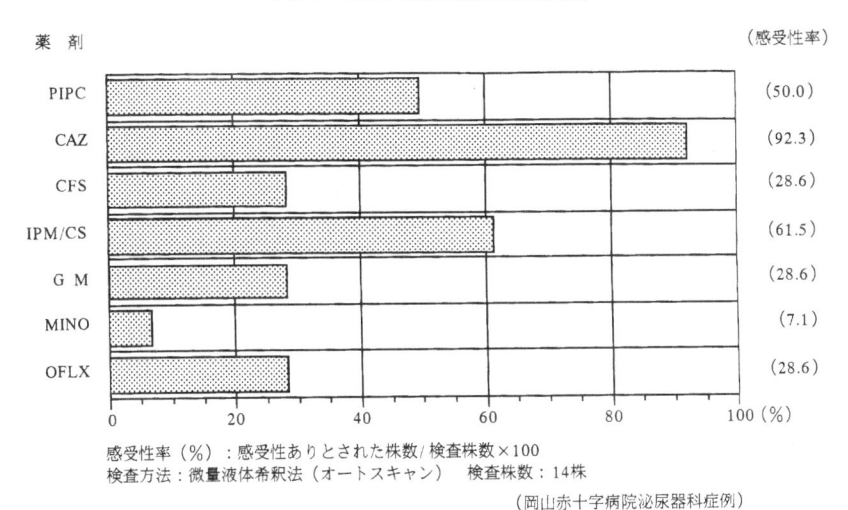

図5-8　*Pseud. aeruginosa* の薬剤感受性試験成績

泌尿器科領域で多く使用される化学療法剤の種類は以下の通りである。
1）ペニシリン系薬剤，セフェム系薬剤
　これらの薬剤は広範囲スペクトラムを有することが利点であるが，副作用として発疹，ショックなどアレルギーに注意する．第三世代セフェム系，第四世代セフェム系薬剤，カルバペネム系薬剤などは有用であるが，乱用により多剤耐性菌が多発する可能性があり，使用対象を限定して投与することが望ましい．
2）テトラサイクリン系薬剤
　尿道炎（淋菌，クラミジアとも有効）などに有効であるが，副作用として肝機能障害，フラフラ感がみられる．
3）アミノ配糖体系薬剤
　MRSA，緑膿菌など対象を限定し，使用期間は5日間以内とする．副作用として腎毒性，聴力障

害などがあるので，投与前に腎機能（BUN，クレアチニンなど）を検査したのちに投与を開始する。特に老人では腎機能の低下があり，副作用が発生しやすいので注意を要する。

　4）ニューキノロン系薬剤

　ほとんどの尿路，性器感染症に有用である[3,4]。最近，他科の一般感染症にも広く投与され使用量が増加したためか，耐性株が増えており（尿道炎の項参照）乱用しないよう注意する。副作用として日光皮膚炎（光線過敏症）がみられるので，対策として1日1回夕食後の内服のみとする，あるいは高齢者には減量，短期の投与などが考えられる。同時に，消炎剤（フェンブフェン）との併用により痙攣発作が起きる可能性があるので注意する。

　5）マクロライド系薬剤

　クラミジア感染症に有効である。また，本剤とともにその起炎菌に有効な他剤を併用すると，biofilm感染症に有用である。

（6）膀胱尿管逆流（VUR）防止手術

　防止手術の適応はVURの程度（図5-9）[5]，臨床症状，年齢などから決定する。VURを有する小児腎盂腎炎症例に対する化学療法，手術療法には2通りの考え方がある。すなわち，①小児のVURは成長に伴って自然治癒がみられるのでまず少量長期化学療法を行う，②VURによる腎盂内圧の上昇から，腎機能障害の進行が考えられるので早めに手術をする[6]。成人では自然治癒は見込めないので，治療法として手術を選択する。

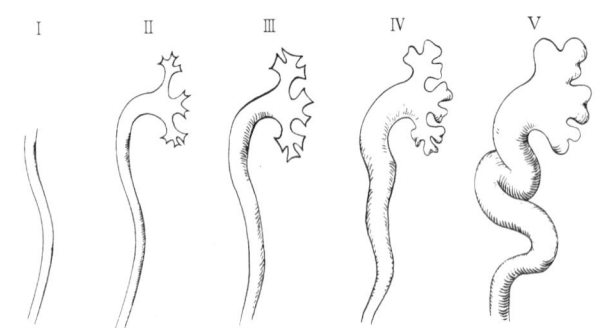

膀胱尿管逆流（VUR）のGrades Ⅰは尿管までの逆流，Ⅱは逆流が腎盂に達したもの，Ⅲは逆流が腎盂まで達し，腎盂・尿管の軽度拡張を示すものである。Ⅳは逆流のため腎盂・尿管の中等度拡張を示すもの，Ⅴは著明な逆流があり，腎盂・尿管の著しい拡張，蛇行を示すものである。

図5-9　膀胱尿管逆流の程度

（Report of the International Reflux Study Committee, Journal of Urology, 125: 277-283, 1981より引用）

　手術方法はいくつかあるが，その基本はVURの原因となっている短い粘膜下尿管を延長させることであり，それによって逆流が消失する。最近では経尿道的内視鏡手術が多く行われており[7]，注入剤としてコラーゲンなどが使用されている。開腹手術としては膀胱内到達法による手術（Cohen法，Glenn-Anderson法，Politano-Leadbetter法など）と膀胱外到達法による手術（Politano-Leadbetter法，Lich-Gregoir法など）がある。

3. 性器感染症

(1) 前立腺炎 (prostatitis)

感染経路は尿路からの感染例が多く、留置カテーテル、導尿などの操作が契機となることがある。起炎菌は尿路感染症とほぼ同様であるが、グラム陽性球菌の頻度がやや高い。症状として急性例では排尿痛、頻尿、残尿感などの膀胱炎様症状、高熱がみられ、ときに尿閉となる。慢性例では種々の膀胱炎様症状、会陰部痛、鼠径部痛、下腹部痛など症状は多彩である。最初から慢性前立腺炎として経過する症例があり、ときに前立腺ノイローゼとなる症例もみられる。

診断は前立腺の触診所見が重要で前立腺の腫大、圧痛、硬結がある。硬結については前立腺癌との鑑別が必要である。尿検査では前立腺マッサージ後検尿（VB₃）、VB₃の培養、さらにEPS：expressed prostatic secretion（前立腺分泌物）の検鏡、培養が役立つ（図5-10）[8]。治療は前立腺への移行のよいニューキノロン系薬剤などによる化学療法が有効とされる。慢性例には前立腺マッサージがよいが、急性例には禁忌である。

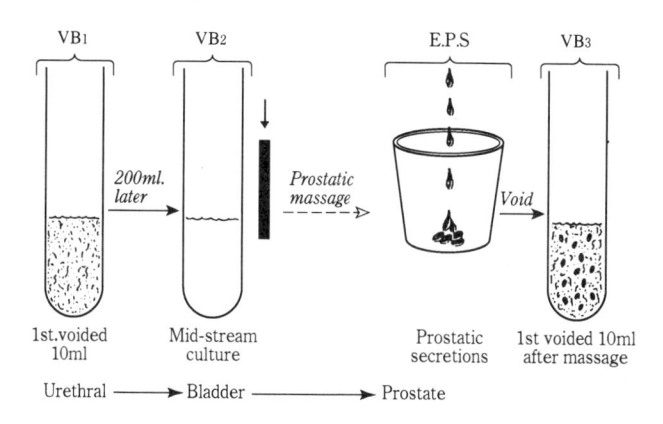

前立腺炎の診断のために前立腺マッサージ前後の尿を分割して採取し尿培養を、また前立腺圧出液の培養を行う。同時にそれぞれの検体の顕微鏡的検査を行う。

図5-10 分割尿・圧出液の検査
(Meares EM et al., Investigative Urology, 5: 492-498, 1968 より引用)

(2) 尿道炎 (urethritis)[9,10]

最近では淋菌性尿道炎、クラミジア性尿道炎、梅毒など性行為によって感染する疾患を総称して性感染症（sexually transmitted diseases：STD）という。

起炎菌として淋菌性尿道炎（以下GUと略す）は淋菌（Neisseria gonorrhoeae）によるもので、以前はペニシリン耐性淋菌（PPNG：penicillinase producing Neisseria gonorrhoeae）が問題となったが、最近ではニューキノロン耐性淋菌が増加し注目されている（図5-11）。非淋菌性尿道炎（以下NGUと略す）ではクラミジア（Chlamydia trachomatis）が最も多く、他にウレアプラズマ（Ureaplasma）、トリコモナス（Trichomonas vaginalis）などがみられる。

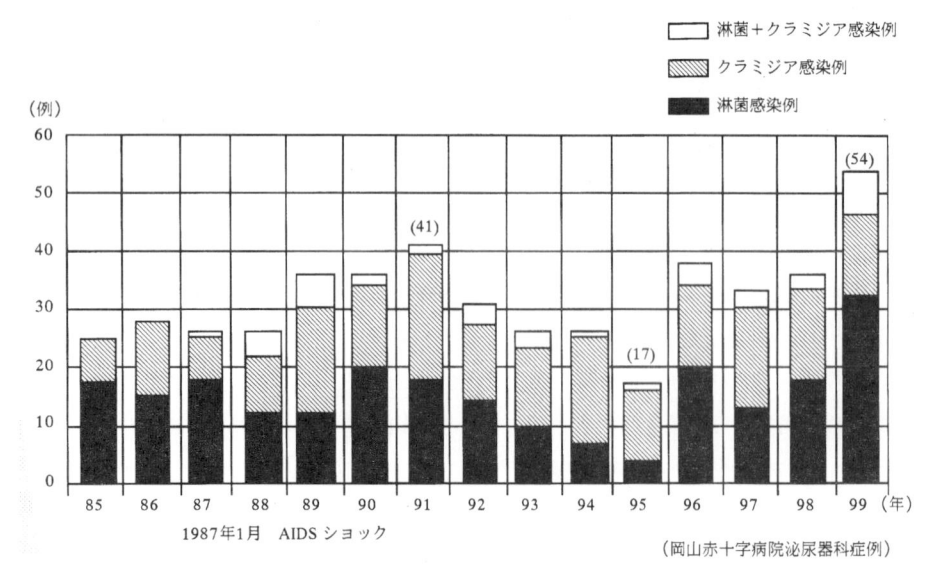

図5-11 急性尿道炎470例の年次別頻度

　感染経路は通常の性行為が主たるものであるが，近年口腔，肛門性交による感染例が増加傾向にある。感染源として以前は風俗営業関係者からの感染が多くみられたが，最近では一般女性からの感染例が増加している（図5-12）。感染機会から発症までの期間（潜伏期間）をみると，GUは短く2日から7日，NGUは一定せず3日から30日である。

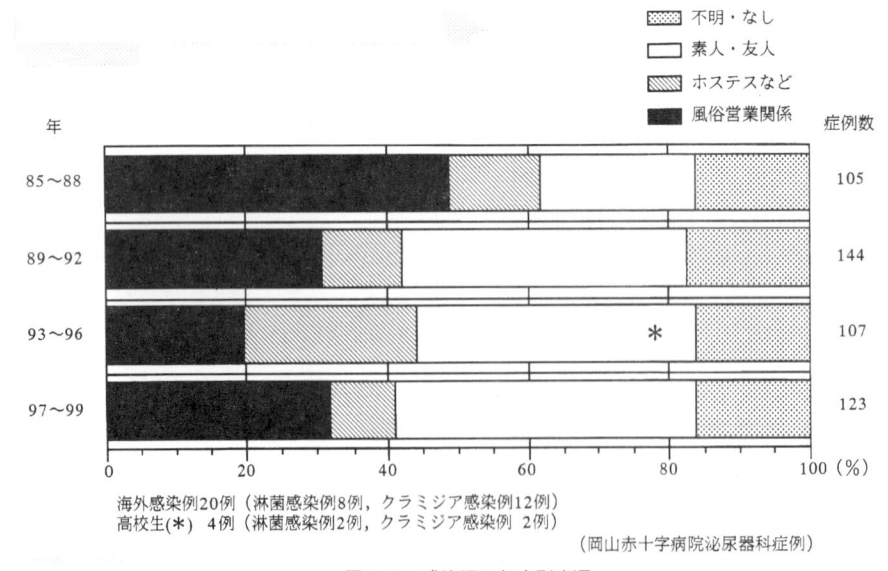

図5-12 感染源の年度別変遷

　症状は排膿（GUでは黄色膿性，NGUでは白色粘液性）が特徴的であり，さらに排尿痛，尿道不快感，頻尿などがみられる。一般的にNGUに比較してGUの症状が強い。
　診断は上記症状，感染機会の有無（口腔性交のみ症例もあるので注意して問診する），起炎菌の確定には淋菌では尿，分泌物の培養，グラム染色（グラム陰性双球菌）など，クラミジアでは抗原検出法，蛍光抗体法（Micro Trak®），抗体価測定法などを行う。

治療としてGUにはミノサイクリン，ニューキノロン系薬剤，セフェム系薬剤など，NGUに対してはミノサイクリン，ニューキノロン系薬剤，マクロライドなどが有効である。ペニシリン系薬剤はクラミジアには無効，淋菌では耐性菌がみられることから最近ではあまり使用されていない。尿道炎はピンポン感染であり，その防止のために感染源（セックスパートナー）と同時に治療を行うことが重要である。

（3）精巣上体炎（epididymitis）

感染経路は尿路（尿道，膀胱）から精管を通って精巣上体にいたる。起炎菌は尿路感染症と同じであるが，最近ではクラミジア（*Chlamydia trachomatis*）による感染例もみられる。

症状は陰嚢皮膚の発赤，精巣上体（尾部に多い）の腫大，圧痛を認め，急性例では高熱を認める。

診断は上記症状のほか，検尿で膿尿を認め，尿培養で起炎菌を検出する。鑑別診断として精索捻転症が重要であり，超音波ドプラー検査で血流の有無をみることも大切である。小児で陰嚢内容の腫大，圧痛を認めた場合は最初に精索捻転症を考える。精索捻転症では尿所見が正常であり，Prehn徴候（陰嚢内容の挙上により疼痛が軽減する）を認める。

治療としては化学療法，冷庵法が行われる。

（4）精巣炎（orchitis）

精巣の腫大，圧痛がある。流行性耳下腺炎（mumps）の経過中に発症する精巣炎が最も多い。両側性で，精巣の萎縮をきたした場合は男子不妊症となる可能性がある。

（5）亀頭包皮炎（balanoposthitis）

小児に多く，包茎に合併する。症状は包皮の発赤と痛みを訴える。治療は抗生物質を含有する軟膏を使用し，再発を繰り返す場合は包茎手術を行う。

4．尿路性器結核

（1）感染経路と病理

結核菌（*Mycobacterium tuberculosis*）感染による特異性炎症で近年著明に減少しているが，なお無視できない。感染経路として腎へは肺からの血行性感染，膀胱へは腎からの下行性感染，性器へは膀胱からの管行性感染とされる。病理所見として腎は乾酪空洞型，結核性膿腎症，漆喰腎（mortar kidney）を示し，膀胱は粘膜結節，潰瘍が認められ，萎縮膀胱となる症例がある。

（2）症状と診断

腎結核の症状は血膿尿，腰痛，微熱などがあり，膀胱結核を合併すると頻尿，排尿痛など膀胱炎症状が出現する。精管結核の場合は数珠状結節を触知する。

診断にあたって難治性尿路感染症の場合は必ず腎，膀胱結核を念頭において判断する。上記症状の

ほか，赤沈値の亢進，尿所見は酸性無菌性膿尿が特徴で，尿沈渣の Ziehl-Neelsen 染色で尿中結核菌を認め，結核菌培養などで確定する。レ線検査では KUB で漆喰腎を認めることがあり，DIPでは腎杯の虫喰像，空洞病変，さらに腎杯・尿管の狭窄を認める。

（3）治療

　化学療法は INH，RFP，CS，EB などを使用し，2年間行う。これらの抗結核剤を使用する場合，結核予防法申請が必要である。

　手術療法として腎摘除術が行われるが，腎結核は両側性であることを念頭に実施する。尿管狭窄に対しては尿管膀胱新吻合術，萎縮膀胱に対しては膀胱拡大術が行われる。

【文献】

1) 公文裕巳，尿路感染症の発症メカニズム－新しい病態概念について－，臨床泌尿器科，47：7-15，1993.
2) 近藤捷嘉他，最近12年間に経験した急性単純性膀胱炎症例の臨床的検討－患者背景およびenoxacinの臨床効果－，医学と薬学，29：1507-1511，1993.
3) 津川昌也他，新しいニューキノロン薬と治療戦略－尿路感染症，Progress in Medicine，14：2141-2145，1994.
4) 嶋田甚五郎，ニューキノロン薬の副作用，化学療法の領域，11：1443-1455，1995.
5) Report of the International Reflux Study Committee, Medical versus surgical treatment of primary vesicoureteral reflux.: A prospective international reflux study in children. , Journal of Urology, 125：277-283, 1981.
6) 青山興司，小児膀胱尿管逆流現象の手術適応に関する検討－クレアチニン・クリアランスと尿濃縮力を指標として－，西日本泌尿器科，58：1184-1190，1996.
7) 山手貴詔他，膀胱尿管逆流症に対する内視鏡的逆流防止術の長期治療成績，日本泌尿器科学会雑誌，89：406-412，1998.
8) Meares ED et al., Bacteriologic localization patterns in bacterial prostatitis and urethritis., Investigative Urology, 5: 492-498, 1968.
9) 近藤捷嘉他，最近7年間に経験した急性尿道炎の患者背景とOfloxacinの臨床効果の検討，泌尿器外科，5：713-716，1992.
10) 近藤捷嘉他，最近の男子急性尿道炎の臨床的検討，岡山赤十字病院医学雑誌，8：13-16，1997.

第6章　腎・尿路・男性生殖器腫瘍

　泌尿器科で取り扱う腫瘍は，腎，尿路上皮，男性生殖器より発生するもので，その多くは悪性腫瘍である。その他に，上皮小体，副腎，後腹膜より発生する腫瘍も取り扱うがこの章では割愛する。悪性腫瘍の主体は，腎細胞癌，腎芽細胞腫，尿路上皮癌，前立腺癌，精巣癌，陰茎癌および肉腫である。

1．腎細胞癌（renal cell cancer：RCC）

　罹患年齢は50～60歳に多く，性差は2：1と男性に多い。日本人の罹患率は10万人に8～10人である。左右差や腎内での腫瘍局在にも一定の傾向はみられない。腎細胞癌組織では3番染色体短腕の3p14から3p26の部分欠損や転座を認める。von Hippel-Lindau：VHL病の約3分の2に腎腫瘍あるいは嚢胞性疾患の合併を認めるが，これも3p25欠損が関与していると考えられる[1]。

（1）病理

　腎細胞癌の起源は電顕および免疫学的研究により腎尿細管上皮細胞由来であると考えられている[2]。腫瘍割面は黄色調を呈し，しばしば出血，壊死巣をみる。間質は血管に富んでいるが，一部では嚢胞状変性をきたしてavascular tumorとなるものが約8％みられる。腫瘍は血管（静脈）に浸潤する傾向が強く，腫瘍塞栓は腎静脈から下大静脈，さらに右心房にまでおよぶことがある。血行性転移が一般的で，肺，骨（長管骨および脊椎骨に多い），肝などに多い。骨転移は溶骨性変化が主体で病的骨折をおこしやすい。病理組織学所見では細胞型（淡明細胞，顆粒細胞，色素嫌性細胞，紡錘型細胞など）および組織構築型から胞巣状，管状，乳頭状，肉腫状などに分類される。腫瘍細胞異型度（悪性度）はgrade 1～3，腫瘍の浸潤様式（INF α，β，γ），静脈浸潤の有無などを検討する。病理組織学的な予後関連因子としては，紡錘型細胞の存在，grade 3の細胞異型，静脈浸潤，INF γなどが重要である。病期分類ではTNM国際分類（1997）が基本である（表6-1）。

（2）臨床症状

　古典的な三主徴として血尿，腎部腫瘤，腎部疼痛が有名であるが，すべてが揃うのは10％程度である。血尿は2分の1から3分の1，腫瘤触知は2分の1にみられるが，自覚するのは20％以下である。尿路外症状としては発熱（不明熱），体重減少，精索静脈瘤（左腎癌の腫瘍塞栓による）などがある。近年では画像診断で偶然発見される腎癌（腎偶発腫瘍）症例が増加している。これらの症例では当然，無症状である。

表6-1　腎細胞癌の病理組織学的TNM分類

```
pT　原発腫瘍
  pTX　原発腫瘍の評価が不可能
  pT0　原発腫瘍を認めない
  pT1　最大径が7.0cm以下で，腎に限局する腫瘍
    pT1a　最大径が4.0cm以下で，腎に限局する腫瘍
    pT1b　最大径が4.0cmをこえるが7.0cm以下で，腎に限局する腫瘍
  pT2　最大径が7.0cmをこえ，腎に限局する腫瘍
  pT3　腫瘍は主静脈内に進展，または副腎に浸潤，または腎周囲脂肪組織に浸潤するが，Gerota筋膜をこえない
    pT3a　腫瘍は副腎または腎周囲脂肪組織または腎洞脂肪組織に浸潤するが，Gerota筋膜をこえない
    pT3b　腫瘍は腎静脈または横隔膜下までの下大静脈に進展する
    pT3c　腫瘍は横隔膜をこえる下大静脈内に進展する
  pT4　腫瘍はGerota筋膜をこえて浸潤する

pN　所属リンパ節
  pNX　所属リンパ節の評価が不可能
  pN0　所属リンパ節転移なし
  pN1　1個の所属リンパ節転移
  pN2　2個以上の所属リンパ節転移

pM　遠隔転移
  pMX　遠隔転移があるかどうか評価不能
  pM0　遠隔転移なし
  pM1　遠隔転移あり
```

（日本泌尿器科学会・日本病理学会・日本医学放射線学会，腎癌取扱い規約－第3版，金原出版，1999より引用）

（3）臨床診断

1）画像診断

　腎細胞癌の診断で最も重要な検査は画像診断である。スクリーニング検査として有用なのは腎超音波検査で，高，低吸収域の混在した不均一な腫瘤として描出される。CT scanは約90％の診断率があり最も有用である。特にdynamic CT scanでは腫瘍部は不規則に，強くエンハンスされる。一方，血管増生の乏しい腎癌も約10％みられる。非侵襲性の画像診断の発達により腎動脈造影は近年ではあまり行われなくなってきている。腎静脈や下大静脈内の腫瘍塞栓の確認にはMRI（前額断像）が役立つ。bone scintigraphyは腎癌の骨転移巣では必ずしも陽性集積を示さないので注意を要する。画像診断で確定診断にいたらなければ超音波あるいはCTガイド下に腫瘍生検needle biopsyを行うこともある。

2）一般生化学検査

　特異的な検査所見はなく，尿路上皮癌と異なり，尿細胞診は陰性である。検尿での血尿，赤沈亢進，CRP陽性，高ハプトグロビン血症，血清 α_2-グロブリン増加，肝機能検査異常（ALP高値，Stauffer症候群），血清 immunosuppressive acid protein：IAP上昇などがみられることがある。まれには赤血球増多症（エリスロポエチン産生）や高カルシウム血症（PTH-rP産生腫瘍で）をきたすこともある。尿路外三大徴候として，発熱，赤沈亢進，CRP陽性，（高ハプトグロビン血症）を認める症例は臨床的には急速な経過をとり（rapid type），一方伴わないものは緩徐な経過をとる傾向にある（slow type）。

（4）鑑別診断

　1）腎囊胞

　特に出血性囊胞との鑑別が重要である。dynamic CT，MRI T1画像（出血巣はT1 high）などが参考になる。

　2）腎黄色肉芽腫

　結石性膿腎に合併することが多い炎症性肉芽腫で，強い炎症所見を伴って比較的，急速に腫瘍増大をみる。尿中に泡沫細胞をみることや，腎盂腎炎の合併などが参考になる。

　3）オンコサイトーマ

　腎に発生する良性腫瘍でエオジン好性の顆粒細胞から構成される。腫瘍体積は一般に小さいが，画像所見からは腎癌との鑑別は不可能である。

　4）腎血管筋脂肪腫

　後述する。

　5）腎盂癌

　腎実質に浸潤した腎盂癌は血管増生の乏しい腎細胞癌とよく似た画像所見を呈する。逆行性腎盂尿管造影や尿細胞診陽性などが鑑別点になる。

　6）腎外腫瘍

　副腎癌などがある。

　7）転移性腎腫瘍

　原発巣として肺癌や悪性リンパ腫が多い。

（5）治療

　腎細胞癌治療の基本は手術的摘除である。手術不能例やpoor risk症例には補助的療法として放射線治療やインターフェロン投与を行うことがある。

　1）手術療法

　根治的腎摘除術が基本術式である。腎茎部動静脈を結紮後，Gerota筋膜の外側で腎，副腎，脂肪囊すべてを含めて摘除する。リンパ郭清の意義は少ない。両側性腎癌や単腎に発生した腎癌では可及的に腎機能温存のために腎部分切除術（nephron-sparing surgeryと呼ぶ）を行う。

　2）補助療法

　放射線療法が骨転移巣や脳転移巣に対して行われることがある。化学療法は一般に無効である（multi-drug resistance：MDR）。インターフェロン α，インターロイキン2が特に肺転移巣に対して20％程度の有効率があるが，原発巣には無効である。遺伝子治療は臨床治験中の段階である（これも原発巣には効かない）。

（6）予後

　腎癌は長期にわたり（少なくとも術後15年までは）ほぼ一定の頻度で転移が出現する。5年生存率はUICC T1：90〜100％，UICC T2：92〜95％，UICC T3：58〜64％，UICC T4：15〜33％である。

2．腎芽細胞腫（nephroblastoma, Wilms tumor）

小児悪性腫瘍としては，leukemia, brain tumor, neuroblastomaに次いで多い。日本における小児悪性腫瘍の2.5〜3.5％を占める。好発年齢は1歳以下にピークがあり，その80％は3歳以下である。患側，性差はなく，同時性あるいは異時性を含め約5％に両側発生がある[3]。小児外科で扱われることが多い。

（1）病理

Wilms tumor は中胚葉由来の metanephric mesoderm (meta-nephrogenic blastema) から発生すると考えられている。腫瘍は上極あるいは下極に偏在し，割面は膨隆性で灰白色またはやや赤味を帯び，髄様を呈する。出血，壊死巣，囊胞形成をしばしば認める。病理組織学的には，未分化芽細胞，上皮細胞，間質の3成分がさまざまの割合で混在した像を呈する。上皮成分は明瞭な管腔構造から糸球体様構造までの分化を示す。間質成分は横紋筋，軟骨などへの分化を示し，特に横紋筋成分は高頻度に認める（デスミン／ミオシン／アクチン染色）。

（2）臨床症状

腹部腫瘤ないしは腹部膨隆が主たるものである。Wilms tumor の多くは初期には無症状であり，発見された時点ではすでに大きくなっていることが多い。しかし，発育様式が expansive（膨張性）であり巨大な腫瘍でも周囲臓器への浸潤は意外に少なく摘除可能なことが多い。5〜12％に合併奇形がみられ，無虹彩症，半身肥大，半陰陽，停留精巣，尿道下裂などを伴う。Beckwith-Wiedemann 症候群は Wilms tumor に無虹彩症，尿路奇形，精神発達遅延を合併したものである。

（3）臨床診断

1）理学所見

表面平滑，弾力性の腫瘍を触れる。

2）画像検査

腹部超音波検査，CT scan では充実性で内部 density が不均一な腫瘍像を呈する。腎細胞癌に比べ間質成分が多いので血管増生に乏しくエンハンス効果は弱い。

3）病期分類

National Wilms Tumor Study：NWTS の病期分類は腫瘍の進展度に切除性を加えたものである（表6-2）[4]

表6-2 Wilms腫瘍（National Wilms Tumor Study）の病期分類

病期	
病期Ⅰ	腫瘍は腎内に限局しており，完全摘出可能。腎被膜への浸潤や，摘出前の被膜破綻を認めず，残存腫瘍なし。
病期Ⅱ	腫瘍は腎外へ進展しているが，完全摘出可能。被膜，腎洞の血管への局所浸潤，腫瘍生検または手術中に局所的腫瘍散布あり。局所の腎外血管への浸潤あるいは腫瘍塞栓がある。
病期Ⅲ	腹部に限局した非血行性残存腫瘍がある。すなわち，腎門部，腹部大動脈周囲のリンパ節転移，術前・術中の広範な腹腔内散布，腹膜播種，重要臓器・組織への浸潤のため，完全摘出不能。
病期Ⅳ	血行性遠隔転移（肺，肝，骨，脳などへの），あるいは腹部・骨盤部以外のリンパ節転移がある。
病期Ⅴ	診察時に両側腎の腫瘍を認める。

（杉本徹，標準小児科学―第4版，pp454-473，医学書院出版，2000より引用）

（4）鑑別診断

1）神経芽細胞腫

brain tumorを除くと小児固形癌の中で最も多い。1歳までに発見された症例の予後は良好である。発生部位は副腎髄質が約60％と多数を占めるが，その他に後腹膜腔，縦隔，頚部，脳などの交感神経節から発生する。1985年から乳幼児を対象としたマススクリーニングとして尿中カテコラミン代謝産物のVMA：vanillyl mandelic acid, HVA：homovanillic acid が測定されている。比較的早期から骨髄への転移がみられる。予後は病期によるが，手術と放射線，化学療法を組み合わせた集学的治療が選択される（治療の多くはdelayed primary operation）。

2）後腹膜奇形腫

多潜能細胞（totipotential cell）に由来する胎児性腫瘍で仙尾部，後腹膜，縦隔，松果体および性腺に発生する。病理学的には成熟奇形腫（良性），悪性度の低い未熟奇形腫および卵黄嚢癌を主体とする悪性奇形腫に分類される。悪性奇形腫は手術のみでは完全摘除が困難で精巣癌に準じた化学療法を先行させる。

3）congenital mesoblastic nephroma：CMN

新生児，乳児期に発見される腎腫瘍で，良性腫瘍である。腹部腫瘤として発見され，かなり硬く触れる。頻度的には Wilms tumorの1〜1.5％程度で，母親に羊水過多がみられることが多い。病理組織学的には錯綜したコラーゲン線維と線維芽細胞様細胞からなるが，分化した糸球体，尿細管を含んでいる。

4）腎細胞癌

乳児，小児にはきわめてまれである。

（5）治療

NWTS-4の治療方針が広く用いられている（表6-3）。外科治療を行い，術後に化学療法を補助療法として追加する。vincristine, actinomycin, adriamycin の組み合わせが用いられる。病期Ⅲには局所への放射線療法を追加すると再発予防に有効とされている。

表6-3 Wilms腫瘍の治療指針（NWTS-4）

favorable histology	stageⅠ	AMD＋VCRを6カ月間
	stageⅡ	AMD＋VCRを15カ月間
	stageⅢ	腹部照射（1,000cGy）とAMD＋VCR＋ADRを15カ月間
	stageⅣ	腹部照射（2,000cGy）とAMD＋VCR＋ADRを15カ月間，肺転移に対しては肺照射（1,200cGy）
unfavorable histology (anaplastic tumor)	stageⅠ	AMD＋VCRを6カ月間（favorable histology, stageⅠと同様）
	stageⅡ-Ⅳ	腹部照射（age-adjusted）とAMD＋VCR＋ADR＋CPMを15カ月間

AMD: actinomycin D, VCR: vincristine, ADR: adriamycin, CPM: cyclophosphamide
（池田均他，小児泌尿器科学, pp389-397, 金原出版, 1998より引用）

（6）予後

NWTS-3によると全症例の4年生存率は70％である。病理組織学的に予後良好なもの（favorable histology）と不良なもの（unfavorable histology）に分けられる。5年生存率は病期Ⅰ：95％，病期

Ⅱ：90％，病期Ⅲ：84％，病期Ⅳ：54％，病期Ⅴ：87％である。

3．腎肉腫（renal sarcoma）

腎肉腫の頻度はきわめて低い。平滑筋肉腫，横紋筋肉腫，脂肪肉腫，線維肉腫，骨形成肉腫などが報告されている（頻度は記載順）。

4．腎血管筋脂肪腫（renal angiomyolipoma）

腎に発生する過誤腫で，結節性硬化症（Bourneville-Pringle 病あるいは tuberous sclerosis）の合併腎病変として発生するもの（1型），合併しないもの（2型），胎生期に発生して乳幼児期にみられるもの（3型）がある。40歳以上の発生が多く，女性に頻度が高い。1型は特有の皮脂線腫，知能低下，epilepsyなどがみられ，両側性，多発性，家族内発生（常染色体優性遺伝形式）もみる。

(1) 病理
腫瘍は，血管，平滑筋，脂肪組織の3成分からなる。

(2) 臨床症状
大きな腫瘍となり，尿路閉塞，腫瘤形成，腫瘍内出血による疼痛などをおこす。自然破裂もみられる。

(3) 診断
画像診断ではCT，MRIで腫瘍内に脂肪成分がみられることが特徴である。血管増生が強く，微小動脈瘤も認めるが，動静脈瘻（A-V fistula）はみられない点が腎細胞癌とは異なる。

(4) 治療
可及的に腎部分切除，腫瘍摘除術を行って正常腎実質を温存する。

5．尿路上皮腫瘍（urothelial tumor）

尿路上皮癌は，腎盂尿管癌および膀胱癌に分けて記載されていることが多いが，同じ尿路上皮（移行上皮細胞）から発生する腫瘍で病理学的には同一である。腎盂癌，尿管癌，膀胱癌の頻度は3：1：50と膀胱癌が圧倒的に多い。膀胱癌は全悪性腫瘍の約1％を占め，泌尿器科悪性腫瘍の中でも前立腺癌とともに最も高頻度にみられ，10万人に5～8人の罹患率である。罹患年齢は50～60歳代に

好発し，男女比は上部尿路癌で2～3：1，膀胱癌で4：1である。

(1) 病因

　染色，塗装業で使われる芳香族アミン化合物（2-naphthylamine，benzidine，4-aminobiphenyl，chlornaphazineなど）によって職業性膀胱癌が発症することが証明されている。また，癌抑制遺伝子p53の変異，第15，16，17染色体の変異も関与している。危険因子としては喫煙（非喫煙者の約4倍のリスク），過度の鎮痛剤（フェナセチン）の服用，長期間の cyclophosphamide：CPM投与，放射線治療，尿路結石などの慢性刺激（この場合は扁平上皮癌）などがある。

(2) 病理

　膀胱腫瘍の95％は上皮性腫瘍（癌）で肉腫などの非上皮性腫瘍はまれである。移行上皮癌が90％，扁平上皮癌が6～7％，腺癌が1～2％，未分化癌が1～2％と移行上皮癌が主体をなしている。腫瘍の発育様式は以下に分類されるが，それぞれの形態が予後と強い相関を認める。

　1）腫瘍の発育様式

　　① 乳頭状非浸潤型　papillary non-invasive type：PNT
　　② 乳頭状浸潤型　papillary invasive type：PIT
　　③ 非乳頭状非浸潤型　non-papillary, non-invasive type：NNT
　　④ 非乳頭状浸潤型　non-papillary, invasive type：NIT
　　⑤ 潰瘍状浸潤型　ulcerative invasive type：UIT
　　⑥ 内反型　inverted type

　乳頭状非浸潤型（PNT）は移行上皮癌の約3分の2を占め，膀胱底部に発生することが多く単発性と多発性のものがある。一般に悪性度が低く予後もよいが，経尿道的腫瘍切除術（TUR-Bt）を施行後1年以内に30～50％の膀胱内異所再発をみる。乳頭状浸潤型（PIT）は頻度的には多くないが，非乳頭状浸潤型（NIT），潰瘍状浸潤型（UIT）は浸潤型で予後も悪い。非乳頭状非浸潤型（NNT）は上皮内癌（carcinoma in situ：CIS）の形をとり，悪性度が高く，腫瘍部以外の一見正常な粘膜にもみられることがあり（multicentric field disease），浸潤癌へ進行する傾向にある。内反型は正常粘膜を被った状態の発育を示し，悪性度は低く多くは非浸潤型である。

　2）組織学的異型度

　異型度は，細胞異型（正常細胞からの形態上の隔たり）と構築異型（細胞配列の乱れ）の両方の観点より決め，grade 1～3に分類される。病期分類とともに重要な予後因子である。

　3）組織学的深達度

　腎盂尿管癌，膀胱癌のいずれも病期分類ではUICC TNM国際分類（1997）が広く用いられる。浸潤の程度はTis，Ta，T1までを表在性，T2，T3，T4を浸潤性として分類される（図6-1）[5), 6)]。

　4）移行上皮癌以外の膀胱腫瘍

　扁平上皮癌は，移行上皮の扁平上皮化生に起因し，多くは浸潤性となる。確立した治療法はなく，浸潤性移行上皮癌に準じている。その他の特殊な膀胱癌として尿膜管癌がある。尿膜管は臍より膀胱頂部まで腹直筋筋膜と腹膜の間を連なっており，これが悪性化したムチン産生粘液癌（腺癌）が代表

図6-1 尿路上皮腫瘍の組織学的深達度

a. 腎盂・尿管癌

- pTis ：癌組織が非乳頭状で，粘膜上皮内に留まって深部浸潤を示さないもの。非乳頭状上皮内癌（flat carcinoma in situ）はこの中に入れる。
- pTa ：乳頭状非浸潤癌。すなわち癌組織が乳頭状に発育するが，粘膜上皮内に留まり，粘膜固有層に浸潤がみられないもの。
- pT1 ：粘膜固有層に癌浸潤の及んだもの。
- pT2 ：癌浸潤が筋層に及ぶが，筋層を越えていないもの。
- pT3 ：筋層を越えて尿管周囲，あるいは腎盂周囲脂肪組織，または腎実質に浸潤を示すもの。
- pT4 ：隣接臓器への浸潤，または腎を越えて腎周囲脂肪組織に及ぶ浸潤を示すもの。
- pTX ：深達度の評価が不能なもの。

b. 膀胱癌

- pTis ：癌組織が非乳頭状で，粘膜上皮内にとどまって深部浸潤を示さないもの。非乳頭状上皮内癌（flat carcinoma in situ）はこの中に入れる。
- pTa ：乳頭腫および乳頭状非浸潤癌。
- pT1 ：粘膜固有層に癌浸潤の及んだもの。乳頭状発育を示す腫瘍の場合，これらをさらに次のように区分する。
  - pT1a：癌浸潤が茎内にとどまるもの。
  - pT1b：癌浸潤が茎をこえ，粘膜固有層に及ぶもの。
- pT2 ：癌浸潤が筋層に及ぶが，筋層のなかば以上には及んでいないもの。
- pT3 ：深在筋層への癌浸潤または膀胱周囲組織への癌浸潤を示すもの。
  - pT3a：深在筋層に浸潤するもの。
  - pT3b：膀胱周囲組織への浸潤を示すもの。
- pT4 ：前立腺，子宮，腟，骨盤壁または腹壁に浸潤を示すもの。浸潤臓器を明記する。ただし上皮内癌の形で前立腺腺管内浸潤を示す場合には pT4Tis と表現し，原発腫瘍の深達度に加えてさらにその旨を付記する。
- pTX ：深達度の評価が不能なもの。

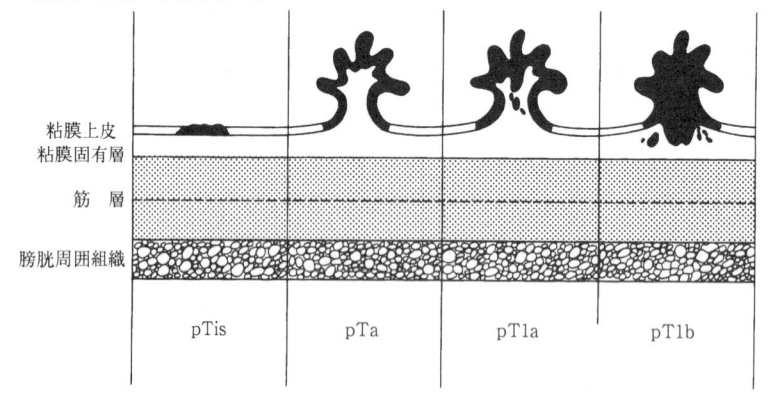

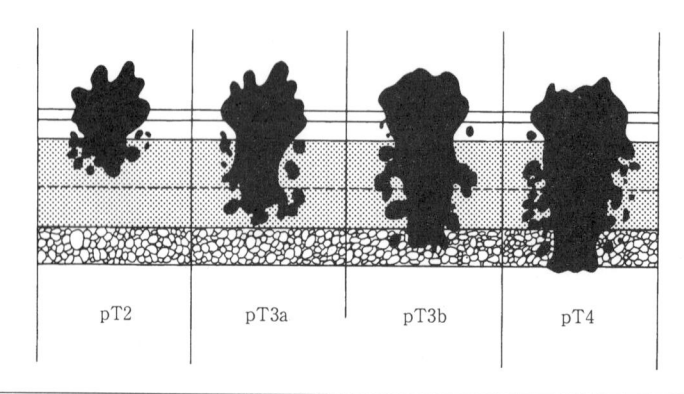

（日本泌尿器科学会・日本病理学会，腎盂・尿管癌取扱い規約－第1版，金原出版，1990 と 日本泌尿器科学会・日本病理学会，膀胱癌取扱い規約－第2版，金原出版，1993より引用）

的である。全膀胱腫瘍の1％前後で，40〜50歳代の男性に多い。治療の原則は膀胱部分切除あるいは膀胱全摘除術と臍および腹直筋後鞘を含む尿膜管切除である。化学療法や放射線療法の有効性は低く予後不良である。

　非上皮性悪性腫瘍では横紋筋肉腫が多く，特に小児に発生することが多い。その他，平滑筋肉腫，線維肉腫，骨外性骨肉腫，悪性リンパ腫，悪性黒色腫などの報告もある。

（3）臨床症状

　血尿，特に無症候性肉眼的血尿が80％以上にみられる。膀胱刺激症状，すなわち排尿痛，頻尿は末期にならないと現れにくいが上皮内癌では高頻度にみられる。

（4）臨床診断

　1）検尿

　ほとんどの症例で顕微鏡的あるいは肉眼的血尿をみる。尿細胞診は一般に陽性率が高いとされるが高分化癌のそれは低い。低分化癌，ことに上皮内癌の診断にはきわめて有用である。腎盂尿管癌では患部を擦過することで診断率が向上する（brushing cytology）。

　2）内視鏡と生検

　高齢者の無症候性肉眼的血尿をみた場合，まず行う検査である。膀胱内腫瘤病変の有無と出血源の確認（上部尿路出血は尿管口より出血をみる）にきわめて有用である。腎盂尿管癌では経尿道的に尿管鏡を挿入し観察と生検が可能である。しかし，狭窄がある場合，尿管損傷や癌細胞播種の危険性のため避けるべきである。膀胱癌では通常，経尿道的に膀胱鏡下に行い，上皮内癌を疑う場合は無作為に6〜10ヶ所の生検を行う。

　3）画像検査

　超音波検査は腫瘍とX線陰性結石との鑑別も可能であり，腎盂尿管癌では尿路通過障害による水腎症を呈することが多くスクリーニングとして有用である。膀胱癌では壁外浸潤をみるため経腹的あるいは経尿道的に行うが，後者の有用性が高い。

　腎盂尿管癌では排泄性尿路造影で腫瘍部は陰影欠損像あるいは水腎症をみる。膀胱癌では膀胱部に陰影欠損像をみる。無機能腎や腎盂尿管の造影が不充分な場合に逆行性腎盂尿管造影を行う。

　CT scan は原発巣の深達度やリンパ節転移の診断が可能である。

（5）転移様式

　膀胱癌の転移は血行性およびリンパ行性にみられる。血行性転移は肺，肝，骨盤骨，腰椎に多い。所属リンパ節は総腸骨動脈の分岐部以下の骨盤内リンパ節である。

（6）治療法

　1）腎盂尿管癌

　腎盂尿管癌の標準術式は腎尿管全摘除術兼膀胱部分切除術である。stage Ⅰ，Ⅱ，Ⅲまでを適応とするが，転移を有する癌でも血尿のコントロールを目的として行うことがある。下部尿管癌では高分

化癌を対象として尿管部分切除術（腎保存手術）も行われている。浸潤癌および転移を有する癌では膀胱癌とほぼ同じ治療計画である。

2）膀胱癌

膀胱癌の治療の基本方針は深達度と組織学的異型度によって決定され，深達度は表在性と浸潤性に大別されるが，上皮内癌の随伴も考慮される。

A）手術療法

表在性非浸潤型（PNT）腫瘍に対しては経尿道的腫瘍切除術（TUR-Bt）を行う。浸潤性腫瘍に対し膀胱部分切除術が行われていたが，術後再発が多く，現在ではあまり用いられない。再発を繰り返す表在性腫瘍や多くの浸潤性腫瘍に対しては膀胱全摘除術が行われる。本術式は，男性では膀胱，前立腺，精囊を，女性では尿道，子宮，腟前壁もen blocに切除する。通常，所属リンパ節郭清を併施する。男性では膀胱全摘除術後に尿道再発をきたすことがあり，その危険性の高い上皮内癌では尿道も切除する。最近では術後の勃起障害を防ぐため神経血管束を温存する方法もある。膀胱全摘除術後の尿路変更術式として以下の方法がある。

① 尿管皮膚吻合術

利点：手技が簡単で手術合併症が少ない。

欠点：逆行性感染をおこしやすい。多くの症例でカテーテル留置が必要である。

② 回腸導管術

利点：最も標準的な術式で腎機能保持に優れる。

欠点：ストーマ管理が必要で集尿器具が必要である。

③ 失禁防止機構を有するパウチ造設術（Kock, Indiana, Mainzなど）

利点：集尿器具が不要で腎機能保持に優れる。

欠点：間欠的自己導尿が必要である。

④ 代用膀胱造設術

利点：自排尿が可能である（QOLの改善）。

欠点：手技が煩雑で経験が必要である。

⑤ 尿管S状結腸吻合術

利点：自排尿が可能である。

欠点：逆行性感染をおこしやすい。高Cl性アシドーシスをおこす。

B）補助療法

（a）放射線療法

手術療法に劣り，現在では集学的治療の1手段と考えられる。

（b）膀胱内注入療法

PNTのTUR-Bt施行後の再発予防（Ta, T1）や上皮内癌の治療目的で行われる。化学療法剤ではmitomycin C：MMC, adriamycin：ADM, thiotepaなど，免疫製剤ではBCG：Bacillus Calmette-Guerinが使用される。

（c）化学療法

抗癌剤の全身投与は単剤投与ではなく多剤併用投与が行われる。cisplatin：CDDP, adriamycin：

ADM, vinblastine：VBL, cyclophosphamide：CPM, methotrexate：MTXなどの併用投与が一般的である。M-VAC療法（MTX, VBL, ADM, CDDP）が最も一般的で40～70％の有効率が報告されている。

（7）予後
予後は細胞異型度と深達度に規定される。5年生存率は乳頭状非浸潤型：70～90％, 乳頭状浸潤型：50％, 非乳頭状浸潤型：30～40％, 扁平上皮癌：10～30％である。

6．尿道腫瘍

尿道粘膜は外尿道口側から, 扁平上皮, 円柱上皮, 移行上皮からなっており, 男女のいずれにも良性, 悪性の腫瘍がみられる。

（1）良性腫瘍
男性では尿道ポリープ, 乳頭腫などがみられるがまれである。女性では尿道カルンクルが外尿道口部に好発する。血管に富む腫瘤で尿道出血を主訴とすることが多い。中年以降の経産婦によくみられる。電気凝固, 外科的切除術が行われる。

（2）悪性腫瘍
1）男子尿道癌
50歳代に好発し, 球部を含む後部尿道に多い。組織学的には扁平上皮癌が最も多く, 移行上皮癌, 円柱上皮癌, 腺癌, 粘液癌もみられる。

2）女子尿道癌
50歳代に好発し男子より多い。組織学的に扁平上皮癌が最も多く, 移行上皮癌, 腺癌もみられる。排尿障害, 排尿痛, 尿道出血を認める。尿道カルンクルとの鑑別が必要である。治療は尿道部分切除術, 尿道全摘除術, 尿道膀胱全摘除術がなされる。高齢者には悪性黒色腫がみられることがある。

7．陰茎腫瘍

（1）良性腫瘍
尖形コンジロームは亀頭冠状溝に好発する乳頭状, イチゴ実状あるいは疣状の柔らかい腫瘍で多発する。浸潤を伴い, 多発するものを Buschke-Lowenstein 腫瘍と呼び, low grade の悪性腫瘍として取り扱われる。ヒト乳頭腫ウイルス6型などの感染による性行為感染症（STD）の1つである。治療は5-FU軟膏, 電気凝固術, 冷凍療法が行われる。

（2）悪性腫瘍

1）陰茎癌

先進国よりも開発途上国の方が発生頻度が高い。好発年齢は40～60歳代である。割礼の習慣のあるユダヤ人や回教徒では明らかに発生率が低く，包茎との関係が指摘されている。包皮内板，亀頭，冠状溝に無痛性の乳頭状腫瘤あるいは潰瘍として発生する。陰茎結核，梅毒初期硬結，尖形コンジローマなどとの鑑別が必要で，確定診断は生検による。

A）臨床病期分類（Jackson分類）[7]

① stageⅠ：腫瘍は亀頭，包皮あるいは両者に限局
② stageⅡ：腫瘍が陰茎体部に進展
③ stageⅢ：鼠径リンパ節転移のある腫瘍で手術可能
④ stageⅣ：隣接臓器に進展した腫瘍。手術可能な鼠径リンパ節転移あるいは遠隔転移をみる。

B）治　療

Jackson分類のstageⅠにbleomycin：BLM，pepleomycin：PEPなどを用いた化学療法や放射線療法あるいは陰茎部分切除術などの単独または併用療法を行う。stageⅡ以上では全身化学療法や放射線療法後に陰茎切断術と所属リンパ節郭清術などの手術療法を行う集学的療法が一般的である。遠隔転移を有するstageⅣにはmethotrexate：MTX，cisplatin：CDDP，BLMなどの全身化学療法が主体である。

8．精巣腫瘍

精巣腫瘍の約90％は胚細胞腫瘍（germ cell tumor）である。発生率は日本人で10万人に0.7～1.8人で，欧米よりは低い。好発年齢は15～35歳の青壮年期と5歳以下の小児期の2峰性ピークをみる。胚細胞腫瘍は，原始胚細胞が成熟した配偶子となるまでの間に発生する腫瘍の総称名で，精巣と卵巣に発生する性腺腫瘍と，仙尾骨部，後腹膜，縦隔，脳などに発生する性腺外腫瘍に分けられる。胚細胞はyolk sac領域の内胚葉後面より遊走して生殖隆起にいたる。危険因子として停留精巣，性腺発生異常（gonadal dysgenesis）などがある。

（1）病　理

原始胚細胞の悪性化は，まず精上皮細胞系腫瘍（seminoma）と胎生系細胞（胎児性癌）に分かれるという古典的な説と，精上皮細胞系への分化の後に胎生系細胞に分化する説との2つに大別される。その後に奇形腫化（teratogenesis）：奇形癌，栄養細胞化（trophogenesis）：絨毛癌または卵黄嚢化：卵黄嚢癌を単独あるいは同時におこして多彩な特徴的腫瘍を形成する。また，上皮内癌（CIS）は胚細胞腫瘍の辺縁部または対側精巣に精細管上皮内癌を認めることより胚細胞腫瘍のほとんどはこれより発生するとされる。その合併率はseminomaで85％，非seminomaで100％といわれている。日本泌尿器科学会・日本病理学会の精巣腫瘍取扱い規約の組織分類を示す（表6-4)[8]。

1）精上皮腫あるいはセミノーマ（seminoma）

精巣腫瘍の35〜45％を占め，単一組織型としては最も多い。好発年齢は30〜40歳にピークをみる。定型的 seminoma は灰白色の均質な充実性腫瘍で，分葉状構造をとる。組織学的には胚細胞に似た大型類円形でクロマチンの粗い核と淡明な細胞質を有し，細胞境界は明瞭，狭い間質にはリンパ球浸潤時に肉芽腫反応をみる。退形成性 seminoma（anaplastic seminoma）は強拡大で1視野3個以上の核分裂像がみられるもので核異型も強い。

2）胎児性癌（embryonal carcinoma）

精巣腫瘍の10〜20％を占め，20歳代に好発する。肉眼的には灰白色充実性腫瘍であるが，広範な出血や壊死巣を伴うことが多い。組織学的にはクロマチンの少ない核小体の明瞭な大型核と明るい胞体を持つ上皮細胞からなり，管状，乳頭状，胞巣状あるいは充実性の構造を示す。

3）卵黄嚢腫瘍（yolk sac tumor）

小児精巣腫瘍の約60％にみられ，多くは単一組織型である。一方，成人では胎児性癌や奇形腫と合併する複合組織型が多い。肉眼的には嚢胞状部分が混在した灰白色，充実性腫瘍である。組織学的には内皮様細胞が網目状，管状，乳頭状あるいは充実性の増殖を示す。α-fetoprotein：AFPを産生，分泌する。

4）絨毛癌（choriocarcinoma）

単一組織型でみられることはまれ（0.3％）であり，他の組織型の中の出血部に混在していることが多い。肉眼的には著しく出血性の腫瘍である。組織学的には合胞体性細胞および細胞性栄養細胞類似の腫瘍からなる。合胞体性細胞は human chorionic gonadotropin：hCGを産生，分泌する。

5）奇形種（teratoma）

成人精巣腫瘍の約7％，小児精巣腫瘍の約20％を占める。肉眼的には灰白色充実性と多房性の嚢胞を形成することが多く，骨，軟骨様の部分が混在する。組織学的には成熟型では高分化組織が主体をなし不完全ながら器官の一部を形成していることがある。未熟型では神経管，ロゼット形成する上皮様成分，胎生期間葉系組織など未成熟あるいは不完全分化した組織よりなる。

6）混合型

上記5成分の混合により形成され胚細胞腫瘍全体の約40％にみられる。最も多いのは胎児性癌と奇形腫の組み合わせである奇形癌（teratocarcinoma）で精巣腫瘍の約25％を占めている。

7）精母細胞性セミノーマ（spermatocytic seminoma）

seminoma の約7％程度でまれな腫瘍であり45〜50歳にピークをみる。肉眼的には灰白色で柔らかくゼラチン様で，出血，壊死をみることはまれである。組織学的には大，中，小3種の円形核を有した細胞からなり，間質に乏しくリンパ球浸潤や肉芽腫反応を認めない。悪性度は低く一般に予後良好である。

8）間質腫瘍

Leydig cell tumor あるいは Sertoli cell tumor が代表的であるが，いずれもきわめてまれである。estrogen, progesterone などの性ステロイドホルモンを産生する。

9）その他

悪性リンパ腫は50歳以上にみられ，多くは続発性である。その他，白血病細胞による続発性精巣

表6-4 精巣腫瘍の組織分類

Ⅰ．胚細胞腫瘍（germ cell tumors） 　A．精細管内胚細胞腫瘍（intratubular germ cell neoplasia） 　B．単一組織型（tumors of one histological type） 　　1）セミノーマ（seminoma） 　　2）精母細胞性セミノーマ（spermatocytic seminoma） 　　3）胎児性癌（embryonal carcinoma） 　　4）卵黄嚢腫瘍（yolk sac tumor） 　　5）絨毛性腫瘍（trophoblastic tumors） 　　　a）絨毛癌（choriocarcinoma） 　　　b）placental site trophoblastic tumor 　　6）奇形腫（teratomas） 　　　a）成熟（mature） 　　　b）未熟（immature） 　　　c）悪性化（with malignant transfomation） 　　7）多胎芽腫（polyembryoma） 　C．複合組織型 　　（tumors of more than one histological type） Ⅱ．性索／間質腫瘍（sex cord/stromal tumors） 　A．高分化型（well differentiated forms） 　　1）ライディク細胞腫（Leydig cell tumor） 　　2）セルトリ細胞腫（Sertoli cell tumor） 　　　a）large cell calcifying Sertoli cell tumor 　　3）顆粒膜細胞腫（granulosa cell tumor） 　　　a）成人型（adult type） 　　　b）若年型（juvenile type） 　　4）莢膜細胞腫（theca cell tumor） 　B．混合型（mixed forms） 　C．不完全分化型（incompletely differentiated forms） 　D．未分化型（undifferentiated forms） Ⅲ．胚細胞および性索成分をもつ腫瘍（tumors containing both germ cell and sex cord/stromal elements） 　A．性腺芽腫（gonadoblastoma） 　B．胚細胞・精索／間質混合型腫瘍 　　（mixed germ cell-sex cord/stromal tumors）	Ⅳ．その他の精巣腫瘍（miscellaneous tumors） 　A．カルチノイド腫瘍（carcinoid tumor） 　B．性腺過誤腫（gonadal hamartomas） Ⅴ．リンパ組織および造血組織由来腫瘍 　（lymphoid and hematopoietic tumors） Ⅵ．転移性腫瘍（secondary tumors） Ⅶ．分類不能腫瘍（unclassified tumors） Ⅷ．精巣付属器（精巣網・精巣上体・精索・白膜など） 　の腫瘍（tumors of rete, epididymis, spermatic cord, tunica, and appendices） 　A．腺腫様腫瘍（adenomatoid tumor） 　B．中皮腫（mesothelioma） 　C．卵巣表層上皮型腫瘍（tumors of ovarian surface epithelial types） 　D．腺腫（adenoma） 　E．癌（carcinoma） 　F．軟部組織腫瘍（soft tissue tumors） 　　1）横紋筋肉腫（rhabdomyosarcoma） 　　2）その他（others） 　G．その他の腫瘍（others） Ⅸ．精巣および付属器の腫瘍状病変（tumor-like lesions of testis and paratesticular structures） 　A．類表皮嚢胞（epidermal or epidermoid cyst） 　B．肉芽腫性精巣炎（granulomatous orchitis） 　C．特異性精巣炎（specific orchitis） 　D．精子肉芽腫（sperm granuloma） 　E．マラコプラキア（malakoplakia） 　F．副副腎（adrenal rest） 　G．その他（others）

（日本泌尿器科学会・日本病理学会，精巣腫瘍取扱い規約─第2版，金原出版，1997より引用）

腫瘍をみることがある．

（2）病期診断

　UICC TNM分類が用いられる（表6-5）．所属リンパ節は腹部傍大動脈および傍大静脈リンパ節，骨盤内リンパ節である．リンパ節転移は最も高頻度に認められ，腹部腫瘤を初発症状とすることも多い．血行性転移は肺が最も多く，次いで肝，脳に転移する．特に絨毛癌では高率に血行性転移をみる．国際胚細胞腫瘍共同研究グループの検討では予後不良因子として，①縦隔原発非セミノーマ，②肝，骨，中枢神経転移，③hCG-β 1000ng/ml以上，④AFP 1000ng/ml以上，⑤LDH上昇（正常の1.5倍以上）の5項目を挙げている．

表6-5 精巣腫瘍のpTNM病理組織学的分類

```
pT  原発腫瘍
  pT0   組織学的に瘢痕または原発腫瘍を認めない。
  pTis  精細管内胚細胞腫瘍：上皮内癌。
  pT1   精巣網を含め精巣本体に限局した腫瘍。
  pT2   白膜を越えて進展する腫瘍または精巣上体に浸潤する腫瘍。
  pT3   精索に浸潤する腫瘍。
  pT4   陰嚢壁に浸潤する腫瘍。
  pTX   原発腫瘍の評価が不可能な場合（精巣摘出術が行われなかった場合）
pN  所属リンパ節
  pN0   所属リンパ節に転移を認めない。
  pN1   所属リンパ節に1個でかつ2cm以下の転移を認める。
  pN2   所属リンパ節に1個で2cmを越えるが5cm以下，または5cm以下の多発性転移を認める。
  pN3   所属リンパ節に5cmを越える転移を認める。
  pNX   所属リンパ節転移を判定するための最低必要な検索が行われなかった場合。
pM  遠隔転移
  pM0   遠隔転移を認めない。
  pM1   遠隔転移を認める。
  pMX   遠隔転移の有無を判定するための最低必要な検索が行われなかった場合。
```

（日本泌尿器科学会・日本病理学会，精巣腫瘍取扱い規約—第2版，金原出版，1997より引用）

（3）臨床症状

原発巣による症状は陰嚢内容の無痛性腫大である。転移巣に起因する症状はリンパ節転移による腹部腫瘤，腫瘤圧迫や癌浸潤による疼痛または尿管の通過障害などである。胎児性癌や絨毛癌では原発巣があまり大きくならないうちに転移をきたし，転移症状で来院することもある。hCG過剰分泌による女性化乳房も認められる。

（4）診断

1）理学所見

陰嚢内に硬く腫大した圧痛のない腫瘤を触れる。陰嚢水腫，精液瘤，ヘルニヤ，精巣上体炎，精巣炎，精子侵襲症などとの鑑別が必要である。

2）血清腫瘍マーカー

診断，治療効果判定に欠かすことができない重要な検査である。

A）AFP

分子量7万の糖蛋白で，胎生期にyolk sac，肝，消化管などで作られ生後は血中から消失する。半減期は4〜6日間で，正常値は20ng/ml以下である。yolk sac tumorでは高率に，胎児性癌や奇形癌でも約70％に上昇する。

B）hCG-β

hCGはαおよびβの2本のペプチド鎖からなる分子量3万8千の糖蛋白で半減期は24時間である。特にβ-subunitの上昇は，絨毛癌の存在を意味するか，合胞体性巨細胞（syncytiotrophoblastic giant cell：STGC）の混在を示唆する。

C）その他

　非特異的なものとしてLDH, placental alkaline phosphatase：PLAP, CEAなどがある。

（5）治療

　高位精巣摘除術は基本的な治療であると同時に病理診断をえることも加味されており，有転移症例でも必ず行う。鼠径部切開で精巣血管を遮断後，内鼠径輪の高さで精索を切断する。

（6）治療指針

　胚細胞腫瘍のうちセミノーマと非セミノーマ（non-seminomatous germ cell tumor：NSGCT）の2群に分け治療計画を立てる。

　1）seminoma
　　① 病期Ⅰ：後腹膜腔への予防的放射線療法（逆Y字型照射）あるいは経過観察
　　② 病期ⅡA：後腹膜腔への放射線照射
　　③ 病期ⅡB，Ⅲ：全身化学療法（適宜放射線療法を追加）
　2）NSGCT
　　① 病期Ⅰ：後腹膜リンパ節郭清術あるいは経過観察
　　② 病期Ⅱ：後腹膜リンパ節郭清術と全身化学療法
　　③ 病期Ⅲ：全身化学療法（救済化学療法および外科療法を含む）

　転移を有するNSGCTでは初期化学療法を行い，完全寛解（CR）例は経過観察する。腫瘍マーカーが正常化するが腫瘍残存を認める症例では残存腫瘍の切除を原則とする。切除困難症例あるいは腫瘍マーカーが正常化しない症例では救済化学療法を行う。

　　※化学療法
　　　初期化学療法：CDDPを含む多剤併用療法が行われる。PVB療法（CDDP, VBL, BLM），VAB-6療法（VBL, actinomycin-D, BLM, CPM, CDDP）あるいはBEP療法（BLM, etoposide, CDDP）などが行われ約70～90％の奏効率がえられる。
　　　救済化学療法：VIP療法（VP-16=etoposide, ifosfomide, CDDP）あるいは骨髄移植あるいは末消血幹細胞輸血下にcarboplatin, VP-16などの大量化学療法が一般的である。

（7）予後

　病期Ⅰであれば組織型に関係なく予後良好である。病期Ⅰで経過観察のみの症例の再発率は約20％で，非セミノーマに後腹膜リンパ節郭清術を施行した症例では約10％といわれている。しかし，化学療法の奏効率と手術侵襲や合併症を考慮すると，病期Ⅰではwatch and see policyで経過をみるのが一般的である。病期Ⅱ，Ⅲの進行精巣腫瘍では化学療法単独で50～70％の完全寛解率が，救済外科療法を追加することにより60～90％ときわめて高い完全寛率がえられる。また，NED：no evidence of the disease率も60～80％と高くなってきている。このように化学療法，外科療法の進歩により精巣腫瘍は根治可能な悪性腫瘍（curable neoplasm）の1つと考えられている。

9．前立腺癌（prostatic cancer）

　本邦における前立腺癌の発生率および年齢訂正死亡率は欧州，北米諸国に比べ明らかに低い（5分の1から10分の1程度）。ハワイ在住の日系人二世が人種的には同じであるのに，その発生頻度は米国全体と本邦の中間値であることから，何らかの環境因子が関与していると推測される。高齢者の剖検によるデータでは潜在癌（latent cancer）の頻度は本邦でも欧米諸国のデータと大差がないことが判明し，このことは潜在癌から臨床癌に進展させる因子の差に由来すると考えられる[9]。

（1）病因
　思春期前に去勢された，あるいは精巣機能不全でアンドロゲン分泌が低下した男性では前立腺癌の発生はきわめて少ない。また，脂質摂取量の増加は前立腺癌発生に関与している可能性がある。

（2）病理
　前癌病変としてatypical adenomatous hyperplasia：AAH, prostatic intraepithelial neoplasia：PINが考えられているが，いずれも癌組織の近傍に存在することが多く，臨床癌への移行は証明されていない。前立腺癌の多く（70～80％）はperipheral zone（周辺帯）より発生し，一部が transition zone（移行帯）より発生する。組織学的には95％が腺癌（adenocarcinoma）で，その他のものとして髄様癌，乳頭状癌，小細胞癌（neuroendocrine cancer）などがまれにみられる。同一症例でも多様な組織型，分化度を示し神経線維周囲腔への浸潤をきたしやすい（perineural invasion）。一般に間質は多く硬性癌である。組織学的分類は組織構築を重視した Gleason 分類がよく用いられるが，細胞形態をも考慮した取扱い規約分類もある[10),11]。

　① 高分化腺癌（well differentiated adenocarcinoma）：
　　　均一な管状腺管（tubular）から構成され，核異型のないもの
　② 中分化腺癌（moderately differentiated adenocarcinoma）：
　　　篩状腺癌（cribriform）あるいは融合管状腺癌（fused glands）
　③ 低分化腺癌（poorly differentiated adenocarcinoma）：
　　　腺管形成に乏しく，充実性（solid）あるいは索状（cord-like）構造をとる
　④ 分類不能癌（未分化癌）（unclassified or undifferentiated carcinoma）：
　　　腺癌の性質がみられないもの

（3）病期分類
　前立腺癌取扱い規約分類（表6-6）あるいはUICC TNM分類が一般的である。TNM分類（1997）ではT1の中にT1c（PSAが高値であるがそれ以外の臨床検査所見が正常）を加えて，従来のT1a，T1bを含め3型に分類している。前立腺内に留まるものをT2（T2a，T2b），前立腺被膜外浸潤を認めればT3（T3a，T3b）に分類している。転移は比較的早期に骨盤内所属リンパ節に発生する。血行性には骨盤骨，脊椎，肋骨などに生じ，骨増殖性（osteoblastic）変化を主体とする。

表6-6 前立腺癌のTNM臨床分類

```
T－原発腫瘍
  TX   原発腫瘍の評価が不可能
  T0   原発腫瘍を認めない
  T1   触知不能,または画像では診断不可能な臨床的に明らかでない腫瘍
    T1a  組織学的に,切除組織の5％以下に,偶発的に発見される腫瘍
    T1b  組織学的に,切除組織の5％を越え,偶発的に発見される腫瘍
    T1c  針生検により確認(たとえばPSAの上昇による)される腫瘍
  T2   前立腺に限局する腫瘍
    T2a  片葉に浸潤する腫瘍
    T2b  両葉に浸潤する腫瘍
  T3   前立腺被膜を越えて進展する腫瘍
    T3a  被膜外へ進展する腫瘍(片葉,または両葉)
    T3b  精嚢に浸潤する腫瘍
  T4   精嚢以外の隣接組織(膀胱頸部,外括約筋,直腸,挙筋,および/または骨盤壁)に固定,
       または浸潤する腫瘍

N－所属リンパ節
  NX   所属リンパ節転移の評価が不能
  N0   所属リンパ節転移なし
  N1   所属リンパ節転移あり

M－遠隔転移
  MX   遠隔転移の評価が不能
  M0   遠隔転移なし
  M1   遠隔転移あり
    M1a  所属リンパ節以外のリンパ節転移
    M1b  骨転移
    M1c  他の部位への転移
```

(日本泌尿器科学会・日本病理学会,前立腺癌取扱い規約－第3版,金原出版,2001より引用)

(4)臨床症状

　一般に発育は緩徐で尿道,膀胱頸部への進展をみてはじめて下部尿路閉塞症状や膀胱刺激症状を生ずる。逆に下部尿路症状がなく骨転移による骨疼痛が先行することもある。

(5)臨床診断

　1)主なもの

　直腸内指診(digital rectal examination：DRE),血清PSA：prostate-specific antigen(後述)測定,および経直腸超音波断層撮影(transrectal ultrasonography：TRUS)が診断の3本柱である。

　2)TRUS-guided prostate biopsy

　確定診断のため peripheral zone を中心に一部 transition zone を含めて多部位生検(systematic biopsy)を行う。

　3)stagingのための検査

　骨盤内リンパ節転移の検索に同部の CT scan,MRI など骨転移の検索に bone scintigraphy や骨盤部,胸腰椎レ線検査を行う。前立腺癌の骨転移巣は典型的な増骨性変化を示し,骨シンチグラムでは陽性集積像をみる(extent of the disease, EOD score である程度の定量化を試みる)。

4）PSA

分子量3万4千のセリンプロテアーゼで前立腺上皮細胞の細胞質に存在する。血中では大部分がα_1-antichymotrypsin：ACTと結合した状態（結合型：bound PSA）で存在し，一部が遊離状態（非結合型：free PSA）で存在する。癌患者では結合型が多い。臓器特異抗原で癌の早期発見，治療効果判定，経過観察にきわめて有用である。しかし，癌特異抗原ではないので大きな前立腺肥大症，前立腺炎や機械的刺激でも上昇する。癌の診断効率を改善するためにはPSA値を前立腺体積で除したPSA-density：PSA-DやPSAの free/bound 比を参考にする。

（6）鑑別診断
　①　前立腺肥大症
　②　前立腺炎
　③　前立腺結石

（7）治療

1）限局性癌

臨床的に前立腺に限局したT1，T2腫瘍（stage A, B）では根治の可能性がある。根治的治療としては手術療法（根治的前立腺全摘除術と骨盤内リンパ節郭清術）と根治的放射線療法がある。前者は膀胱頸部と前立腺尖部膜様部尿道で切断し，前立腺，精嚢を一塊で摘出する。骨盤内リンパ節郭清を併施する。後者は30～40Gyの体外照射（liniac）に^{192}Irの組織内照射（15～20Gy）を追加する。手術症例では組織学的に完全治癒切除であれば術後の補助療法（adjuvant therapy）なしで経過をみる。放射線療法では12～18ヵ月後に組織学的な効果を生検で確認する必要（腫瘍の残存があれば内分泌療法の追加が必要）がある。

2）局所進行癌で遠隔転移がないもの（T3, T4, M0 or stage C1, C2）

内分泌療法（後述）あるいは体外放射線照射療法の適応，あるいは両者を併用することもある。

3）遠隔転移を認める症例（Tany, N+or-, M1, stage D）

初回治療としては内分泌療法が適応である。

4）前立腺癌における内分泌療法

前立腺組織は本来，男性ホルモン依存性発育をする。したがって，癌細胞も程度の差こそあれ男性ホルモン依存性を有していることが多い。内分泌環境を低 androgen 状態にすることにより癌細胞のandrogen 依存性増殖を抑制する。アンドロゲン除去療法（androgen deprivation therapy：ADT）とも呼ばれている。薬物療法（chemical castration）あるいは両側精巣摘除術（surgical castration）により血清testosterone level を去勢域（女性レベル）に下げることである。薬物療法としては簡便さ，確実さ，および副作用が少ないことからLH-RH agonistである leuprorelin, goserelin（薬価はきわめて高いが）が使用される。これらの薬剤は下垂体のLH-RH receptor に結合し，down regulationによりLH分泌を枯渇させることで精巣からの testosterone 分泌を抑制する。agonist であるので投与開始初期には逆にLH surgeをおこす（flare-up）ので，抗androgen 剤あるいは下垂体抑制作用のあるestrogen, progesterone 製剤を短期間併用する。LH-RH agonist あるいは外科的去勢術に抗 androgen 剤を併用すると，精巣由来

のみではなく副腎由来のアンドロゲン作用をもブロックするので maximum androgen blockade：MAB 療法と呼ばれる。ADT, MABは初回治療に用いると当初は約80％の症例に一定期間の効果を認める。しかし，効果持続期間はPSA値で評価すると平均1～2年で，進行癌ほど効果持続期間は短くなる。ADT, MABに不応性となったものはホルモン抵抗性前立腺癌（hormone refractory prostate cancer）と呼ばれ予後不良である。二次療法（estrogen therapy, steroid therapy, estramustine therapy, anti-cancer chemotherapyなど）が試みられる。しかし，それらの効果は20～30％程度で，かつ効果持続期間も数ヵ月である。

（8）治療指針

限局癌に対しては年齢が比較的若く，performance status：PSが良好な患者であれば成績が良好な根治療法を選択すべきである。安易にADTなどの保存療法を施行すべきではない。一方，進行癌の予後はたとえADT，MABを行っても不良である。しかし，一定期間の寛解，延命をえることはできるので，他臓器の悪性腫瘍に比べ臨床経過は長い。骨痛やPSの改善などQOLを考慮した対応が求められる。

（9）予後

臨床病期，次いで組織学的分化度に相関する。5年生存率は stage A：90％ （over all；年齢訂正すれば100％近い），stage B：70～80％，stage C：40～50％，stage D：20～30％である。

10．前立腺肉腫（prostatic sarcoma）

前立腺悪性腫瘍の約0.1％ときわめてまれな疾患である。若年者では横紋筋肉腫が，高齢者では平滑筋肉腫が多い。症状は大きな腫瘍による尿路閉塞，血尿，周囲への浸潤による疼痛などであるが，それらの発現時期は遅い。直腸診で腫大した表面平滑，柔らかく圧痛のない腫瘤を触知する。生検による組織学的確定診断が必須で，低分化腫瘍の予後はきわめて不良である。高分化で化学療法の効果が期待できれば化学療法を先行させ縮小を待って手術的に摘出する[12]。化学療法としてADM，cyclophosphamide，vincristine or vinblastine，CDDPなどの多剤併用療法が行われる。

《参考図書》

【参考文献】（本文中の参考文献）
1）Latif F et al., Identification of the von Hippel-Lindau disease tumor suppressor gene., Science, 260: 1317-1320, 1993.
2）Tannenbaum M, Ultrastructural pathology of human renal cell tumors., Pathology Annual, 6: 249-277, 1971.
3）日本小児外科学会悪性腫瘍委員会，小児の外科的悪性腫瘍－1994年登録症例の全国集計結果の報告，日本小児外科学会雑誌，32：88-114，1996.
4）杉本徹，腫瘍性疾患，pp454-473 in 前川喜平他，標準小児科学－第4版，医学書院出版，2000.
5）日本泌尿器科学会・日本病理学会，腎盂・尿管癌取扱い規約－第1版，金原出版，1990.
6）日本泌尿器科学会・日本病理学会，膀胱癌取扱い規約－第2版，金原出版，1993.

7) Jackson SM, The treatment of carcinoma of the penis., British Journal of Surgery, 53: 33-35, 1966.
8) 日本泌尿器科学会・日本病理学会，精巣腫瘍取扱い規約－第2版，金原出版，1997.
9) 白石泰三他，潜在性前立腺癌の自然史，日本医事新報，(3495)：186-187，1991.
10) Gleason DF et al., Histologic grading and clinical staging of prostatic carcinoma., pp171-198 in Tannenbaum M, Urologic Pathology: The Prostate., Lea & Febiger, 1977.
11) 日本泌尿器科学会・日本病理学会，前立腺癌取扱い規約－第3版，金原出版，2001.
12) Crist WM et al., Soft tissue sarcomas arising in the retroperitoneal space in children. - A report from the Intergroup Rhabdomyosarcoma Study (IRS) Committee., Cancer, 56: 2125-2132, 1985.

第7章　尿路結石

1．疫　学

(1) 有病率，罹患率

　我が国の1985年の尿路結石症の推定年間有病率（対10万人口）は92.5％で20年間に約2倍に増加している。また，1985年における生涯罹患率は5.4％で，約20人に1人が一生のうち1回は罹患するといわれている（表7-1）。

表7-1　我が国における有病率と生涯罹患率

年間有病率（人口10万対）	53.8　（1965）
	65.0　（1971）
	69.4　（1975）　　cf. 北欧　200〜300
	92.5　（1985）　　　米国　114〜208
生涯罹患率	3.96％（1975）
	5.40％（1985）cf. 米国　12％

(2) 年齢，性別頻度

　好発年齢は年次的に高齢化し，1960年代には20歳代であった発症のピークは，1980年代には40歳代にまで上昇している。1935年に6.9：1であった男女比は，近年2.4：1にまで低下し一定化しているが，依然男性に多い疾患である[1]。

(3) 地域別頻度

　年間有病率の全国平均を100として換算した地域別頻度では，四国，近畿，北海道，中国，東海，北陸に多く，東北，北関東，中部，九州に少ない。

(4) 尿路結石部位別頻度

　1930年頃までは下部尿路結石が多く全症例の80％以上を占めており，1937年に上部尿路結石の方が多くなり，現在では上部尿路結石95％，下部尿路結石5％となっている（図7-1）[1]。

(5) 結石成分別頻度

　最近の主な尿路結石の成分別頻度は約80％がカルシウム含有結石，感染結石7％，尿酸結石5％，シスチン結石1％である。近年，カルシウム含有結石の割合が増加し，リン酸マグネシウムアンモニウム結石（感染結石）の頻度が低下している。

カルシウム結石は男性，上部尿路，感染結石は女性，下部尿路，尿酸結石は男性に多い。

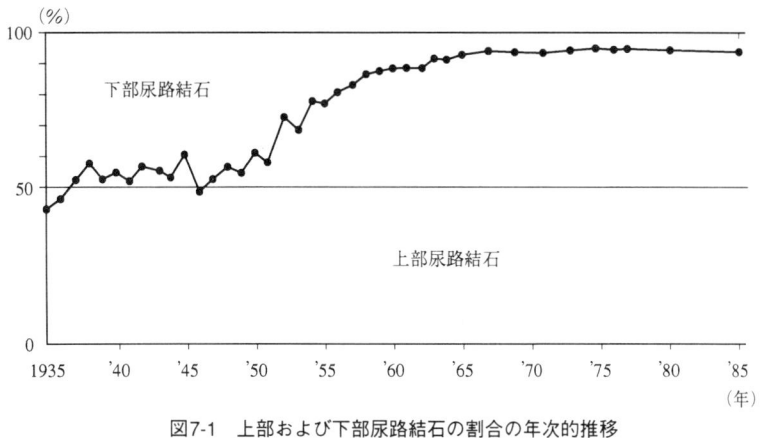

図7-1　上部および下部尿路結石の割合の年次的推移
(Yoshida O et al., Urologia Internationalis, 45: 104-111, 1990 より引用)

2．成　因

（1）尿路結石の形成過程

　尿路結石は結石成分の大部分を占める無機的な晶質と有機成分である少量の基質（結石マトリックス）から構成される。晶質は難溶性の物質であるが，尿中ではその物理化学的溶解度（solubility product）をこえて過飽和溶解状態にある。この過飽和状態においても，結石成分の結晶が析出しないことを準安定過飽和というが，何らかの因子（結石化第1因子）が加わることにより晶質が増加したり formation product が低下すると不安定過飽和溶解状態となり結晶の析出がおこる（図7-2）。準安定過飽和を引きおこ

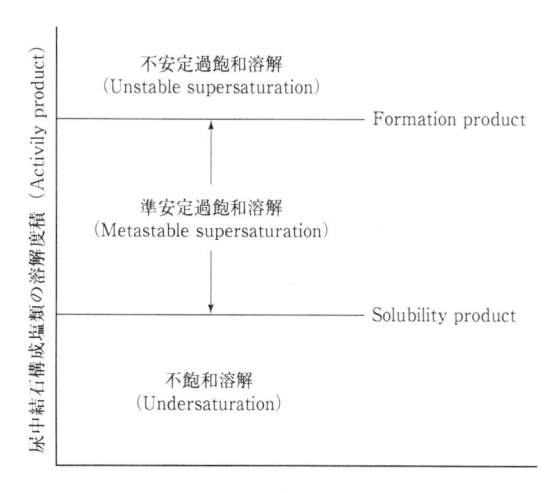

図7-2　尿路結石構成塩類の過飽和溶解概念

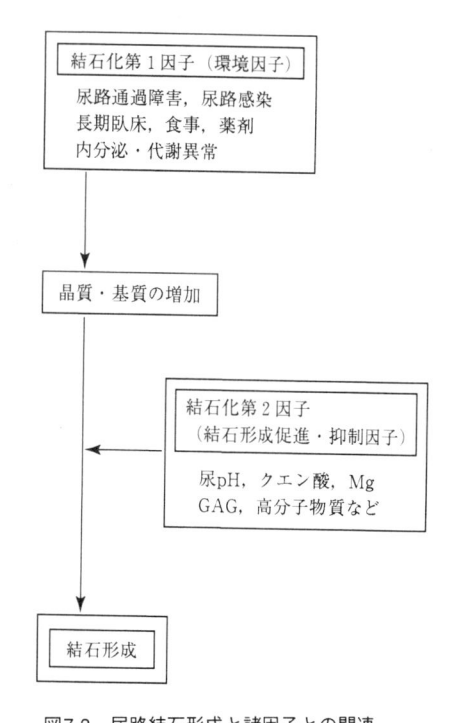

図7-3　尿路結石形成と諸因子との関連
(八竹直，ベッドサイド泌尿器科学－診療・治療編－改訂第2版，pp220，南光堂，1992より改変)

したり，結石形成の各段階で結石形成を促進，抑制するさまざまな条件・物質を結石化第一因子とか結石化第二因子と呼んでいる（図7-3）[2]。

（2）結石化第一因子

1）尿流停滞

結晶成分が容易に析出しないのは，尿が常に流れているためで，尿流の停滞が生じた状態では結晶成分が析出しやすく，結石形成が促進される。腎盂尿管移行部狭窄症などの上部尿路通過障害や前立腺肥大症に代表される下部尿路通過障害ではしばしば尿路結石が合併する。

2）尿路感染

起炎菌には尿素分解菌（urea-splitting bacteria），変形菌（*Proteus mirabilis*），緑膿菌（*Pseudomonas aeruginosa*），肺炎桿菌（*Klebsiella pneumoniae*）がある。

尿素分解酵素（ウレアーゼ）によって尿中尿素がアンモニアに分解されアルカリ尿になる。そのためアルカリに不溶性のリン酸塩，特にリン酸マグネシウムアンモニウムとリン酸カルシウムの結晶が析出し結石が形成しやすくなる。

3）長期臥床

骨の異化作用亢進によって高カルシウム血症，高カルシウム尿症をきたす。

尿流状態の悪化によって結石が形成されやすくなる。

4）薬剤の影響

A）カルシウム含有結石

（a）ステロイド製剤

骨吸収や腎尿細管におけるカルシウムおよびリン吸収の抑制作用により尿中カルシウム，リン酸排泄量が増加する。

（b）ビタミンD製剤

腸管からのカルシウム吸収増加作用により高カルシウム尿症をきたす。

（c）acetazolamide（diamox®）：緑内障の治療薬

炭酸脱水素酵素阻害剤で尿細管におけるH^+-Na^+交換を抑制し尿細管へのH^+分泌が減少，アルカリ尿となり体液は代謝性アシドーシスをきたす。同時に尿中カルシウム排泄量の増加とクエン酸排泄量の減少がおこり，リン酸カルシウムを主成分とした結石形成が内服者の5〜10％にみられる。

（d）ループ利尿剤（furosemide）

小児科領域，特に未熟児のうち心肺機能障害児の治療のための長期使用による結石形成が報告されている。

B）尿酸結石

（a）尿酸排泄促進剤（ベンズブロマロン）

酸性尿で形成される。ほかにアルカリ尿，中性尿でシュウ酸カルシウム結石を形成する。

（b）代謝拮抗剤

悪性腫瘍の化学療法で癌細胞のみならず正常細胞の著しい崩壊がおこり細胞内の核酸が急速

に分解され尿中尿酸排泄量を増加させて高尿酸血症，高尿酸尿症を引きおこす。

C）ケイ酸結石

ケイ酸マグネシウムを含む消化性潰瘍薬の長期大量連用で形成されることがある。

D）インジナビル結石

AIDS治療薬であるインジナビルは尿中に排泄され析出しやすい[3]。

5）食事の影響

戦後の我が国の食生活は欧米諸国に類似してきており，米，野菜，魚類から肉類やファーストフードなどの高タンパク高脂肪食へと変化している。そのため脂肪や動物性蛋白質，カルシウムの摂取量の増加とともに尿路結石症も増加している。動物性蛋白質は尿中カルシウムや尿酸やクエン酸に強く影響し，有色野菜の多くは結石化阻止因子であるマグネシウムを増加させる。また，食物繊維は腸管での過度のカルシウム吸収を抑える。

6）内分泌・代謝異常

A）カルシウム代謝異常

結石の80％以上はカルシウム塩結石であり，その構成成分であるカルシウムの尿中排泄が増加した状態ではカルシウム塩結石が形成されやすいことは容易に推定できる。高カルシウム尿症をきたす疾患（表7-2）は多種あるが，腎機能が正常であれば血中カルシウムが上昇する病態では，理論上，尿中カルシウム排泄は増加するため，高カルシウム血症をきたす疾患は尿路結石症の原因となりえる。

表7-2 高カルシウム尿症の分類

疾患名	高カルシウム血症の頻度	尿路結石の頻度
特発性過カルシウム尿症	ない	高い
腎尿細管性酸血症	ない	高い
原発性上皮小体機能亢進症	高い	高い
Cushing症候群	ない	しばしば
サルコイドーシス	低い	ない
甲状腺機能亢進症	低い	ない
長期臥床	低い	低い
ミルクアルカリ症候群	低い	ない
悪性腫瘍	低い	ない
ビタミンD中毒	しばしば	低い
Paget病	低い	ない
フロセミド投与	ない	ない
海綿腎	ない	高い

高い：70〜100％，しばしば：30〜70％，低い：10〜30％，ない：0〜10％

（a）特発性高カルシウム尿症

基礎疾患もなく，過剰カルシウム摂取状態でないにもかかわらず，普通，腎より尿中へのカルシウム排泄量が多いものを特発性過カルシウム尿症という。

この病態は最近までは原因不明と考えられていたが，最近の研究により原因がかなり明らかとなってきている。少なくとも2つの明らかに異なった病態があり，カルシウム摂取制限やカルシウム経口負荷試験によって，腸管からのカルシウム吸収が異常に亢進している"腸管型高カルシウム尿症"と，カルシウム摂取に関係がなく腎からカルシウムが漏出している

と考えられる"腎型高カルシウム尿症"に大別される。

a．定義

定義としては，①カルシウムを主成分とする上部尿路結石症であること，②結石の原因となる明らかな内分泌・代謝異常がないこと，③血清カルシウム値が正常であること，④1日尿中カルシウム排泄量が対照群の平均＋2SD以上（男性：288mg／日以上，女性：200mg／日以上）であることが挙げられる。

b．分類

a）腸管カルシウム吸収型

通常の食事にもかかわらず，腸管からのカルシウム吸収が亢進し過カルシウム尿症をきたす。主に腸管の$1\alpha 25(OH)_2$-ビタミンD_3に対する感受性亢進によると考えられている。

b）腎カルシウム漏出型

腎尿細管におけるカルシウム再吸収能の低下により過カルシウム尿症をきたす。

c）骨カルシウム吸収型（上皮小体機能亢進症）

骨からのカルシウム遊出による過カルシウム尿症である。大部分は，長期臥床や悪性腫瘍に伴う高カルシウム血症や急速に進行する骨粗鬆症などによる2次性の高カルシウム尿症である。しかしこのタイプの典型例として，原発性上皮小体機能亢進症がある。

（b）原発性上皮小体機能亢進症（PHPT）

原発性上皮小体機能亢進症は決してまれな疾患ではなく，尿路結石患者の2～3％にみられる。PHPT患者において約55％に尿路結石症の合併をみる。その病態は上皮小体腫瘍からの上皮小体ホルモン（PTH）の過剰生産により，骨吸収促進や尿細管からのカルシウム再吸収促進を引きおこす。さらにPTHはビタミンDを活性化し，腸管からのカルシウム吸収を増加させ，血中カルシウム値が高値となり尿中カルシウム排泄量が増加しカルシウム含有結石形成をきたしやすくなる。

（c）腎尿細管性アシドーシス（表7-3）

尿細管での水素イオン排泄障害や重炭酸塩再吸収障害による代謝性アシドーシスを生じ，尿路結石を合併しやすくなる。腎尿細管性アシドーシスにはtype 1（遠位型），type 2（近位型）およびtype 3（高カリウム性遠位型）の3種類がある。type 3はtype 1の重症型で，最近は使われない。type 1は遠位尿細管での水素イオン排泄障害に基づく代謝性アシドーシスと低カリウム血症を示す。水素イオン排泄障害により尿の酸性化が障害され，尿はアルカリ性となる。代謝性アシドーシスはカルシウム排泄量を増加させ，クエン酸排泄量は減少する。

表7-3 腎尿細管性アシドーシス（RTA）の尿路結石形成機序からみた分類

	遠位尿細管型（type 1）	近位尿細管型（type 2）
アシドーシスの原因	H^+排泄障害	HCO_3^-再吸収障害
敗血症	＋	＋～－
高カルシウム尿症	＋	－
尿路結石	＋	－
尿pH	弱アルカリ	弱酸性
尿中クエン酸排泄量	低下	正常

これらの因子によりこの型に結石は形成されやすい。この疾患では単発の結石形成は少なく，腎石灰（沈着）症（nephrocalcinosis）として発見されることが比較的多い。type 2 は近位尿細管での重炭酸イオンの再吸収障害に基づく代謝性アシドーシスを示すが，発育障害が主な症状で，尿路結石形成はみられない。

(d) Cushing症候群

本症の20～30％に尿路結石を合併する。糖質コルチコイドの過剰生産による骨基質の形成不全，骨脱灰により尿中カルシウム，リンの排泄量が増加しリン酸カルシウムを主とする結石を生じやすい。また易感染性のため尿路感染症の合併も結石形成の誘因となる。

(e) 海綿腎（medullary sponge kidney）

錐体部集合管が囊胞状に拡張する先天性疾患で，拡張した集合管内に石灰沈着を伴いやすく腎結石の発生母地となる。

B) シュウ酸代謝

尿中に排泄されるシュウ酸は経口摂取により腸管から吸収される外因性のものと，体内で合成される内因性のものとがあるが，ほとんどは内因性のものである。シュウ酸はカルシウムと結合しやすく，尿路結石の70～80％がシュウ酸含有結石であるが，一般のシュウ酸カルシウム結石症に何らかのシュウ酸代謝異常が存在するか否か，現在のところ明らかでない。しかし，その尿中排泄がカルシウムの排泄とともに結石形成に重要な働きをしているのは事実である。

C) 尿酸代謝

尿酸は，生体内のプリンや核蛋白代謝に由来するものと，食事中のプリン含有物に由来するものとがあり，血清尿酸値が高いもの，尿中排泄量が多いものに尿酸結石の発生する頻度が高い。しかし，高尿酸血症，高尿酸尿症だけが尿酸結石形成の原因ではない。尿酸結石形成には尿pHが大きく影響している。尿酸はアルカリには溶けやすいが，酸性では溶けにくいので，強い酸性尿（pH5.5以下）が結石形成に重要である。また，高尿酸尿症は尿酸結石の原因となるだけでなく，シュウ酸カルシウム含有結石形成の risk factor と考えられている。

D) シスチン尿症

本症はシスチンおよび二塩基性アミノ酸であるリジン，オルニチン，アルギニンの腎尿細管における再吸収障害と腸管での吸収障害という腎と腸管におけるアミノ酸輸送異常を呈する常染色体性劣性遺伝疾患である。その結果，尿中にこれらアミノ酸が多量に排泄されるがシスチン以外のアミノ酸は水に易溶性であるのに対し，シスチンは最も難溶性のアミノ酸であるためシスチン結石を形成する。結石形成が生じるのは両親から遺伝子を受け継いだホモ型のみである。

(3) 結石化第二因子（成長・凝集阻止または促進因子）

結石化第一因子群は結石の晶質や基質の増加をもたらし，尿中に結晶核形成を促進する（結晶尿）。結石が形成されるには，次に結晶の成長・凝集という過程が必要である。この成長・凝集の段階で作用する物質や状態を総称して結石化第二因子という。結石化第二因子には尿の pH，結石形成に促進的に作用する promoter と抑制的に作用する inhibitor とがある。

1）尿のpH
　アルカリ尿ではリン酸塩結石が，酸性尿では尿酸，シスチンが析出しやすくなる。
2）promoter（表7-4）
　尿酸は尿酸結石のrisk factorだけでなく，カルシウム含有結石形成においても促進的な役割を果たしている。
3）inhibitor（表7-4）
　A）クエン酸（citric acid）
　　クエン酸は尿中カルシウムとの強いキレート作用により可溶性塩を形成し，尿中カルシウムイオン濃度を低下させてカルシウム結石を抑制する。結石患者において尿中クエン酸排泄量が少ないといわれており，クエン酸製剤が結石再発予防剤として有用と考えられている。
　B）ピロリン酸
　　シュウ酸カルシウムやリン酸カルシウム結晶の成長・凝集を抑制する。
　C）マグネシウム
　　シュウ酸カルシウムの溶解度を増加させることが知られている。
　D）尿中高分子結石化阻止物質
　　酸性ムコ多糖類（glycosaminoglycans: GAG）は陰イオン化しており，陽イオンであるカルシウムと結合したり，陰イオンであるシュウ酸イオンと拮抗することで結晶凝集抑制作用を発揮する[4]。

表7-4　代表的なpromoterとinhibitor

promoter	inhibitor
尿酸	クエン酸
Tamm-Horsfall 蛋白	ピロリン酸
GAG	マグネシウム
結石マトリックス	GAG
オステオポンチン	微量金属（Fe，Zn，Al）
カルプロテクチン	高分子蛋白
アルブミン　など	ネフロカルシン　など

3．上部尿路結石症

　上部尿路結石には腎結石，尿管結石（3分の1は腎・尿路上部3分の2に介在，3分の2は尿管下部3分の1に介在）がある。
※尿管生理的狭窄部位
　①腎盂尿管移行部，②腸骨動脈交叉部，③精管交叉部（男性），広靭帯交叉部（女性），④尿管膀胱移行部がある。
［付1］腎石灰化症
　　髄質型としては，PHPT, RTA, サルコイドーシス，海綿腎，原発性高シュウ酸尿症がある。
　　皮質型としては，慢性糸球体腎炎，急性腎皮質壊死がある。

［付 2 ］ milk of Ca renal stone

　　腎嚢胞，腎杯憩室，あるいは拡張した腎杯内にリン酸カルシウム，炭酸カルシウム，シュウ酸カルシウムなどの微小結石が，集団またはコロイド状に貯留し，立位または側臥位 KUB で上方に水平面を有する半月状陰影を呈する。

（1）症状
　1）疼痛
　　①腎疝痛，②腎部鈍痛，③結石介在部疝痛，鈍痛，圧痛，④膀胱刺激症状がある。①の腎疝痛は，急激な尿流遮断，腎盂内圧上昇による腎盂被膜・腎被膜の伸展，平滑筋の痙攣的収縮により生じ，多彩な放散痛，関連痛を生じ，悪心嘔吐，腹部膨満を伴う。
　2）血尿
　　肉眼的血尿は40〜50％，顕微鏡的血尿は50〜55％，血尿なしは 2 〜 3 ％であり，肉眼的血尿の20％が尿路結石症である。
　　疝痛発作後に血尿を認めることが多く，間欠的，短時間である。
　3）結石自然排出
　4）発熱
　5）結石性無尿
　反射性無尿であり，対側腎機能低下を伴う。

（2）診断
　1）尿路X線検査法
　　A）単純撮影（KUB）
　　　X線陽性結石は95％より多い。
　　　鑑別すべき陽性陰影としては，肋軟骨石灰化，胆石，腰椎横突起，腸間膜リンパ節石灰化，腸管内錠剤，静脈結石，大腸憩室内・虫垂内造影剤，血管石灰化が挙げられる。
　　B）排泄性腎盂（尿路）造影（DIP or DIU）
　　（a）尿路結石の確定診断
　　（b）尿管の拡張や腎機能の評価
　　（c）治療効果の判定
　　　尿管結石の嵌頓により急激な腎盂内圧上昇が生じた場合，DIPでは造影剤は尿細管や間質内などに停滞し，腎盂腎杯は描出されず長時間にわたり濃いネフログラムが持続するが，3〜24時間後に撮影すると腎盂腎杯系が描出され診断が可能となる（delayed film）。
　　C）コンピューター断層撮影（CT）
　　　尿酸やキサンチンなどのX線透過性結石の診断や結石の位置関係を明らかにできる。
　　D）その他の造影法
　　　逆行性腎盂造影（RP），直接腎盂造影である。

2）超音波断層法（US）

超音波断層法による結石診断は，結石の高エコー陰影と結石後方の反射波の急速な減衰（音響陰影）によって比較的容易である。このためX線透過性結石の診断や，結石の大きさ，位置関係さらに水腎症の程度や腫瘍などの他病変の合併などの診断に有用である。

(3) 鑑別診断（表7-5）

鑑別診断として下記のものが考えられる。

表7-5　上部尿路結石症の鑑別診断

	症状	石灰化陰影
腎結石	胆石症 胃潰瘍 十二指腸潰瘍 急性膵炎 尿路閉塞性病変	胆石症 腎腫瘍 腎結核
尿管結石	急性虫垂炎 子宮外妊娠 卵巣頚捻転 尿路閉塞性病変 急性精巣上体炎	

(4) 合併症

合併症としては，腎および尿管破裂，腎周囲膿瘍，腎および尿管瘻がある。

(5) 治　療

尿路結石の治療は，疼痛に対する対症療法や自然排石の促進療法に関しては従来とあまり変化はないが，外科的治療に関しては1985年頃より大きく変化してきている。すなわち経皮的腎尿管結石砕石術（percutaneous nephrouretero-lithotripsy：PNL）や経尿道的尿管結石砕石術（transurethral ureterolithotripsy：TUL）などの endourology ならびに体外衝撃波結石破砕術（extracorporeal shock wave lithotripsy：ESWL）の普及により開腹手術はほとんど行われなくなっている。

1）保存的治療（薬物治療）

尿路結石症に対する薬物治療の目的は，①疼痛除去，②結石自然排出の促進，③結石の縮小・溶解，④再発予防に分けられる。

A) 疼痛除去

結石による尿流通過障害のため腎盂内圧が急上昇，腎被膜が伸展されるため生ずる結石疝痛に対する第1選択薬は，副交感神経遮断作用を有する鎮痙薬で，トロピン系抗コリン薬が用いられる。疝痛発作時は内服よりも静脈内投与を行うが，臭化ブチルスコポラミン（butylscopolamine bromide）にスルピリン（sulpyrine®）を加えた複合ブスコパン®の錠剤や坐剤も有効であり，これらの投与で鎮痛がえられない場合はペンタゾシン（pentazocine）の筋注が有効である。

B）結石自然排出の促進

　明らかな尿管狭窄を有しないなら，10×6mmまでの結石は自然排石の可能性があると考えられており，その場合種々の方法で下降促進が図られている。間欠的な水分多量摂取と適度な運動が原則であるが，疼痛時と同様に尿管壁の弛緩を目的として前述の鎮痙薬（抗コリン薬）の内服が多く用いられている。その他，尿管の蠕動運動を活発にするためにメチル硫酸ネオスチグミン（neostigmine methylsulfate）の筋注や利尿薬としてフロセミド（furosemide）の内服が投与されることもあるが，疼痛が増強する可能性がある。

C）結石の縮小・溶解

　シスチン結石と尿酸結石の場合，内服による縮小・溶解が可能であるがシスチン結石でその効果はより高い。シスチン結石では，炭酸水素ナトリウム（重曹）あるいはクエン酸ナトリウム（sodium citrate）により尿pHを6.5～7.0に保ち，チオプロニン（tiopronin）を尿中アミノ酸定量によりシスチン濃度100mg/l に維持できる量を決め投与する。また，D-ペニシラミン（D-penicillamine）の内服もシスチン排泄量を低下させるが，有害反応が強く最近ではあまり使用されない。尿酸結石では，上記と同様に尿 pH を6.5～7.0に保ちアロプリノール（allopurinol）で尿酸排泄量を700～800 mg/day 以下に抑える。

D）再発予防

　再発予防療法にあたっては結石成分を知ることと外科的基礎疾患（腎盂尿管移行部狭窄症，上皮小体機能亢進など）のないことが前提条件であり，それを確認しないむやみな薬の投与は厳に慎むべきである。また，初発例，若年者に対しても慎重に対処すべきである。

　頻度的に最も多い結石はシュウ酸カルシウム含有結石である。その場合，高カルシウム尿症（男250mg/day，女200mg/day 以上），高シュウ酸尿症（50mg/day 以上），高尿酸尿症（男800mg/day，女700mg/day 以上），低マグネシウム尿症（尿中 Mg/Ca 比0.6以下），低クエン酸尿症（300～400mg/day 以下）の存在は結石形成の重要なrisk factorとなるので治療の対象となりうる。しかし，高シュウ酸尿症に対しては現在有効な治療法がなく，今後の検討が待たれる。

　代謝性結石ともいえるシスチン結石，尿酸結石は溶解療法と同様に再発予防がかなり期待できる結石で，両結石とも前述の治療とほぼ同じであるが，シスチン結石の場合，尿中シスチン濃度を300mg/l に保つようチオプロニンの量を調節する。ただし，チオプロニンの尿中残留時間は6時間程度であるので，4分服させることが必要である。

2）外科的療法

A）体外衝撃波結石破砕術（extracorporeal shock wave lithotripsy：ESWL）[5]

　ESWLの原理は水中放電，セラミック圧電素子，電磁振動，微小爆発で発生させた衝撃波shock waveを一点に収束させ焦点に対象となる結石をもっていき波のエネルギーで破砕することである。破砕片は尿とともに自然に排出されるが，ときに尿管に詰まりstone streetを形成して尿流停滞をおこす。したがって大きい結石は，尿の誘導と排石促進のために尿管にステントを留置したり，腎瘻を造設して尿流を確保して行われ，PNL，TULと併用して行うと，安全かつ確実である。

（a）適応

　ほとんどの上部尿路結石に適応である。

（b）非適応・禁忌（表7-6）

非適応・禁忌は下記の表のごとくである。

表7-6　ESWLの非適応・禁忌

非適応	1）無機能腎 2）自然排石が可能な結石
禁　忌	1）心筋梗塞の危険がある場合 2）未治療の出血傾向のある患者 3）妊　婦 4）乳幼児

（c）合併症（表7-7）

合併症は下記の表のごとくである。

表7-7　ESWLの合併症

一過性の合併症	重篤な合併症
肉眼的血尿 皮下出血 疼痛 発熱 嘔気・嘔吐 不整脈 高血圧　　　　　など	腎被膜下血腫 腎盂腎炎 敗血症 消化管出血 腎性高血圧　　　　など

B）内視鏡的治療

（a）経皮的腎尿管結石砕石術（percutaneou nephrolithotripsy：PNL）

経皮的に腎瘻を作製し，瘻孔より硬性あるいは軟性内視鏡を挿入し結石を観察しながら，小さい結石は鉗子で摘出する。鉗子で摘出できない大きな結石は超音波，電気水圧衝撃波，レーザーなどで破砕したのち，鉗子で摘出するか吸引排出する。

（b）経尿道的尿管結石砕石術（transurethral ureterolithotripsy：TUL）

硬性あるいは軟性尿管鏡を経尿道的に挿入し，結石を直視下に鉗子で摘出する。PNLと同様に大きな結石は超音波やレーザーで破砕して摘出する。

C）手術療法

ほとんどの結石は砕石術で治療されるので，開放手術を必要とすることはまれであるが，開放手術としては，①腎盂切石術（pyelolithotomy），②腎切石術（nephrolithotomy），③尿管切石術（ureterolithotomy），④腎摘除術（nephrectomy）がある。

結石性膿腎症や無機能腎に対して行われる。

4．下部尿路結石症

(1) 膀胱結石
 1) 頻度
　　全尿路結石の5％であり，60～80歳（70歳代にピーク）に多く，前立腺肥大症，前立腺癌，膀胱頸部硬化症，尿道狭窄など膀胱内に尿停滞をきたす疾患が多いため，男女比は6：1である。
 2) 原因
　　原因としては，①上部尿路で形成された結石が膀胱内へ下降してきて大きくなるもの，②尿路感染症などにより膀胱内で形成されるもの，③膀胱憩室内に結石が形成される憩室結石，④尿道から膀胱内へ挿入された異物や膀胱壁の結紮糸や縫合糸を核とする異物結石がある。
 3) 症状
　　①排尿痛，②血尿，③排尿障害（尿線中絶）がある。
 4) 診断
　　①KUB，②尿道膀胱造影（原疾患の診断にも有用），③排尿時膀胱尿道造影（原疾患の診断にも有用），④DIP，⑤尿道膀胱鏡検査により診断される。
 5) 治療
　　治療としては，①原疾患の治療，②結石の除去（膀胱結石砕石術（cystolithotripsy），膀胱切石術（cystolithotomy））がある。

(2) 尿道結石
　大部分は腎・尿管結石あるいは膀胱結石が尿道に嵌頓したもので，原発性結石（尿道憩室，尿道狭窄，尿道異物，尿道瘻などがあり結石が形成されたもの）はごくまれである。

(3) 前立腺結石
　前立腺結石には前立腺内に発生する内因性結石と，腎臓，尿管，膀胱からの結石が前立腺部尿道に嵌頓したり，前立腺憩室や膿瘍腔内に発生する外因性結石に分類されるが，実際に両者を区別することは困難である。

【参考文献】
1) Yoshida O, et al., Epidemiology of urolithiasis in Japan.: A chronogical and geographical study., Urologia Internationalis, 45: 104-111, 1990.
2) 奥山光彦他，尿路結石症－成因と病態，臨床と研究，75：1028-1033，1998.
3) Sutherland SE et al., Protease inhibitor and urolithiasis, Journal of Urology, 158: 31-33, 1997.
4) 西尾俊治，尿路結石形成における酸性ムコ多糖の関与，日本泌尿器科学会雑誌，86：1597-1609，1995.
5) 岩瀬豊他，尿路結石症－破砕療法（ESWL），臨床と研究，75：1048-1051，1998.

第8章　上部尿路通過障害・腎血管障害

＜上部尿路通過障害＞

1．はじめに

　腎臓でつくられた尿は集合管の集まりである腎乳頭部から腎杯に集められる（図8-1）。この腎杯が上部尿路に尿輸送のはじまりである。この後，尿は腎内の腎盂，腎外の腎盂を通って尿管へと移っていく。一般的に成人の腎盂容量は5～10mlで，尿管の長さは体格にもよるが28～30cmといわれている。尿管は尿管膀胱移行部から膀胱内に入り膀胱以下は下部尿路と呼ばれている。上部尿路は膀胱と同様に移行上皮で覆われている。尿管には3つの生理的狭窄部位があり，上から腎盂尿管移行部（pelvi-ureteric junction：PUJ），総腸骨動脈交叉部，尿管膀胱移行部（uretero-vesical junction：UVJ）呼ばれている（図8-2）。上部尿路は粘膜下に薄い平滑筋の層を持っており，この平滑筋層は輪状の構造で，尿輸送は自律神経の支配を受けたこれらの輪状筋が収縮する部位と拡張する部位があり，この収縮は蠕動と呼ばれ腎杯部にあるペースメーカー電位を発する部位から蠕動が生じ徐々に遠位側に収縮が移っていくことにより尿を膀胱側へボーラスで輸送していく仕組みになっている（図8-3）。

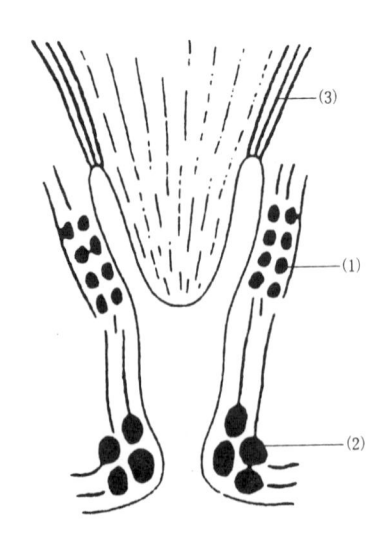

(1) 円蓋部括約筋（M. sphincter fornincs），(2) 腎杯括約筋（M. sphincter calycis），
(3) 円蓋部挙筋（M. levator fornicis）

図8-1　Narathの主張した腎杯腎盂括約筋群
（森田隆，日本泌尿器科学会雑誌，88：833-851，1997より引用）

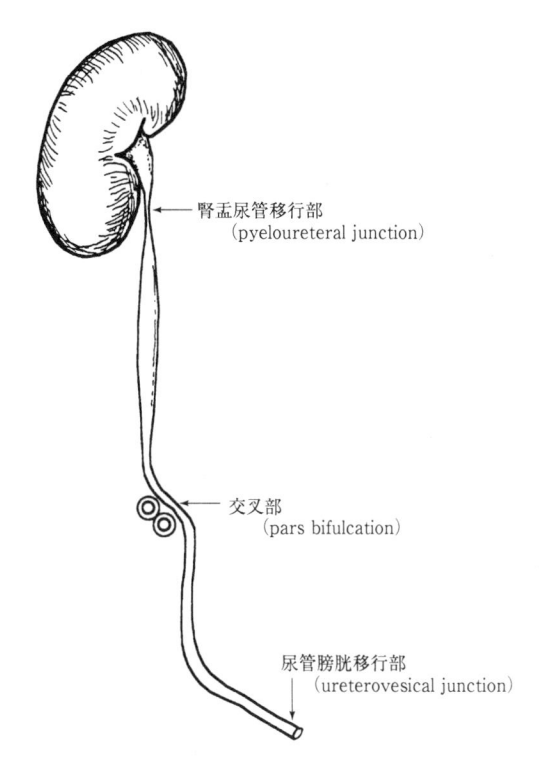

図8-2　尿管の生理的狭窄部位

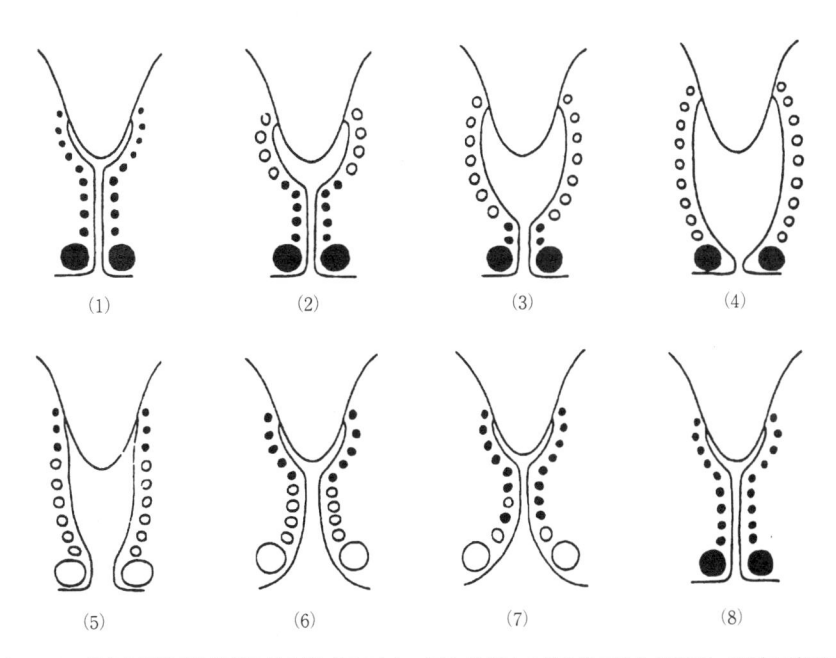

腎盂尿管移行部（pyeloureteral junction）
交叉部（pars bifulcation）
尿管膀胱移行部（ureterovesical junction）

辻はNatathの考える円蓋部と腎杯の括約筋（図の(1), (2)）は別々の括約筋ではなく連続して腎杯の括約筋を構成し，近位から末梢に向かって連続して収縮弛緩運動を示すことを提唱した。●収縮している筋線維，○弛緩している筋線維。(1)→(4)は腎杯への尿の貯留，(5)→(8)(1)は腎杯の尿の腎盂への排泄運動を表す。

図8-3　辻が提唱した腎杯括約筋の収縮弛緩運動
（森田隆，日本泌尿器科学会雑誌，88：833-851，1997より引用）

上部尿路通過障害とは尿管結石をはじめとする尿管の機械的狭窄や下部尿路の通過障害に起因した上部尿路の尿流停滞のことを指しており，具体的には水腎水尿管症として示される。

2．上部尿路通過障害の検査法

（1）排泄性尿路造影（excretory urography：EU or drip infusion urography：DIU）

造影剤を静脈内投与することにより，自然に排泄されてきた造影剤が尿路を造影してくれることにより，通過障害の程度部位を診断する方法である（図8-4）。排泄性尿路造影は患者の苦痛がないことが長所であるが，短所としてヨードアレルギーの患者には施行できず，また腎機能が低下している患者にも十分な造影効果がえられないため無効である。

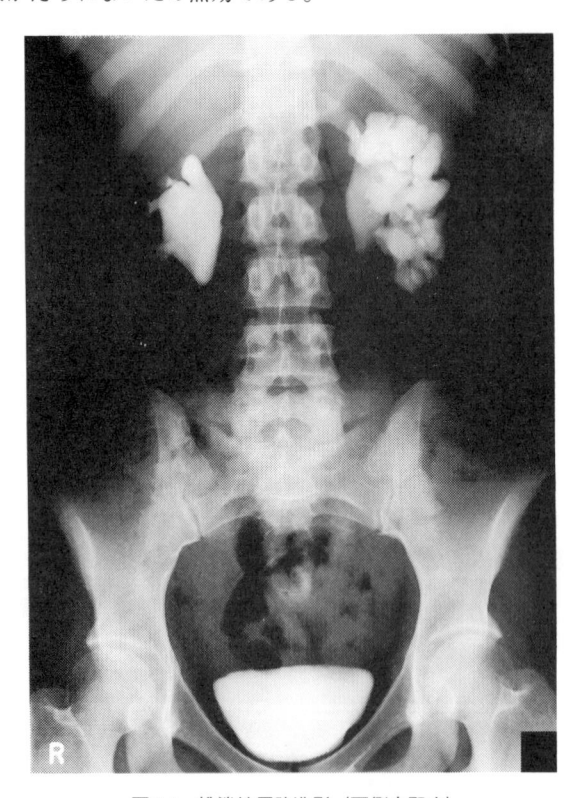

図8-4　排泄性尿路造影（両側水腎症）

（2）逆行性腎盂尿管造影（retrograde pyelo-ureterography：RP）

膀胱内視鏡を利用して細い尿管用カテーテルを尿管口から尿管および腎盂内まで挿入し，造影剤を注入することで画像的に狭窄部位を診断する方法である（図8-5）。長所は狭窄部位の詳しい情報がえられることと一側の分腎尿がえられるため尿の成分や細胞診などの分腎機能検査ができることである。短所は無麻酔では患者の苦痛があり，苦痛を避けるためには麻酔が必要であること，カテーテル挿入が困難である症例があること，機能的評価はできないことである。

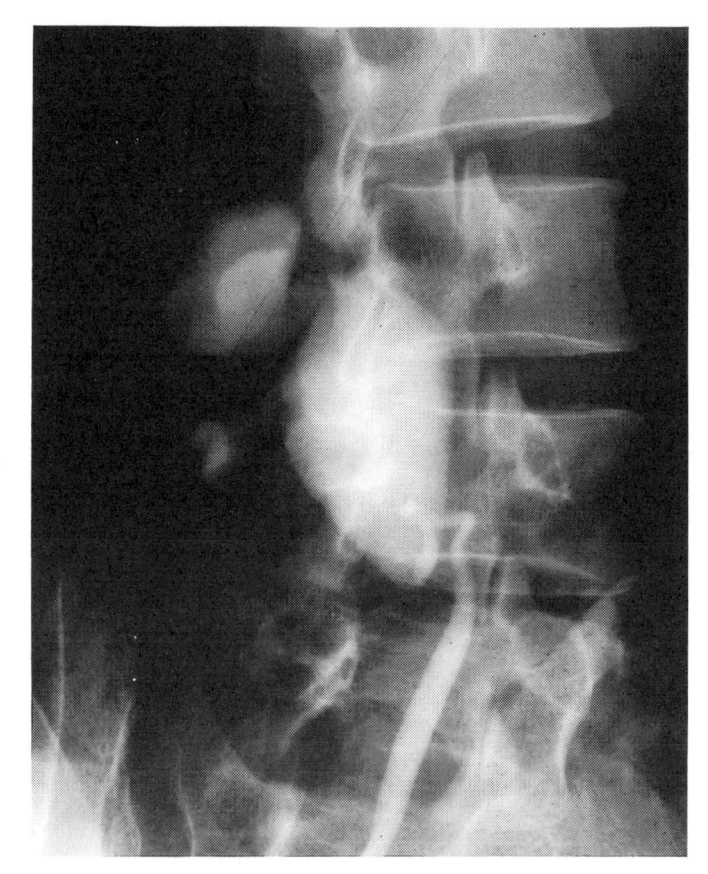

図8-5　逆行性腎盂尿管造影（右腎盂尿管移行部狭窄症：異常血管によるもの）

(3) 直接腎盂尿管造影 (direct pyelo-ureterography)

　超音波ガイド下に水腎症になっている腎盂を穿刺し，一定の尿を排出後同容量の造影剤を注入して水腎部分を造影し，狭窄部分の形態を評価する方法である．長所はRPが不可能であった症例やかなり重度の水腎症で，腎機能が低下している症例では有用である．短所は侵襲性があること，機能面の評価が全くできないことや悪性疾患が疑われたときには少量であっても腎盂尿が腎盂外へ溢流するため適応とならないことなどである．

(4) 利尿レノグラフィー (diuresis renography)

　通常のレノグラフィーと同様に ^{99m}Tc-MAG3または ^{99m}Tc-DTPAを用いて行う．画像検査で同じように水腎症であっても，機能的に尿管が働いているかどうかを診断するには最も簡単で非侵襲的な方法である．逆に欠点は高価な検査であることと一側の腎機能が大幅に低下すると判定できないことである．図8-6に示すように基本パターンは4型あり，Type Iは正常パターンである．Type IIは上部尿路閉塞性パターンであるが，この第3相（排泄相）のとき（大体検査開始10〜15分後）に利尿剤（furosemide 20mg）を静脈内投与する．この反応をみたグラフが利尿レノグラムであり，全く反応がなく第3相（排泄相）が下降してこないものをType II（完全閉塞型）と呼び，反応のあるものを

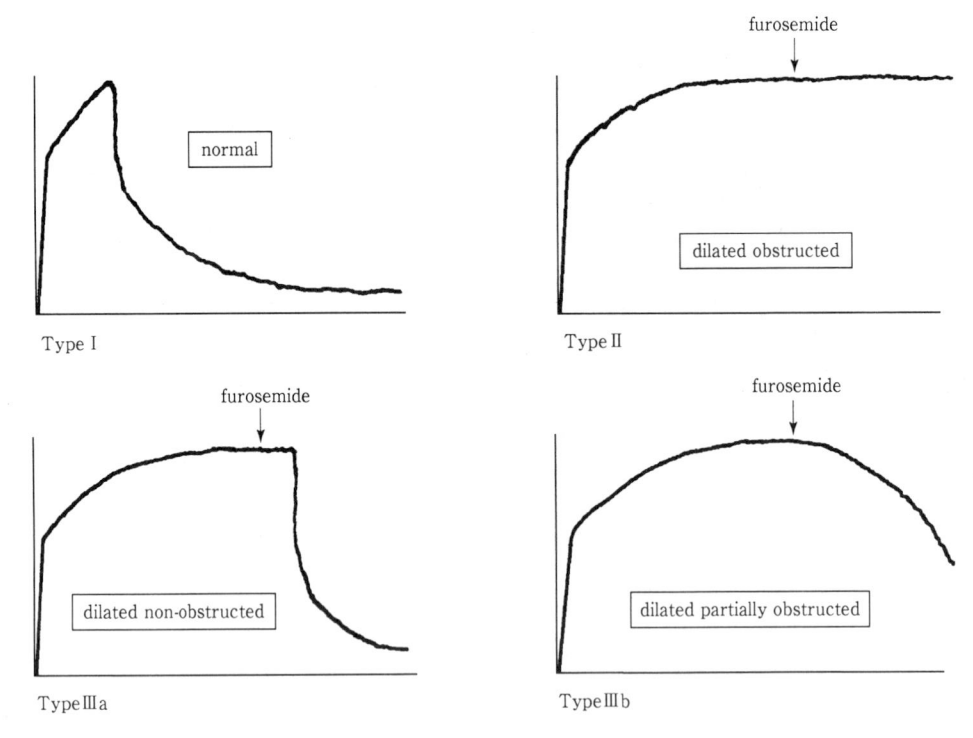

図8-6 利尿レノグラム

TypeⅢと呼び，このうち十分な反応を示して第3相（排泄相）が急激に下降するものをTypeⅢa（偽性閉塞型），不十分な反応で第3相（排泄相）がゆっくりと下降するものTypeⅢb（不完全閉塞型）と呼ぶ。一般的にはTypeⅡ（完全閉塞型）が手術適応，TypeⅢa（偽性閉塞型）は非手術適応である。

（5）上部尿路プレッシャー・フロー・スタデイ（pressure flow study：PFS）またはWhitaker test

　利尿レノグラムと同様に上部尿路の尿輸送機能をみる検査であるが，侵襲性が高い割には診断率は利尿レノグラムとあまり変わりがないため，近年は施行されない傾向にある。図8-7のように経皮的に腎瘻を造設し，この腎瘻より造影剤を10ml/min.のスピードで注入しながら腎盂内圧を測定し，同期して膀胱に留置したカテーテルで膀胱内圧を測定しその圧差で閉塞度を判定する。尿管の尿輸送能力に問題がないときには圧差は15cmH$_2$O以下で安定し平衡状態となるが，真の狭窄があった場合には圧差は15cmH$_2$Oをこえてさらに上昇していく。長所は尿管の尿輸送機能が判定できることであるが，短所として下部尿管の狭窄では圧差が正確にでないこと，侵襲性の高い検査であることである。

（6）3D-CT

　近年行われるようになってきた方法（図8-8）として，腎盂尿管移行部（PUJ）の解剖学的解析を目的とした3次元解析のCTでこれによりPUJを中心とした尿路と血管系の関係を正確に評価できるようになった画期的な方法である。ただしこの検査法もあくまで画像的検査法であり，機能評価はできない。

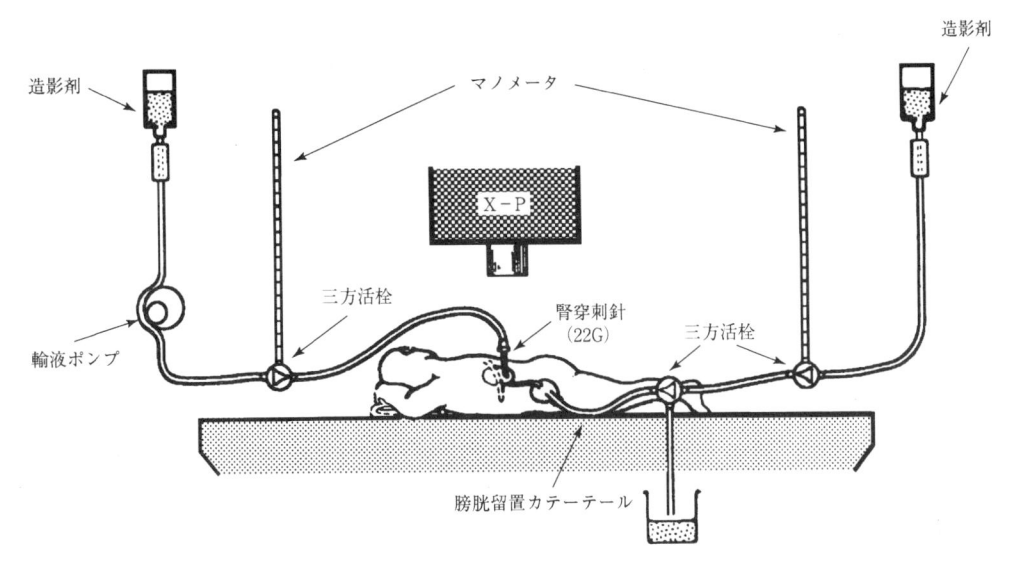

図8-7 Pressure flow study

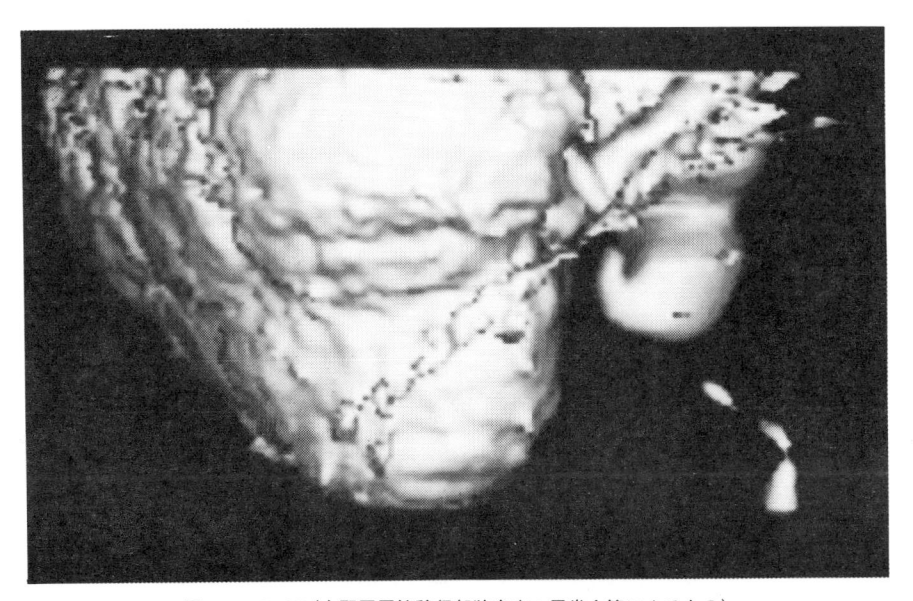

図8-8 3D-CT（右腎盂尿管移行部狭窄症：異常血管によるもの）

3. 各論

(1) 先天性腎盂尿管移行部狭窄症（congenital pyelo-ureteral junction stenosis：congenital PUJS）
 1) 原因
　小児期の腹部腫瘤として発見されることが多いが，胎生期の超音波検査で発見される新生児例や腎盂腎炎による発熱から発見される年長児や成人例もみられる。原因は大きく分けて2種類あり，1つ

はPUJが腎盂の高い位置からはじまっている高位付着と呼ばれるもの（図8-9）で，PUJに先天的に平滑筋の過形成が存在しているとされている。もう1つは腎血管系の奇形があり，この異常腎血管が尿管を引っかけることによる，いわゆるaberrant renal vesselsによるもの（図8-10）がある[1]。

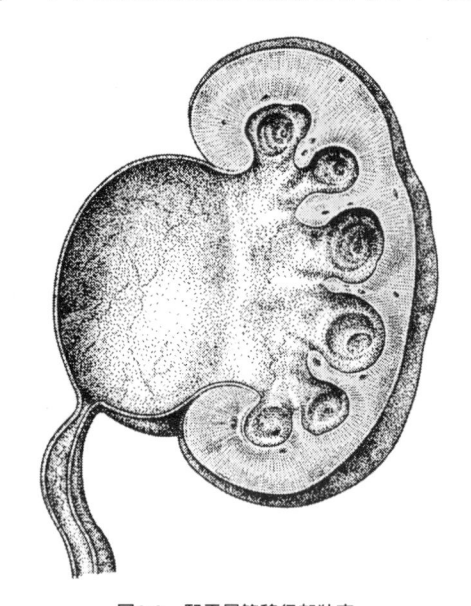

図8-9　腎盂尿管移行部狭窄
（久保隆，図説泌尿器科学講座6：腎疾患，神経泌尿器科学，老年泌尿器科学．，pp169-175，メジカルビュー社，1991より引用）

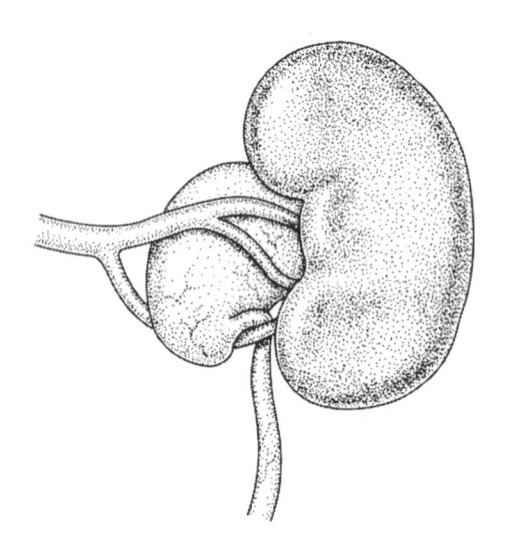

図8-10　異常血管による腎盂尿管移行部の絞扼
（久保隆，図説泌尿器科学講座6：腎疾患，神経泌尿器科学，老年泌尿器科学．，pp169-175，メジカルビュー社，1991より引用）

2）症状

　新生児・乳幼児の場合，柔らかい腹部腫瘤として発見されることが多いが，近年では健診により超音波検査で発見されるケースが増えている。年長児・成人では腎盂腎炎による発熱と尿路感染症や側

腹部鈍痛で発見されることが多い。年長児や成人で発見されるケースは一般的には軽症例であり，長時間立位になっていたり，極端に利尿がつく状態（多量に飲酒や飲水）になると水腎症が生じてくる，いわゆる間欠的水腎症として発見されることもある。

　3）診断

　　A）腹部超音波断層法

　水腎症として示される。

　　B）排泄性尿路造影

　ある程度の腎機能が保たれていれば狭窄部位までの水腎症として示されるが腎機能が低下していると造影されない。内容診断もできない。

　　C）逆行性腎盂尿管造影

　狭窄部位の詳しい尿管の変位などがわかる。また，分腎尿採取により残存腎機能の評価ができる。内因性，外因性についてもある程度は可能ある。

　　D）利尿レノグラフィー

　残存腎機能評価と狭窄部位の機能評価に有用である。

　　E）3D-CT

　腎門部の異常血管の走行と水腎・尿管との関連をみるのに優れている。

　4）治療法

　　A）経過観察

　軽度の水腎が認められても，腎盂腎炎のアタックがない，疼痛がない，利尿レノグラムでType Ⅲaを示し，仮性狭窄と診断できているケースでは経過観察を行う。

　　B）腎瘻造設

　新生児やかなり腎機能が低下している状態で発見された場合に根治的手術までの待期の目的や根治的治療になるのか腎摘除術になるのかの判断を行う目的で腎瘻を造設することがある。

　　C）観血的治療法

　（a）内視鏡的腎盂形成術（endopyeloplasty）

　　異常血管によるPUJSでないことが条件である。腎瘻を造設し，膀胱側から通したガイドワイヤーを目安として，狭窄部尿管をナイフやホルミウム・ヤグレーザーで切開し，その後に少し太めの尿管ステントをやや長期間留置することによって狭窄を解除する方法である（図8-11）。外見上創が残らないため喜ばれるが，手技はやや難しく，年齢的にも幼小児（5歳以下くらい）では不可能である。

　（b）開放性腎盂形成術（open pyeloplasty）

　　従来より最も一般的に行われていた治療法で，異常血管によるものや幼小児ではこの方法しかない。いろんな手術法があるがここでは最も有名である Anderson-Hynes法について示しておく（図8-12）。

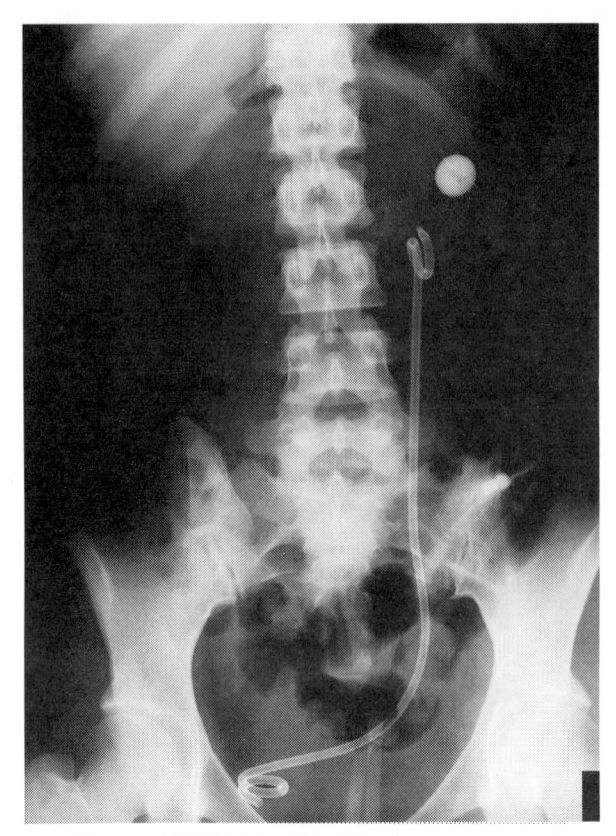

図8-11　内視鏡的腎盂形成術（手術後，ステント留置中）

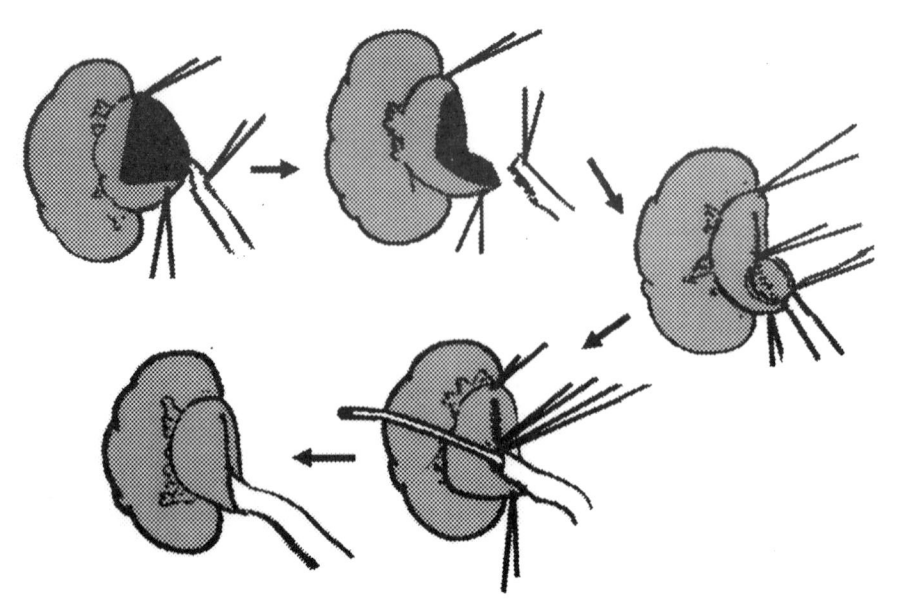

図8-12　Anderson and Hynes法

（2）先天性尿管膀胱移行部狭窄症（congenital uretero-vesical junction stenosis：congenital UVJS）

　1）原因

　PUJSと同様に平滑筋の過形成によるものと異常血管によるものがある。特に女性ではこの付近の子宮動脈が交叉しており，これによる狭窄であることがある。また，UVJSに特徴的な原因として膀胱の異常に起因したものがあり，この場合，両側が同様の変化を生じていることが多い。

　2）症状

　症状はPUJSとほとんど同じである。

　3）診断

　　A）腹部超音波断層法

　水腎症として示される。ときに膀胱部の断層像で下端まで続く拡張した尿管を認めることがある。

　　B）排泄性尿路造影

　PUJSと違う点は下端まで続く水尿管を認めることである。

　　C）逆行性腎盂尿管造影

　狭窄部位の詳しい尿管の変位などがわかる。また，分腎尿採取により残存腎機能の評価ができる。内因性，外因性についてもある程度は可能である。狭窄が尿管口に近いとカテーテル挿入が困難なことがある。

　　D）利尿レノグラフィー

　残存腎機能評価と狭窄部位の機能評価に有用であるが，PUJSと比較するとその診断率は低い。

　　E）3D-CT

　腎門部の異常血管の走行と水腎・尿管との関連をみるのに優れている。

　4）治療法

　　A）内視鏡的尿管形成術（endoureteroplasty）

　経尿道的操作により多くは硬性鏡を用いて施行できる。方法はendopyelotomyよりも容易であり，侵襲も少ない。

　　B）尿管膀胱新吻合術（uretero-vesiconeostomy）

　一般的には狭窄部位の尿管は捨て，新たに尿管膀胱新吻合を行う。方法はVURと同様である。

（3）その他の尿管狭窄

　1）原因

　その他の尿管狭窄の原因を図8-13に示す。

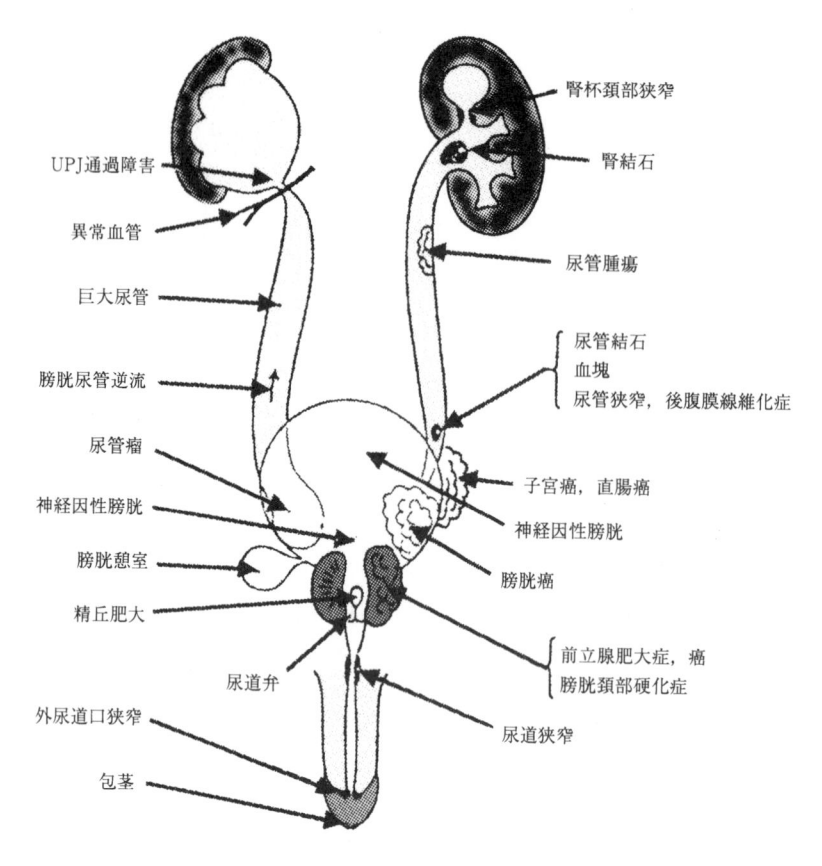

図8-13 尿路通過障害の原因

＜腎血管障害＞

泌尿器科的における腎血管障害は臨床症状で肉眼的血尿，側腹部痛を有する結石，腫瘍の鑑別診断として重要性を持つ。その観点から表8-1のごとく分類しその要点を述べる。

表8-1 腎血管障害の分類

動脈系	腎血管性高血圧 腎動脈瘤（図8-14） 腎動静脈瘻（図8-15） 腎梗塞（図8-16） 壊死性血管炎（図8-17）
静脈系	ナットクラッカー現象（図8-18） 腎静脈血栓症

1. 動脈系

(1) 腎血管性高血圧

1) 病態・分類

　動脈主幹部または分枝に狭窄が生じると腎灌流圧が低下し，傍糸球体細胞からレニンが過剰に分泌されて高血圧を呈する原因は粥状動脈硬化が最も多く，全身の動脈硬化の一所見として現れ，両側のことがある。全体の約60％を占め，一般的に高齢者に多く，腎動脈起始部より病変がはじまり，末梢に拡がり，ときに分枝まで病変が及ぶ。次には fibromuscular hyperplasia（線維筋性過形成）で，病理組織学的に true fibromuscular hyperplasia, medial fibroplasia, perimedial fibroplasia, miscellaneous の4つのタイプに分類される。頻度では女性で最も多く腎動脈遠位3分の2の部位に発生し，一般に小児や若年者に多く，進行性であるものが多い。病変が腎のみに限局するものもあるが，種類によってはほかの動脈に同様な病変を引きおこす。ほかに大動脈症候群，解離性動脈瘤，外傷，腫瘍による圧迫等の原因がある。腎動脈狭窄の鑑別を表8-2に示す。

表8-2　腎動脈狭窄の鑑別診断

	粥状硬化症	動脈炎	線維筋性異型性
年　　齢	40歳以上	20～40歳	40歳以下
性	男性	女性	女性
発　生　部　位	近位3分の1に多い	近位3分の1に多い	中央部より遠位および分枝に多い
大動脈の病変	弯曲，辺縁不整	辺縁不整，縮窄を合併	正常
ほかの血管病変	動脈硬化所見	大動脈から分枝する血管病変合併	正常
臨　床　所　見	動脈硬化の症状	免疫疾患，大動脈縮窄症状	正常

2) 臨床症状

　腎血管性高血圧の症状としては降圧剤抵抗性の高血圧を呈することが重要である。①高血圧症の家族歴がない，②25歳以下，45歳以上に発症する，③突然に発症する，④頭痛を伴う，⑤降圧利尿剤，α-，β-ブロッカーに反応が乏しい，⑥ACE阻害剤に反応する，という場合には腎血管性高血圧も鑑別診断として考慮されなければならない。

3) 診断

　理学的所見と血液生化学検査では，①腹部，側腹部血管雑音の聴取，②頸部血管雑音の聴取，③低カリウム血症，④末梢レニン活性の上昇，⑤カプトプリル負荷試験，の所見によって診断する。特に血中レニンは高値を示すことが約40％あり，血管造影時に腎静脈血中レニン活性の左右差が1.5以上の場合有意な狭窄が存在すると判定する。機能的で簡便な検査としてカプトプリル負荷試験がある。この試験は，ACE阻害剤であるカプトプリル25mgを内服させ，内服前と内服1時間後の血圧および末梢血レニン活性（PRA）を比較する。画像診断としては超音波カラードプラー検査，3次元CT，MRIアンギオ，そして血管造影で狭窄部位を証明することである。

4) 治療

　内科的治療としては降圧療法，ACE阻害剤，AT1拮抗剤または利尿剤の併用を行う経皮的血管拡張

術が一般には行われるが，線維筋性過形成は比較的良好だが粥状動脈硬化は必ずしも良好でない。経皮的血管拡張術にて治療が困難あるいは再発を繰り返すような場合，病変が長かったり，分枝まで病変がおよんでいる場合には血行再建術が必要となる。

(2) 腎動脈瘤
1) 病態・分類

腎動脈瘤には，先天性と後天性のものがある。腎動脈基部または末梢における動脈瘤である。近年非侵襲的画像診断技術の向上によって発見率が増加し血尿を主訴としない無症状の動脈瘤の発見が増加している。瘤の形態的特徴でsaccular type，fusiform type，dissecting type，arteriovenous typeと大きく4つに分類（Poutasseによる動脈瘤の形態的分類）される。

A) 嚢状型（saccular type）

動脈瘤中，最も頻度が高く（70〜90％）通常腎動脈分岐部ないし第一分枝に発生することが多い。先天性のものが多くを占めるといわれているが，動脈硬化が原因のものも含まれる。

B) 紡錘型（fusiform type）

線維筋性異形成が原因であることが多く，石灰化を伴うのはまれである。
画像所見と特徴としては線維筋性異形成の狭窄に認められる，数珠状狭窄病変を形成することがある。

C) 解離型（dissecting type）

動脈硬化による内膜の線維化によるものである。

D) 腎内型

A）〜C）の原因に加えて外傷性，結節性多発生動脈炎，腎腫瘍がある。
ほとんどの症例はsaccular typeで腎動脈瘤の93％を占めている。病因の後天性としては前述に加えリウマチ熱，von Recklinghausen病などが挙げられる。

2) 症状

高血圧（50〜70％，最も多い），血尿（30％），側腹部痛，腹部雑音（16％）である。瘤の好発部位としては主幹動脈が分岐する部分であり，区域動脈に限局して存在することもある。多くは無症状のまま経過し，診断された症例の約半数は，他の理由で腎動脈造影などを行ったことで，偶然に発見されることが多い。

3) 診断

KUBで動脈瘤の壁の淡い石灰化（rim sign）（図8-14-a），排泄性尿路で腎盂の圧排所見（図8-14-b），CT scan（図8-14-c）・カラードプラー法・MRIアンギオDSA（図8-14-d）で瘤の大きさ・部位の確認を行う。

4) 治療

内科的には降圧療法を行い，瘤の破裂を防止する。外科的治療は①無症状（破裂の危険性がある），②有症状（高血圧，疼痛，腎機能障害）に対して行われる。具体的な手術適応としては，①2cm以上の瘤，②増大傾向を示す，③解離している，④内科の治療でコントロールできない高血圧を呈する，⑤妊娠を希望する患者，⑥瘤内に血栓形成を呈する，が挙げられる。手術療法としては，①破裂時：

(a) KUB　　　　　　　　　　(b) DIP

(c) MRI横断像　　　　　　　(d) DSA

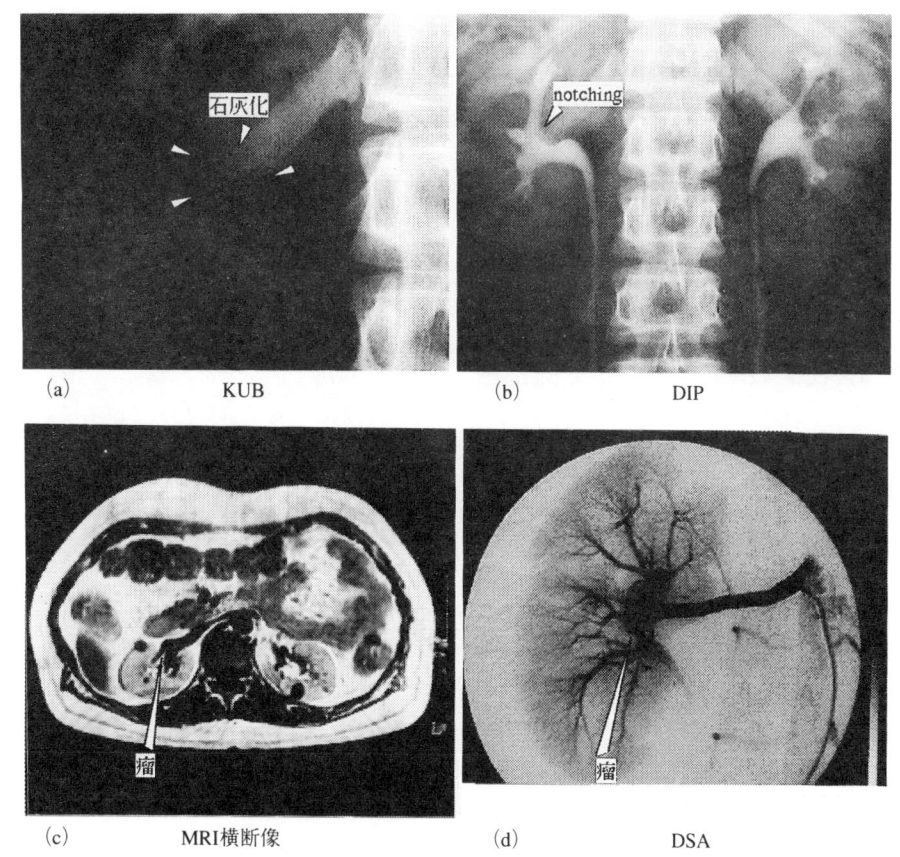

(a) KUBで左腎部に一致して淡い瘤の壁に沿った石灰化．
(b) 排泄性尿路造影で左腎盂を外から圧迫する所見．
(c) MRI横断像で腎内に分岐する部位に2.5cm大の血管瘤を認める，(d) DSAで同部位に血管瘤を認める

図8-14　腎内動脈瘤（嚢型）（51歳女性　主訴：腰痛）

経皮経管塞栓術，腎摘または部分腎摘，②腎動脈本幹：血行再建術，③腎動脈末梢：経皮経管塞栓術がある．泌尿器科領域で最近よく行われるようになったendourologyの合併症として動脈瘤が発生し，ときに大出血を繰り返して重篤な状態となることがあるが，このような場合には，まず経皮経管塞栓術を選択するのが好ましい．

（3）腎動静脈瘻（図8-15）

1）病態・分類

原因によらず，腎内で静脈系と動脈系が異常な交通を持ったものと定義される．先天性，後天性，特発性に大別される．また，腎動静脈奇形は腎動静脈瘻のうち，先天的に腎動脈系が静脈系と複数の交通を持ったものをいう．腎動静脈瘻奇形は53％で，後天性腎動静脈瘻（医原性，腫瘍，外傷，炎症）は70％を占める．

2）臨床症状

他の動静脈瘻と同様に静脈灌流の増大によって心拍出量の増加，収縮期高血圧，このとき代償ができなければ高拍出性心不全が生じうる．瘻が比較的本幹にあると末梢の虚血によってレニン分泌の上

(a) 膀胱部超音波像

(b)

(c) 逆行性右尿管造影

(d)

(e)

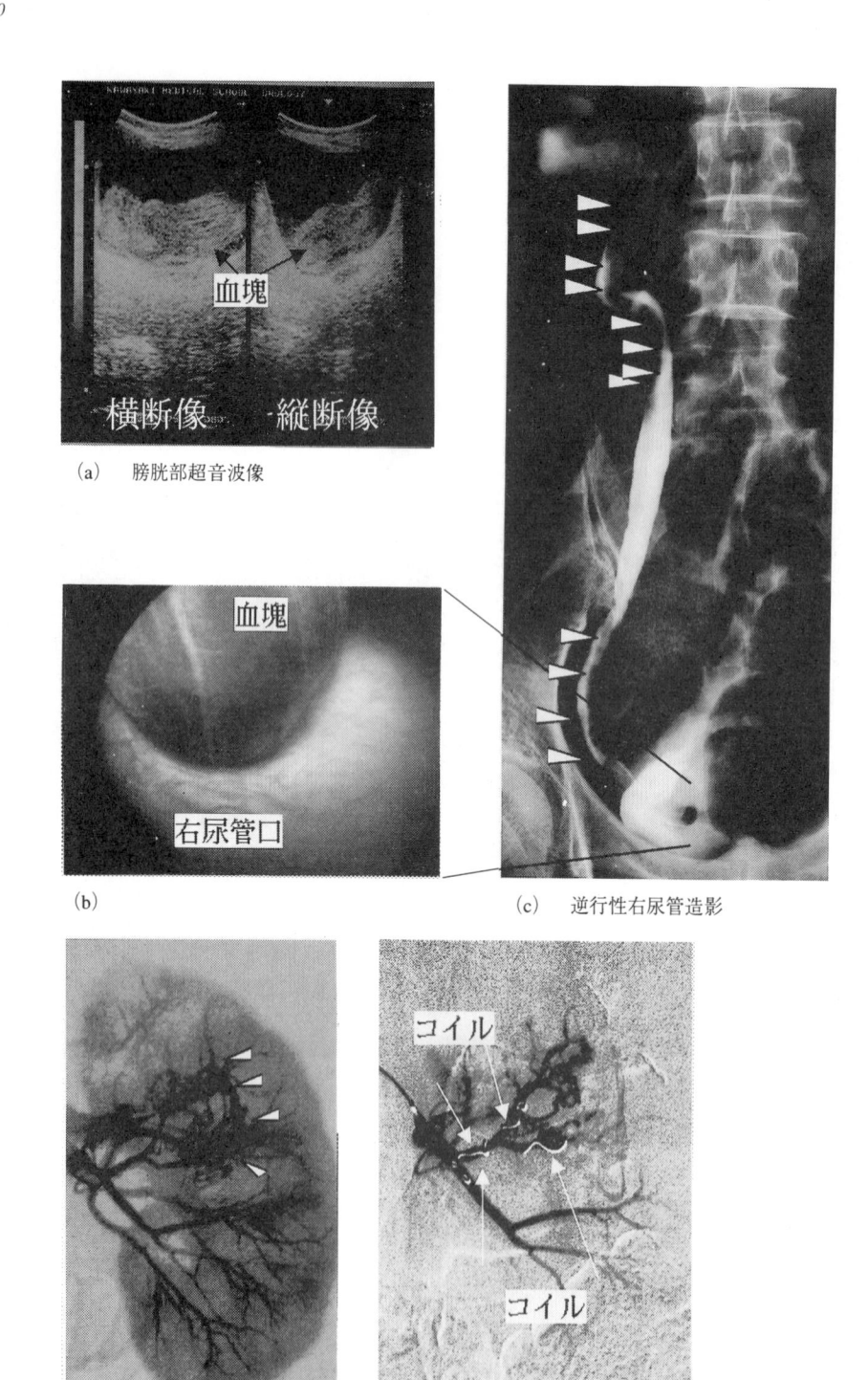

(a) USで膀胱部に著明な血塊を認める，(b) 膀胱鏡で左尿管口に血塊を認める，(c) 逆行性尿路造影で左腎盂から尿管，膀胱に連続する凝血塊を陰影欠損として描出される，(d) DSAで左腎上極髄質よりに動静脈の吻合を認める，(e) 支配領域に数個のコイルで塞栓術を施行，血尿消失する

図8-15　腎動静脈先天性奇形（54歳女性　主訴：肉眼的血尿）

昇腎血管性高血圧が生じる。先天性では肉眼的血尿の頻度が高いが，この場合瘻が腎盂腎杯の近傍に存在するためと考えられている。一般的に無症状で小児期に発見されるのはまれである。その頻度としては女性の方が多く，腎の上，中，下部いずれにも発生する。先天性の診断は血管造影で特徴的なcirsoid像をえることにより明らかになり，後天性の原因の場合動静脈瘻は単一の動脈と単一静脈との交通であることが多く，造影検査によって鑑別は容易である。

　3）診断

　確定診断，タイプ分けは血管造影であるが，排泄性尿路造影で腎盂，腎杯の不規則な陰影欠損，カラードプラー超音波検査では瘤形成が強い場合は乱流をモザイク像として捕らえることができる。またCTでも間接所見としてdynamic CTでは動脈相で下大静脈が描出される。直接所見としては静脈拡張が高度であれば可能である。

　4）治療

　経皮的選択的血管塞栓術（コイル，ゼラチンスポンジ，無水エタノール）が第一選択であるが，これらが効果がないときには，腎部分切除や自家腎移植術，体外手術による血管結紮が施行される。腎臓摘除術は根治的ではあるが，可能な限り腎機能保存手術を第一に考えるべきである。また後天性の原因のうち腎生検によるものが最も多いが，最近ではendourologyの拡がりとともに，腎瘻造設が原因となるものも増加している。特に治療の必要はなく，経過観察しているうちに自然治癒に至ることが多い。

（4）腎梗塞（図8-16）

　1）病態・分類

　腎動脈系に血栓または塞栓による血流の途絶が生じ，その支配領域に限局して楔状の壊死がおこったもので，最終的には線維化，瘢痕化に陥る。分類としては血栓症（外傷，血管炎），塞栓症（心腔内血栓，感染性心内膜炎，脂肪塞栓，腫瘍の腎動脈浸潤病態）が挙げられる。

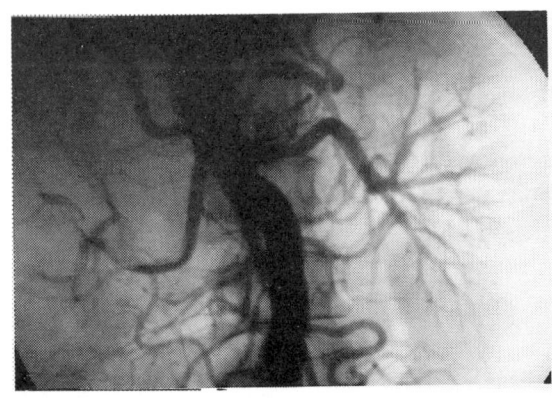

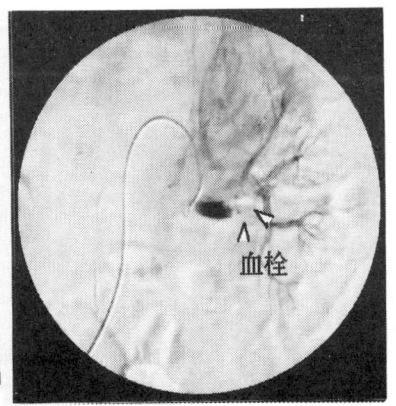

(a)　梗塞発症前　　　　　　　　　(b)　梗塞直後

(a) 腎梗塞発症前のDSA，(b) 腎動脈主幹部に血栓と思われる陰影欠損を認める

図8-16　腎梗塞（68歳男性　主訴：肉眼的血尿，側腹部痛）

2）臨床症状

血尿，腰痛，側腹部痛，発熱，悪心，嘔吐（主に主幹部の梗塞），乏尿，無尿（両側発生の場合に急性腎不全）を呈する。検査所見では蛋白尿，血沈亢進，血中白血球増加，LDH，GOTの上昇がみられる。

3）診断

画像診断としては，ドプラーエコー，造影CT，MRI，腎シンチグラム（楔状の梗塞部と側副血行路）で閉塞動脈の支配領域の虚血領域を検出する。

4）治療

発症後18時間以内に塞栓または血栓を溶解または除去しなければ腎機能障害の改善は期待できない。保存には抗凝固剤（ウロキナーゼ，ヘパリン，ワーファリン，tissue plasminogen activator）全身または局所投与で腎主幹部の閉塞で発症後2時間以内であれば外科的治療の適応となる。

(5) 壊死性血管炎（図8-17）

1）病態・分類

病態として血管壁に炎症細胞が浸潤し，壁の破壊やフィブリノイド壊死をきたす病理形態学的概念である。原因としては結節性多発動脈周囲炎，全身性エリテマトーデス，特発性壊死性半月形成腎炎，ウエジィナー肉芽腫症等の腎動脈の末梢の血管炎を生じやすい膠原病が挙げられる。病態としては血管炎が末梢血管までおよび，微小血管瘤を形成する。

2）症状

微小血管瘤の破裂による肉眼的血尿，側腹部痛である。

3）診断

直接診断としては血管造影による末梢血管における微小血管瘤の診断であるが，それを疑う基礎疾患となる膠原病の診断が重要である。間接的な画像診断としては破裂した微小血管瘤を腎血腫として超音波検査，CTおよびMRIで証明することである。

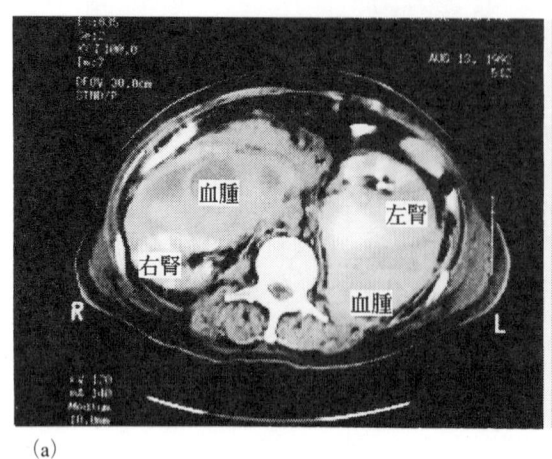

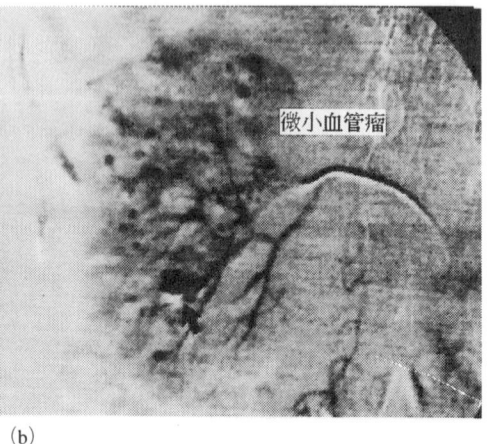

(a) 両側腎周囲に著明な血腫を認める，(b) DSAで腎内にびまん性多発性腎微小血管瘤の所見

図8-17　多発性腎微小血管瘤（結節性動脈周囲炎）（58歳女性　主訴：肉眼的血尿，側腹部痛）

4）治療

腎機能保存のため経皮的血管塞栓術が選択されるが，この方法でもコントロールできない腎出血広範囲な血腫では腎臓摘除も考慮する。

2．静脈系

（1）ナットクラッカー現象（図8-18）

1）病態・分類

左腎静脈が下大静脈に流入する過程で背側では腹大動脈に，腹部では上腸間膜動脈に挟まれて位置し何らかの機序で，その部位で狭窄が生じ腎静脈圧が上昇し血尿が生じる。

やせ型に多いことより，クッションとしての脂肪，または索状物の存在が原因ともいわれている。発症は大多数は若年であるがときに中年での報告もみられる。

2）症状

無症候性血尿，側腹部痛を主訴に来院するのが大部分である。

3）診断

検査としては赤血球形態検査により糸球体性，非糸球体性の鑑別を行う。鑑別困難な場合は腎生検を行う。排泄性尿路造影で腎盂，尿管周囲の側副血行路がnotchingとして表れることがある。膀胱鏡で左尿管口からの血尿の確認を行う。3次元CTや腹部超音波検査で横断像において腹大動脈と上腸間膜動脈に挟まれた拡張した左腎静脈と側副血行路の存在を証明する。機能的には血管造影時に，左腎静脈圧排像と圧引き抜き曲線（陰性：0 mmHg，陽性：2.5〜3.0mmHg）により診断を行う。

4）治療

側副血行路の発達によって腎静脈圧の低下，血尿は消失が生じるので対処療法が主体となる。

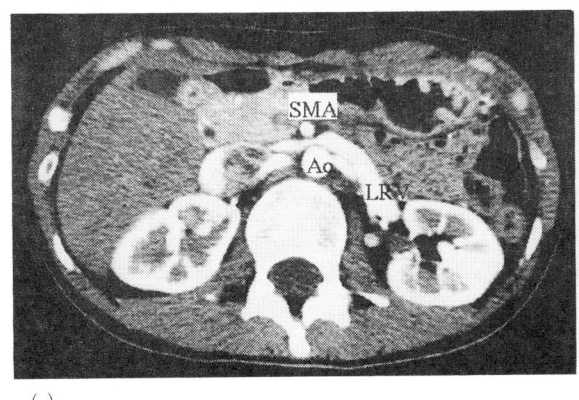

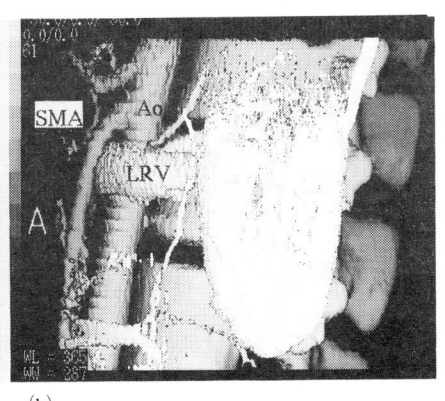

(a) 左腎静脈（LRV）は上腸間膜動脈（SMA）と腹部大動脈（AO）部で狭小し末梢で拡張．
(b) 3D-CTでナットクラッカー所見が立体画像とし確認

図8-18 ナットクラッカー現象（68歳女性 主訴：肉眼的血尿，側腹部痛）

(2) 腎静脈血栓症
 1) 病態・分類
　小児は下痢，脱水による過凝固状態，弓状，葉間静脈にびまん性，多発性（比較的細い静脈）に発症し，一方成人では腎腫瘍，腎移植の拒絶反応で腎静脈本幹に単発する。乳児にみられる場合は，下痢，嘔吐，敗血症による脱水状態で生じる。糖尿病の母親からの娩出児で高血糖による高浸透圧および浸透圧利尿が原因による脱水状態の発症も知られている。

 2) 症状
　急速に両側発症することが多く，腰痛，腹痛，肉眼的血尿，腹部腫瘤，血小板減少がみられる。両側発症であれば血尿から無尿になる。治療が遅れると皮質壊死に陥り，両側発症は予後不良の所見である。成人の場合の原因として，アミロイドーシス，ネフローゼ，膜性糸球体腎炎がある。慢性に経過することが多く，著明な蛋白尿がみられ，血栓が急速に生じ，血尿や側腹部痛がみられることがある。

 3) 診断
　画像診断では排泄性尿路造影で分腎機能低下による患側の描出不良，側副血行路によるnotchingを認める。カラードプラー超音波や腎CTでは静脈の拡張と実質よりやや高い輝度で下大静脈，腎静脈の血栓が直接描出できる。静脈造影は血栓剥離，肺塞栓の危険性があるため積極的には行われない。

 4) 治療
　放置すると下大静脈への拡大肺塞栓の危険を伴うため静脈の鬱滞による急性腎不全の治療を抗凝固療法で行う。また，肺塞栓例では下大静脈にフィルターを留置する症例もある。

【文献】
1) 森田隆，尿路平滑筋の基礎研究と臨床泌尿器科の係り，日本泌尿器科学会雑誌，88：833-851，1997.

第9章　排尿障害の診断と治療

1．はじめに

　高齢化社会の到来に伴い従来はあまり重要視されていなかった高齢者の排尿管理がクローズアップされるようになってきている。特に高齢女性の尿失禁は患者も病院受診を拒むことが多く，実数の把握は非常に困難であった。しかし，近年の統計では65歳以上の女性の約3分の1が何らかのかたちで尿失禁を経験していることがわかってきている。また，男性では前立腺肥大症による排尿障害はよりポピュラーなものになってきており，その病態の特徴を把握する必要が重要となってきている。

2．総　論

（1）下部尿路の解剖
　排尿をつかさどる下部尿路は男性と女性で全く違う形態をしており，それが高齢者の排尿障害の特徴を決定する1つの要因になっている。図9-1に示すように男性には膀胱出口部に前立腺があり，ある程度排尿にとって抵抗になっている。高齢者では前立腺は肥大する傾向があり，さらに排尿にとって抵抗になる。また，男性の外尿道括約筋は筋力・収縮力が強く尿禁制を保つには良いが，高齢者では排尿困難を助長することになることがある。加えて男性には陰茎内を通る長い前部尿道があり，尿道狭窄などの危険性も高い。このように男性の場合，高齢になるほど排尿困難になりやすいという特

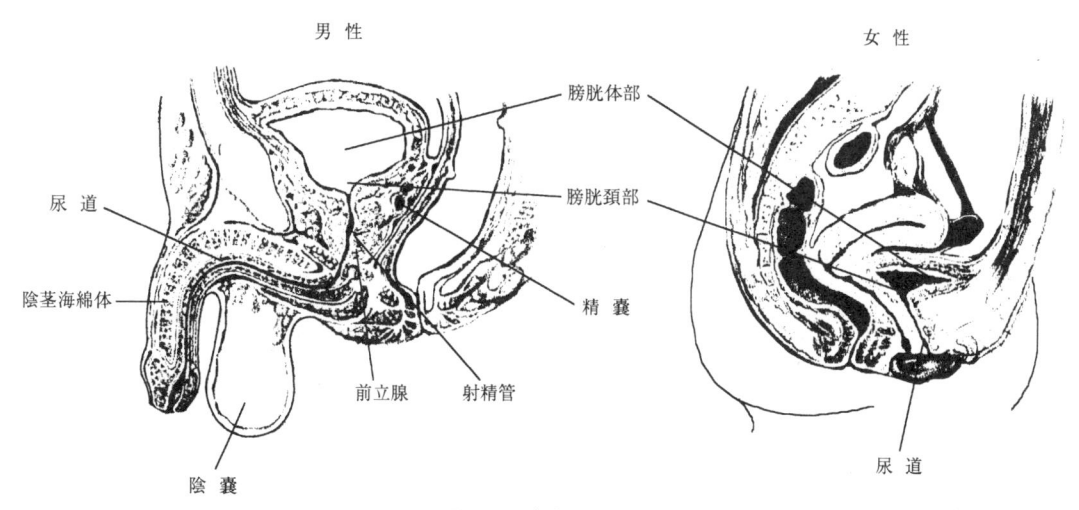

図9-1　下部尿路の解剖

徴を持っている。一方，女性の下部尿路は尿道が3～4cmと短いこと，前立腺がないこと，さらには外尿道括約筋が男性に比べ薄く，さらに経膣分娩回数の多い女性では外尿道括約筋や骨盤底筋の機能が低下していることが多く，高齢になるに従い尿失禁が生じやすいという特徴がある。

1）膀胱（bladder）〔detrusor muscle〕

膀胱は3層の平滑筋からなっている。膀胱体部は比較的伸縮性に富んでおり，その収縮により排尿が行われる。一般的に男性の方が平滑筋の収縮力が強いが，これは性差というより男性の方が女性より尿道抵抗が大きいために排尿筋収縮力が強くなると考えられている。

2）膀胱頚部〜後部尿道〔posterior urethral muscle or internal urethral sphincter〕

膀胱頚部から後部尿道すなわち男性では前立腺の表面には比較的強い収縮力を持つ平滑筋が密に分布しており，蓄尿時は尿禁制に，排尿時は弛緩して膀胱尿の排出を補助する。いわゆる内尿道括約筋と呼ばれるところである。

3）外尿道括約筋（external urethral sphincter）

排尿に関与する筋肉の中で唯一横紋筋で構成されている部分である。男性は厚く強い収縮力を有しているが，女性は薄く収縮力も弱い。

4）前部尿道（anterior urethra）

男性は膜様部，球部，振子部に分かれ約20cmの長さがある。女性は前部尿道が2cm程度しかない。男女とも前部尿道は排尿に対しては機能的な働きはしていない。

5）骨盤底筋群（pelvic support muscle）

骨盤底筋は骨盤内臓器が下垂しないように支えている横紋筋群の総称である。特に女性で骨盤底筋の脆弱化により腹圧性尿失禁や膀胱瘤の原因となり，排尿に対して重要な役割を果たしている。

(2) 排尿の生理

尿失禁と排尿の生理について簡単に述べる。膀胱および尿道によって行われている排尿機能とは，大きく分けて膀胱に十分な量の尿を蓄えることができる蓄尿機能と蓄尿された膀胱内の尿をスムーズに抵抗なく尿道から体外へ排出する尿排出機能がある。この2つの機能の障害の特徴には男女による違いがあり，男性は高齢になるに従い排尿困難になりやすく，女性は尿失禁を生じやすい。これは前述した男女の解剖生理の違いによるものである。

1）尿意・膀胱知覚

膀胱充満感または尿意切迫感として現れる。主に膀胱体部は骨盤神経（pelvic nerve）の知覚枝を介してS_2〜S_4の下位排尿反射中枢に伝えられる。しかし膀胱頂部付近は一部が下腹神経（hypogastric nerve）の知覚枝を介してTh_{12}〜L_3に入るため，仙骨神経領域のみの麻酔時にはときに膀胱の伸展痛を訴えることがある。また膀胱頚部から後部尿道にかけての知覚は尿意切迫感として表現され，内陰部神経（internal pudendal nerve）の知覚枝を介してS_1〜S_2（Onuf核）に入る。これらの尿意は脊髄に入ると多くは脊髄視床路を通って橋排尿反射中枢（PMC：pontine micturation center）へ伝えられるが，一部は後索を通るという説もある。

2）橋排尿反射中枢（PMC：pontine micturation center）

ヒトの排尿反射において最も重要な役割を果たしている中枢である。その中でも青斑核 α が最も

重要な部位であるといわれている。ここには上位中枢から排尿反射を促進する線維と抑制する線維が複雑に入っている。

　3）大脳皮質排尿反射抑制中枢

　前頭葉に存在しているといわれているこの中枢は生後2～3歳で発達してくる中枢で，排尿を自分の意志で抑制する働き，すなわち尿意があっても排尿を我慢する働きに関与しているとされている。これはヒトにしかないとされている高次中枢で，乳幼児ではこの中枢がまだ十分に発達していないため，排尿抑制ができずオシメが必要となる。また高齢者では脳血管障害の後遺症などでこの中枢が障害されることがあり，切迫性尿失禁を生じることになる。

　4）排尿反射遠心路

　排尿反射は橋排尿反射中枢で排尿の指令を受けると脊髄の錐体路近傍を通って各自律神経線維へとつながっていく。

　5）排尿反射の自律神経支配（図9-2）

　排尿反射は主に自律神経のバランスによってコントロールされており，蓄尿活動は交感神経系が，排尿活動は副交感神経系が主に支配している。主に排尿に関与している副交感神経線維（骨盤神経：pelvic nerve）はS_2～S_4に中枢を持つ。主に蓄尿に関与している交感神経線維（下腹神経：hypogastric nerve）はTh_{12}～L_3に中枢を持つ。体性神経線維である内陰部神経（internal pudendal nerve）はS_1～S_2（Onuf核）に中枢を持つ。これらの神経が膀胱後部～精嚢後面で骨盤神経叢を形成し，ここから細かい自律神経の枝が膀胱尿道へと分布している。したがってこの骨盤神経叢が障害される（多くは骨盤内の手術）と排尿反射は消失し尿意も消失する。骨盤神経の多くは膀胱体部の平滑筋を支配し，下腹神経の多くは膀胱頸部～後部尿道の平滑筋を支配し，内陰部神経は唯一の横紋筋である外尿道括約筋を支配している。

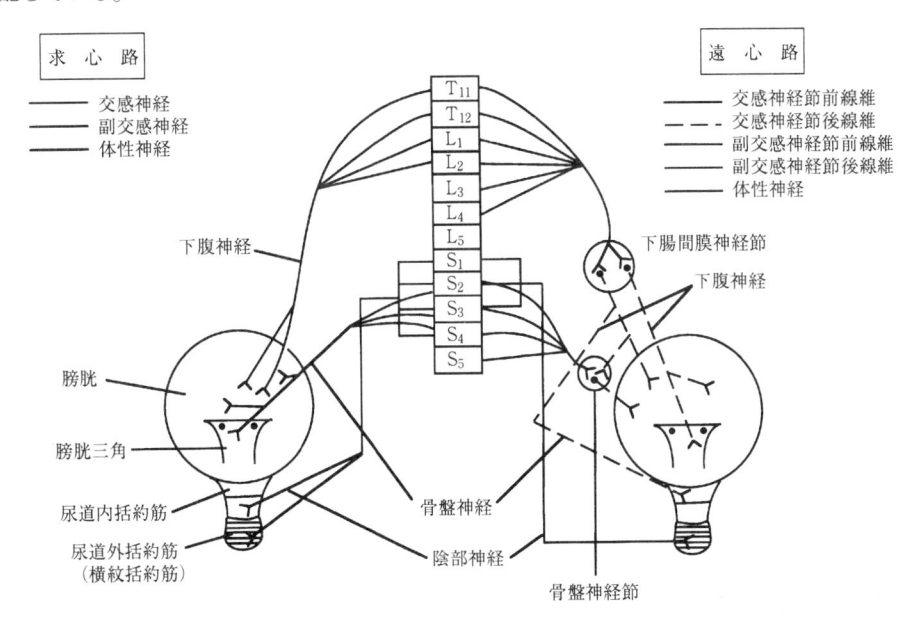

求心路を左に遠心路を右に示す

図9-2　膀胱と尿道の自律神経支配

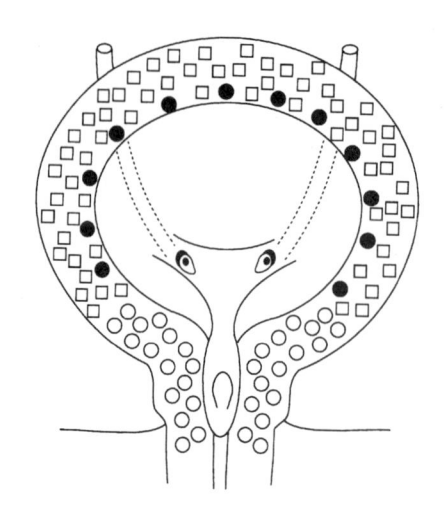

○：交感神経α受容体
●：交感神経β受容体
□：副交感神経M₃受容体

図9-3 膀胱尿道の自律神経受容体の分布

6）自律神経受容体の分布（図9-3）

次に膀胱尿道の自律神経受容体の分布について述べる。この受容体の分布が排尿障害の薬物療法における基本的な薬剤使用法の基盤となっている。膀胱体部には主に副交感神経のアセチルコリン受容体（ムスカリン受容体：M_2およびM_3 receptor）が分布しており，副交感神経を刺激すると膀胱は収縮し，抑制すると弛緩する。すなわちアセチルコリン製剤（塩化ベサネコール）やコリンエステラーゼ阻害剤（臭化ジスチグミン）などの投与で膀胱収縮は促進され，逆に抗コリン剤である塩酸オキシブチニンや塩酸プロピベリンの投与で膀胱収縮は抑制される。このような膀胱排尿筋の収縮力を低下させる薬剤はほかにもたくさんあり，抗ヒスタミン剤やパーキンソン病治療剤，抗不整脈剤，総合感冒薬など薬剤性尿閉を起こす可能性のある薬剤として有名である。また，膀胱体部には一部に交感神経の$β_2$受容体が分布している。これは$β_2$を刺激することで膀胱体部の平滑筋は弛緩し，$β_2$を抑制することで収縮するという副交感神経系とは逆のメカニズムになっている。一方，膀胱頚部から後部尿道にかけては主に交感神経受容体が多く分布している。交感神経受容体の中でも$α_1$受容体が密に分布しており，近年では$α_1$受容体のサブタイプの解明が進み，前立腺後部尿道には$α_{1a}$受容体が多く分布していることが解明されてきた。また，$α_{1a}$受容体は女性に比し男性に多く分布しており，前立腺肥大症組織ではさらに密に分布している。前立腺肥大症患者の排尿困難に対して$α_1$-blockerが有効である理由がここにある。さらに最近では$α_{1a}$の選択性の高いblocker（塩酸タムスロシン）や$α_{1d}$に選択性の高いblocker（ナフトピジル）が開発され，血圧の低下を最小限にとどめた排尿障害治療薬として効果を発揮している。また，逆に$α_1$受容体の刺激作用を持つ薬剤は尿排出力を低下させるため薬剤性排尿困難の原因になることがある。総合感冒薬の中には先程述べた抗コリン作用とこの$α_1$刺激作用の両方を持っているものがあり，高齢男性に服用させるとかなりな頻度で排尿困難や尿閉が生じる。

3. 症　候

(1) 尿失禁（incontinence）

1) 切迫性尿失禁（urge incontinence）

知覚性と運動性の2種類がある。知覚性は強度の尿意のため排尿反射が抑制できなくなるもので，急性膀胱炎や膀胱結石などが代表疾患である。一方，運動性は中枢神経疾患のために排尿反射の抑制ができなくなったもので，高齢者に多く脳血管障害の後遺症やパーキンソン病，脳変性疾患といった中枢神経系疾患が代表疾患である。痴呆患者にみられる尿失禁も切迫性が多い。治療薬は抗コリン剤が中心であるが，ADLが障害されているような，寝たきりに近い患者では尿閉になってしまうことも多く，オシメによる管理の方が優れている場合も多い。

2) 溢流性尿失禁（overflow incontinence）

排尿困難が強度になり，膀胱の排出力が限界になったときに生じる。症状は尿失禁であってもその本体は排尿困難であり，前立腺肥大症や膀胱排尿筋機能障害により多量の残尿がある場合に生じる。治療は原因疾患の治療であるが薬剤としてはα_1-blockerの適応となる。頻尿・尿失禁があるからといって溢流性尿失禁患者に頻尿尿失禁治療薬である抗コリン剤を投与すると症状の悪化を招き尿閉になることもある。

3) 腹圧性尿失禁（stress incontinence）

中高年の女性に圧倒的に多い。咳やくしゃみ，重い荷物を持った瞬間など腹圧が膀胱にかかったときに尿失禁が生じる。病態は骨盤底筋群の脆弱化による骨盤内臓器の下垂である。現在はタイプ別に治療法が選択されているが，尿道周囲コラーゲン注入療法が簡便で多用されるようになっていきている。また，重度例には筋膜，人工膜を用いた尿道スリング手術が行われるようになってきている。

4) 反射性尿失禁（reflex incontinence）

脊髄損傷や多発性硬化症，横断性脊髄炎など脊髄障害によるもので，一定の膀胱容量に達すると尿意の有無にかかわらず反射性膀胱収縮をきたし失禁する。この場合，排尿筋括約筋協調不全（detrusor sphincter dyssynergia：DSD）が生じることがあり残尿があったり，交感神経過反射（autonomic dysreflexia）のため発作性高血圧，冷汗などが失禁時に生じることがある。

5) 機能性尿失禁（functional incontinence）

痴呆患者や寝たきり患者の増加に伴い本来の尿排出および蓄尿機能は保持しているにもかかわらず，下肢機能や知能の問題でトイレまでたどり着けず，オシメの中に排尿してしまうものをいう。最近になりクローズアップされてきた尿失禁で，本来の医学的な尿失禁とは違うが社会的には大きな問題となってきている。

(2) 頻尿と多尿

頻尿とは一般的には昼間で1日8回以上，夜間で2回以上のものをいう。実際には回数よりもQOLへの影響度でみることが多い。頻尿の原因は大きく分けて2通りあり，1つは膀胱刺激状態による膀胱容量の減少であり，もう1つは排尿困難により残尿が増大し結果的に機能的膀胱容量が減少したために生じるものである。一般的に頻尿治療剤（抗コリン剤）として使用されているものは前者の

頻尿に対するもので，後者の原因で生じている頻尿に対して使用すると極度の排尿困難を生じたり尿閉になったりすることがある。また，高齢者は昼間の腎血流量の減少のため相対的に夜間の尿量が増加していることがあり，夜間頻尿と混同されていることが多い。成人の1日尿量は男性で1200〜1500ml，女性で1000〜1200ml程度であるが，糖尿病患者などでは口渇のため1日尿量が増加しており，この多尿による頻尿を病的頻尿と混同していることがある。こういった場合には尿メモをつけさせることで簡単に判別がつく。

(3) 遺尿 (enuresis)

遺尿と尿失禁は区別が難しいが，異なる点は尿失禁が自分の意志に反して尿が漏れてしまうのに対して，遺尿は自分で抑制しようとしていない点にある。小児に認められる夜尿症は睡眠中で本人が排尿を我慢しようとはしていないため，尿失禁ではなく夜間遺尿症である。しかし，厳密には区別されていないことも多く，多くは小児がお漏らしすることを表現していることが多い。

(4) 排尿困難 (dysuria)

排尿困難の内容は多くあるが，いずれも尿排出障害であることには変わりがない。遷延性 (retardation) は排尿開始から終了までに時間を要するもの，苒延性 (protraction) は排尿を意図してから開始までに時間がかかるもの，その他尿線狭小化 (small urinary stream)，腹圧排尿 (straining) など排尿困難を表現するものはたくさんある。

(5) 残尿感 (residual feeling)

残尿感は尿排出障害の1つの症候であるが，必ずしも残尿を伴っているとは限らない。膀胱炎などで膀胱刺激症状が強いときにも，残尿自体はなくても残尿感は存在するので注意を要する。

(6) 尿閉 (urinary retention)

膀胱内に貯留した尿が排出できなくなった状態をいう。全く排出できないときを完全尿閉 (complete retention)，少量は排出できるものを不完全尿閉 (incomplete retention) という。

以上のような排尿症状をまとめて得点として表記するものとしてIPSS（国際前立腺症状スコア）がある。さらに近年は下部尿路症状としてLUTSS (lower urinary tract symptom score) という形で閉塞症状と刺激症状に分けて表現することもある（図9-4）。

排尿障害は患者自身のquality of life (QOL) が損なわれることが大きな問題であるため，患者自身が排尿障害をどの程度つらいと感じているのかを評価するQOLスコア（図9-5）が重要になってくる[2]。

また，排尿障害を示唆する他の症候として，便秘，下肢運動機能障害，手先足先のしびれ，手指振戦など他の神経症状の有無が重要である。

図9-4 LUTS Score

	なし	5回に1回未満	2回に1回未満	2回に1回位	2回に1回以上	ほとんどいつも
Ⅰ．閉塞症状（obstructive symptom）						
1. 排尿後に尿がまだ残っている感じがありますか	☐0	☐1	☐2	☐3	☐4	☐5
2. 排尿途中に尿が止まってしまうことがありますか	☐0	☐1	☐2	☐3	☐4	☐5
3. 尿の勢いが弱いと感じることがありますか	☐0	☐1	☐2	☐3	☐4	☐5
4. 排尿を始めるときにきばる（りきむ）必要がありますか	☐0	☐1	☐2	☐3	☐4	☐5
					得点合計S1=	
Ⅱ．刺激症状（urgent symptom）						
1. 排尿後2時間以内に再度トイレに行くことがありますか	☐0	☐1	☐2	☐3	☐4	☐5
2. 排尿を我慢することがつらいことがありますか	☐0	☐1	☐2	☐3	☐4	☐5
3. 1回の排尿で少量しか出ないことがありますか	☐0	☐1	☐2	☐3	☐4	☐5
	0回	1回	2回	3回	4回	5回
4. 就眠後，朝までに何回排尿に起きますか	☐0	☐1	☐2	☐3	☐4	☐5
					得点合計S2=	
					得点総合計S=	

図9-5 QOL Score

	うれしい	満足	大体満足	満足・不満のどちらでもない	やや不満	不満	大変不満
1. 現在の排尿の状態が今後一生続くとしたらどう感じますか。							

4．理学所見

神経泌尿器科学的所見として重要なものは一般泌尿器科学的理学所見に加えて，上下肢の運動神経レベルの低下，直腸診における肛門括約筋の反応と下記に示す反射である．

1）精巣挙筋反射（cremaster reflex）

Th_{12}〜L_3に反射中枢を持つ．排尿に関与する反射よりもやや上位を介した反射である．

2）肛門反射（anal reflex）

S_2〜S_4に反射中枢を持つ．肛門に指を入れた瞬間に肛門括約筋が収縮する反射で，下位排尿反射中枢と同レベルであることより，排尿障害との関連が深い．

3）球海綿体反射（bulbo-cavernosus reflex：B-C reflex）

肛門反射と同様にS_2〜S_4に反射中枢を持つ．陰茎亀頭部の刺激で球海綿体筋と肛門括約筋が収縮

する反射である。この反射も排尿障害と関連が深く重要な反射である。

5．検査法

（1）超音波断層法
　1）腹部超音波断層（図9-6）
　まず腎の形態を観察し，水腎症の有無や腎の萎縮などを中心にみる。続いて蓄尿状態での膀胱超音波像を観察し，膀胱壁の厚さや変形をみる。続いて前立腺の形態と大きさをみる。異常がみられた時には後に経直腸的前立腺超音波断層検査を行う。その後いったん排尿させ，再度超音波で残尿測定を行う。

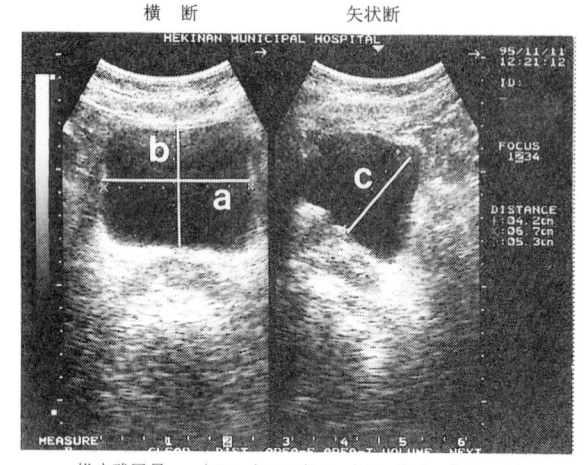

推定残尿量＝ a (6.7cm) × b (5.3cm) × c (4.2cm) /2 ＝ 75ml

図9-6　経腹的超音波による残尿量推定
（後藤百万，排尿障害プラクティス，4：75-81, 1996より引用）

　2）経直腸的前立腺超音波断層
　前立腺肥大症および前立腺癌の診断に有用である。

（2）レントゲン検査
　1）腎尿管膀胱部単純撮影（KUB）
　腎尿管膀胱部の結石の有無をみる。排尿障害患者のときには腰椎仙椎の変化が重要である。
　2）排泄性尿路造影（excretory urography）
　水腎水尿管や腎瘢痕などの上部尿路障害のチェックと膀胱像での膀胱変形残尿などをみる。
　3）膀胱造影および排尿時膀胱尿道造影（cystography and micturating cysto-urethrography）
　膀胱像では排尿障害によって生じた膀胱の変形を4段階に分類している（図9-7）。排尿時膀胱尿道造影は排尿開始時や排尿中の膀胱排尿筋の反射，括約筋の弛緩がスムーズに行われているかどうか（DSDのチェック），さらには下部尿路閉塞として前立腺肥大症や膀胱頚部硬化症，尿道狭窄などの

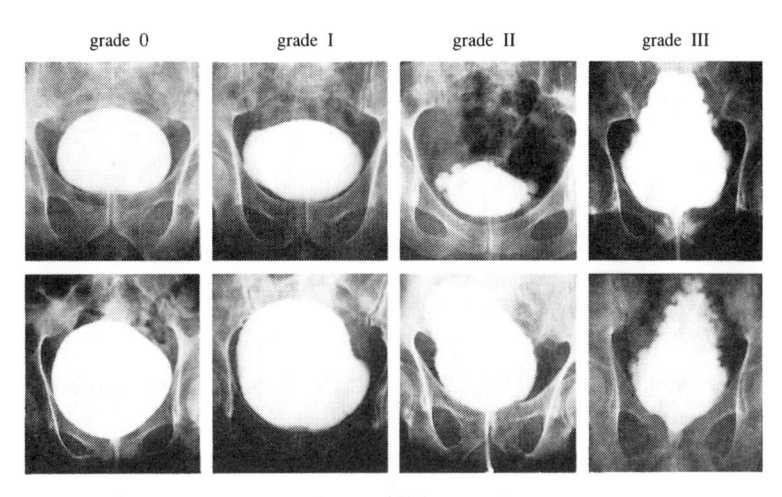

図9-7 膀胱変形の分類
(小川隆敏, 排尿障害プラクティス, 4:142-150, 1996より引用)

有無についてチェックする。同時に排尿障害によって生じてくる二次性の膀胱尿管逆流症についてもチェックする（図9-8）。また，女性において排尿時の膀胱底部や膀胱頚部の下垂，膀胱瘤の診断に有用である。

4）逆行性尿道膀胱造影（retrograde urethro-cystography）

主に男性の前部尿道の器質的変化をみる検査である。尿道狭窄や尿道皮膚瘻などでは有効な検査であるが，患者に侵襲度からあまり行われなくなってきている。

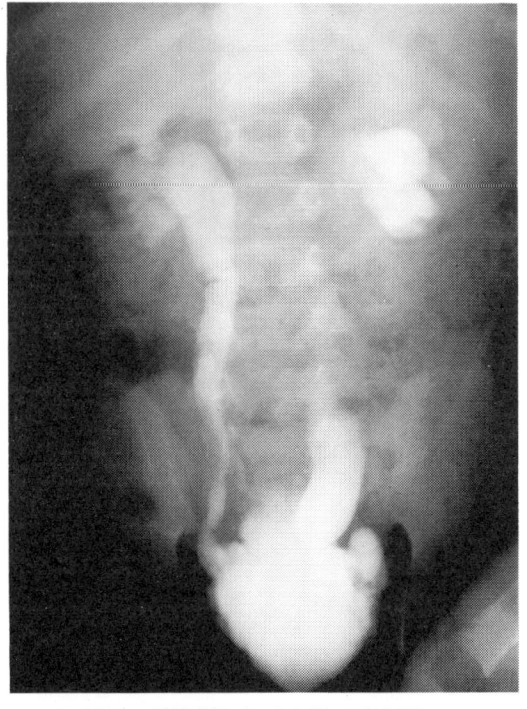

図9-8 膀胱造影（二分脊椎, 5歳女児）
膀胱変形（grade Ⅲ）と両側膀胱尿管逆流症（grade Ⅳ）を認める

5）チェーン膀胱造影（chain CG）

女性の腹圧性尿失禁および膀胱瘤の診断には不可欠である。内容については各論の腹圧性尿失禁と膀胱瘤に譲る。

(3) その他の検査

1）腎機能検査

膀胱尿道機能障害や下部尿路閉塞による腎障害についてみる。一般的には血中クレアチニン濃度，24時間クレアチニンクリアランス，尿中微量アルブミン定量およびβ_2マイクログロブリン定量などが有用である。

2）核医学検査

腎機能障害の程度と下部尿路障害がおよぼす上部尿路通過障害の程度をみる目的で腎臓シンチグラフィーが行われる。静的腎臓シンチグラフィーは^{99m}Tc-DMSAが用いられ残存糸球体機能と腎瘢痕をみる。動的腎臓シンチグラフィーは^{99m}Tc-DTPAまたは^{99m}Tc-MAG3を用いて，上部尿路通過障害についてみる。

3）検尿沈渣，尿培養

排尿障害によって生じた複雑性尿路感染症についてみる。

(4) ウロダイナミックスタディ（urodynamic study：UDS）

1）尿流量測定／残尿測定（uroflowmetry：UFM／postvoided residuals：PVR）

膀胱の尿排出障害をみる最も基本的な検査である。十分に尿意がある状態で排尿する必要がある。わずかな膀胱容量で行うと評価できる波形がとれないことが多い。一般的には排尿量によって尿流は異なってくるためその正常範囲を設定する目的でnomogram（図9-9）が使用される。尿流波形はその

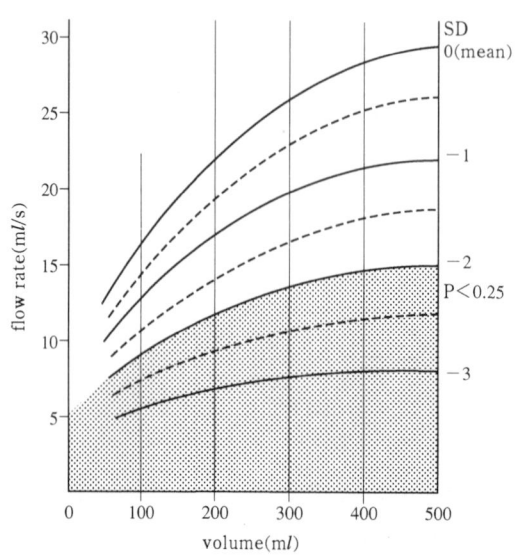

図9-9 Siroky の nomogram — maximum flow rate —
(Siroky MB et al., Journal of Urology, 122: 665-668, 1979 より引用)

特徴によって正常型，閉塞型，腹圧型に分けられる（図9-10）が，移行型も多く分類できないことがある。また，UFM施行後，残尿を測定しておくことが重要である。

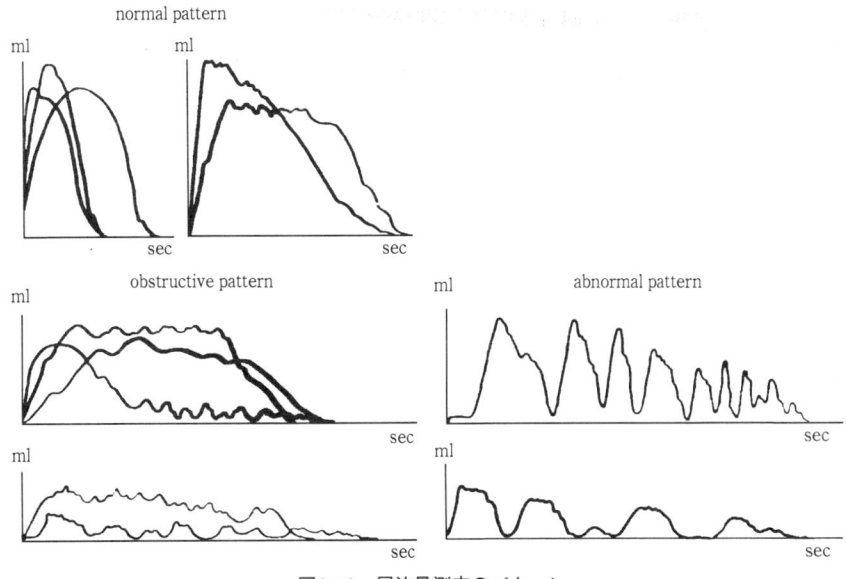

図9-10 尿流量測定のパターン

2）膀胱内圧測定（cystometrogram：CMG）

基本的な方法について述べる。尿道にFr.6～8サイズの膀胱内圧測定用カテーテル（ダブルルーメンが多い）を留置し，一側から生理食塩水を25～50ml/分のスピードで注入しながらもう一側のルーメンで内圧を測定する。旧の方法としてシングルルーメンのカテーテルを使用し，CO_2ガスを用いることもある。また，CMGと同時測定で外尿道括約筋筋電図測定（external urethral sphincter electromyography：sphincter EMG）やUFM，直腸内圧測定などと同時に行う方法（pressure flow study：PFS）がある。正常のCMG，sphincter EMG所見を図9-11に示す。主な異常CMG波形と分類を

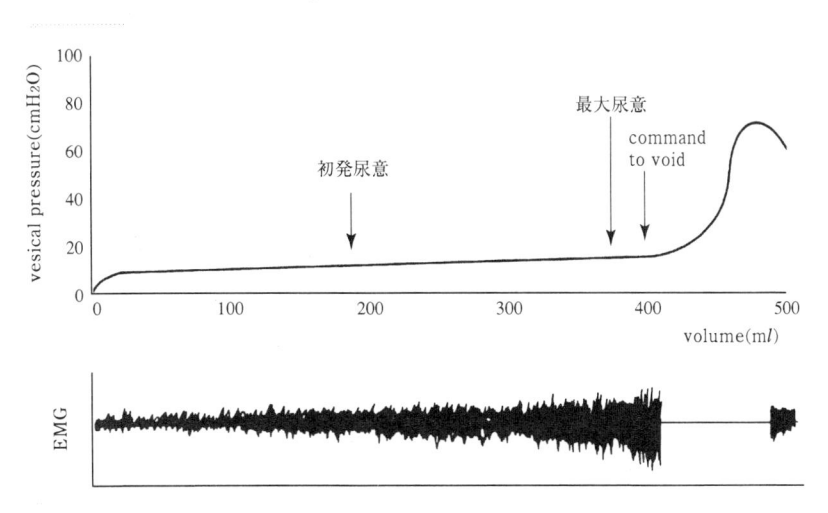

図9-11 正常な膀胱内圧曲線と外尿道括約筋筋電図
(横山修，泌尿器科外来シリーズ3：神経因性膀胱外来，pp49-51, 1998より引用)

図9-12 膀胱内圧波形

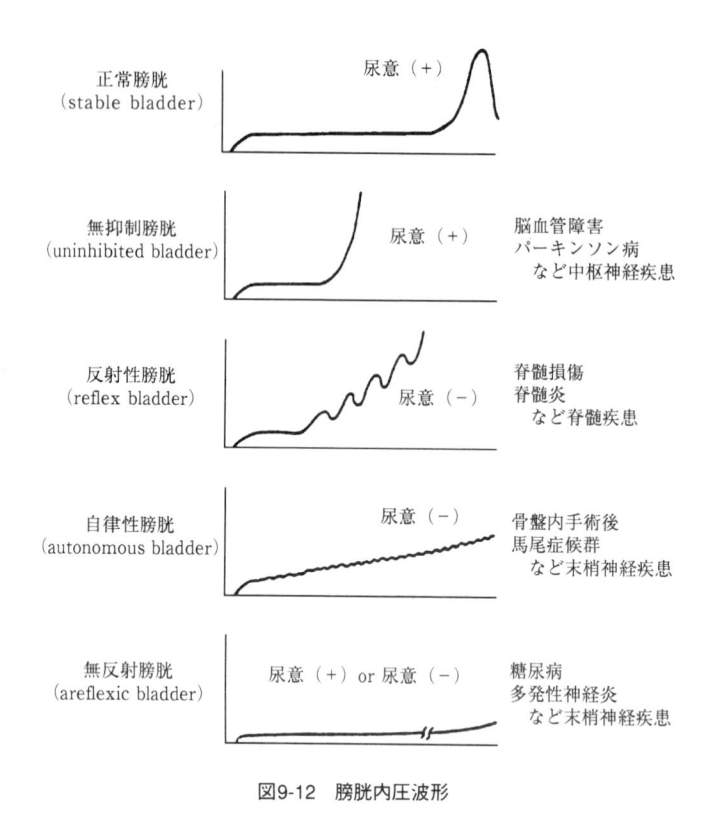

図9-12に示す。CMGは膀胱の神経障害を最も簡単に示すことのできる検査で，膀胱平滑筋の柔らかさを表す膀胱コンプライアンス（ml/cmH₂O）や安静時最大膀胱内圧は上部尿路障害を引きおこす膀胱障害の程度をよく反映しており，重要なポイントである。

3）外尿道括約筋筋電図測定（external urethral sphincter electromyography：sphincter EMG）

蓄尿時および排尿時の外尿道括約筋を中心とした骨盤底筋群の筋電図を測定する。電極の種類はたくさんあるが，一般的に使われているものは会陰部に貼付する双極の表面電極である。その他，肛門に挿入するリング電極や外尿道括約筋のみの筋電図を選択的に測定したいときには針電極や白金のワイヤー電極を使用する。正常の筋電図所見は図9-11に示したように蓄尿時膀胱容量が増加するに従い，activityは増加していき最大尿意に達する。排尿開始は括約筋の弛緩として表わされる。筋電図の所見としては排尿開始とともに筋電図のactivityが減弱し，排尿終了とともに元に戻る。膀胱排尿筋の収縮は括約筋の弛緩に誘発されるように，やや遅れてはじまる。CMG, sphincter EMGの同時測定で最も有名な異常である排尿筋括約筋協調不全（detrusor sphincter dyssynergia：DSD）は上位脊髄損傷患者にみられる異常で，排尿筋の反射性収縮時に括約筋が弛緩せず，逆に収縮するために膀胱内圧が異常に高くなる状態をいう（図9-13）。

4）尿道内圧測定（urethral pressure profilometry：UPP）

現在一般的に行われているUPP検査は尿道引き抜き圧曲線とも呼ばれ，Fr.6～8サイズの専用のダブルカテーテルを使用し，一側から低流速（2～5ml/分）で生理食塩水を注入しながらカテーテルを一定速度で引き抜いていくと，男性の場合，膀胱，膀胱頸部，前立腺表面，外尿道括約筋，前部尿道

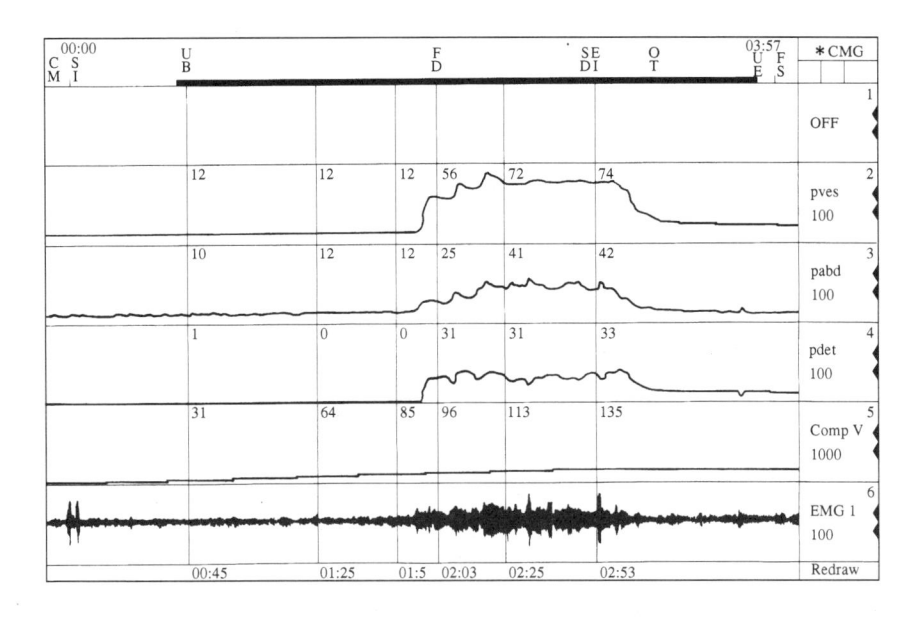

図9-13 排尿筋外尿道括約筋協調不全
(横山修，泌尿器科外来シリーズ3：神経因性膀胱外来，pp49-51，1998より引用)

の順に圧が現れる。主に診断に用いられるのは最大尿道閉鎖圧（maximum urethral closure pressure：MUCP，外尿道括約筋部分の圧である最大尿道内圧から膀胱内圧を引いたもの）である（図9-14）。しかし，UPPは診断的価値が低いことから最近は行われなくなってきている。

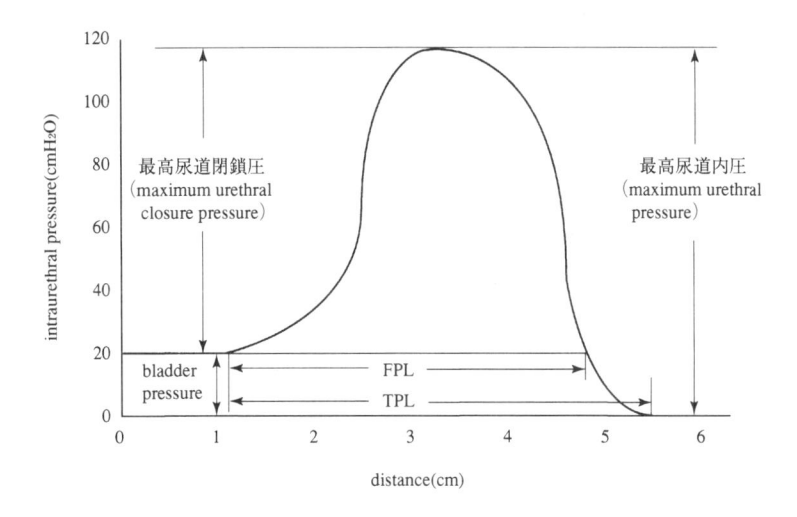

FPL：functional profile length，機能的尿道長
TPL：total profile length，全尿道長

図9-14 尿道内圧曲線
(横山修，泌尿器科外来シリーズ3：神経因性膀胱外来，pp52-55，1998より引用)

5）pressure flow study：PFS

下部尿路閉塞性疾患の診断法として重要な検査法である。主に立位か坐位で行う。膀胱内圧測定用カテーテル，直腸内圧測定用バルーンを挿入し膀胱内圧（Pves）から腹圧（Pabd，直腸内圧で代用）

を引くことで排尿筋圧（Pdet）を算出する。さらに外尿道括約筋筋電図（sphincter EMG）を同時測定し，排尿時には尿流量測定（UFM）も同時測定することで排尿開始時排尿筋圧（Pdet at open）や最大尿流量時排尿筋圧（Pdet at Qmax）といったパラメーターを測定することで尿排出障害の原因が下部尿路の閉塞によるものなのか膀胱排尿筋機能低下によるものなのかを判断しようとする検査である（図9-15）。PFSの中の排尿開始から排尿終了までの排尿筋圧（cmH₂O）をX軸にとり，尿流量（ml/秒）をY軸にとって作成したnomogramをAbram's and Griffith's nomogram（図9-16）といい，排尿筋機能低下によるものか下部尿路閉塞によるものかを判定するグラフとして有名である。

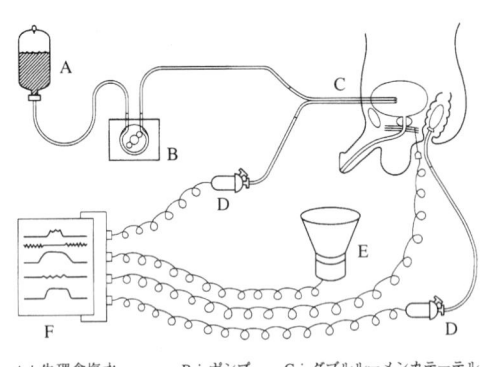

A：生理食塩水　　B：ポンプ　　C：ダブルルーメンカテーテル
D：圧トランスデューサー　E：尿流量計　F：ペン・レコーダー

図9-15　Pressure-Flow study の模式図
（渡辺秀輝他，排尿障害プラクティス，4：171～178, 1996より引用）

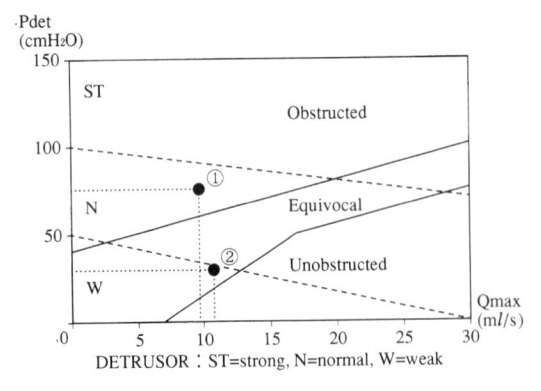

DETRUSOR：ST=strong, N=normal, W=weak

図9-16　Abram's-Griffith's nomogram
（渡辺秀輝他，排尿障害プラクティス，4：171～178, 1996より引用）

6．各　　論

（1）下部尿路閉塞性疾患（lower urinary tract disease：LUTD）

　膀胱内に溜った尿の排出障害は大きく分けて，膀胱排尿筋の収縮力が不十分なもの，尿道に閉塞機転が働いている（器質的にしろ機能的にしろ）下部尿路閉塞のもの，その両者を持っているものの3つ

に分類することができる。

① 器質的下部尿路閉塞性疾患

いわゆる尿路のどこかが狭くなっている病態である。前立腺肥大症が最も有名な疾患であるが，前立腺癌，膀胱頚部硬化症，尿道狭窄など基本的にはすべて同じ病態である。

② 機能的下部尿路閉塞性疾患

器質的には何ら病変はないが排尿時に外尿道括約筋を中心とした骨盤底筋が弛緩しないため尿排出障害が生じるものである。骨盤内手術後や脊髄疾患などの神経障害が原因である。

1）自覚症状

前立腺肥大症を中心とする下部尿路閉塞性疾患（LUTD）は高齢者の増加に伴いその頻度は急激に増加している。排尿障害を持つ男性患者をみたとき，排尿症状の内容と程度，前立腺の大きさ，下部尿路閉塞の強さの3点を別々に評価する（図9-17）。LUTDはあくまでQOL疾患であり，患者自身の自覚症状が重要となる。最近ではその排尿障害の内容をみて治療を決定するようになってきている。症状は尿排出障害が中心となるものと蓄尿障害による頻尿が中心となるものと両者とも存在しているものとがあるが，排尿障害症状を尿排出障害と蓄尿障害に分けてスコア化（図9-4）し評価するようになってきている（international prostate symptom score：IPSS or lower urinary tract symptom score：LUTSS）。

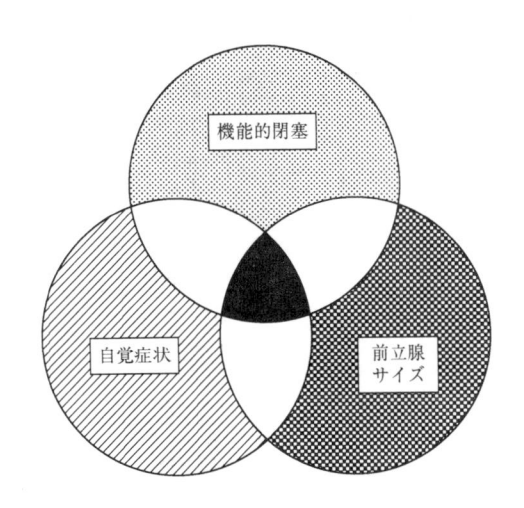

図9-17　自覚症状，機能的閉塞，前立腺サイズとの関係

2）診断法

A）画像診断法

レントゲン検査としては排尿時膀胱尿道造影（MCUG）や逆行性尿道膀胱造影（UCG）で尿路通過障害部位をみる（図9-18）。超音波検査法としては前立腺の大きさのみをみるのであれば簡単な腹部超音波断層検査でも十分に解る（図9-19）が，さらに詳しい内容診断を行うときには経直腸的断層法が有用である（図9-20）。

B）機能検査法

前立腺肥大症に起因した尿道圧迫による膀胱出口部閉塞（bladder outlet obstruction：BOO）は排

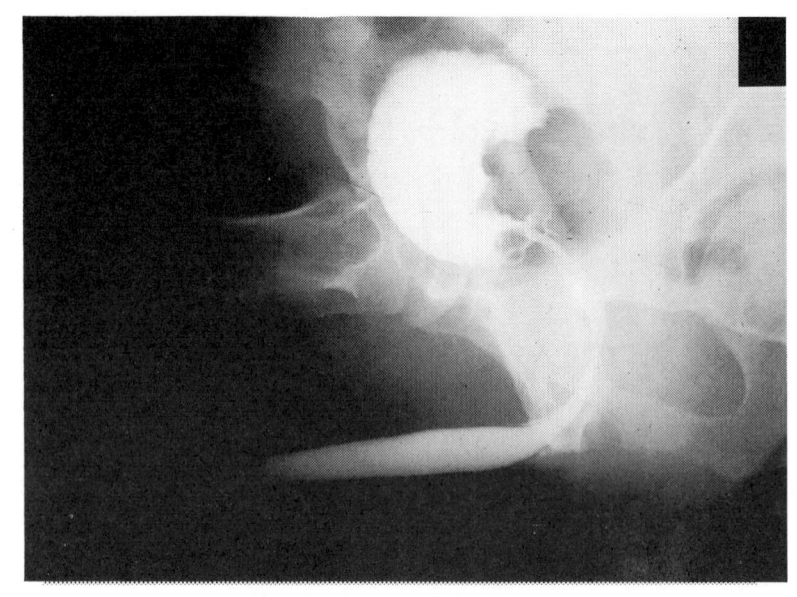

図9-18 逆行性尿道膀胱造影（UCG）

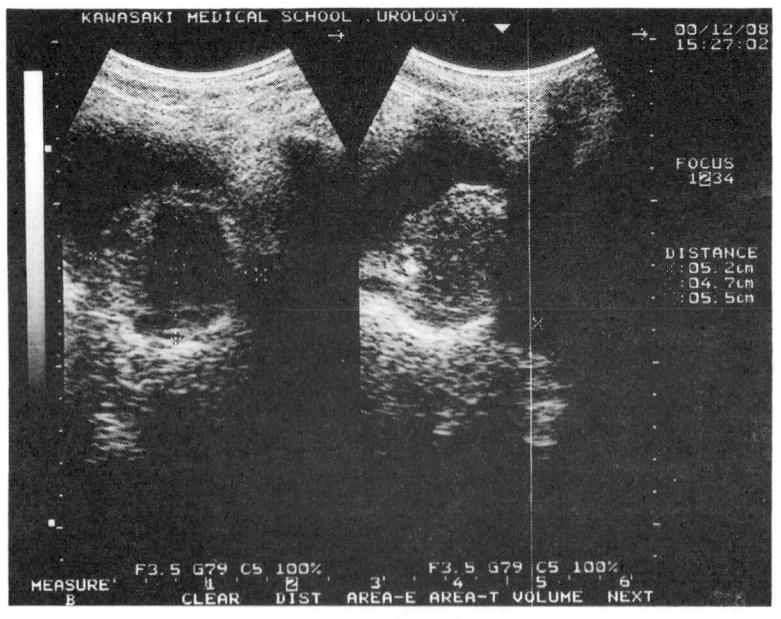

図9-19 腹部超音波断層検査

尿時の膀胱内圧（PFS）で判定するようになってきている。同じ尿排出障害であっても，前立腺肥大症などの下部尿路閉塞性疾患では排尿時圧は高くなり（high pressure, low flow），膀胱排尿筋機能障害では排尿時圧が低い（low pressure, low flow）。

3）治療法

　A）薬物療法

　現在最も多く使用されているものは交感神経α遮断剤であるα_1-blockerである。α_1-receptorはそ

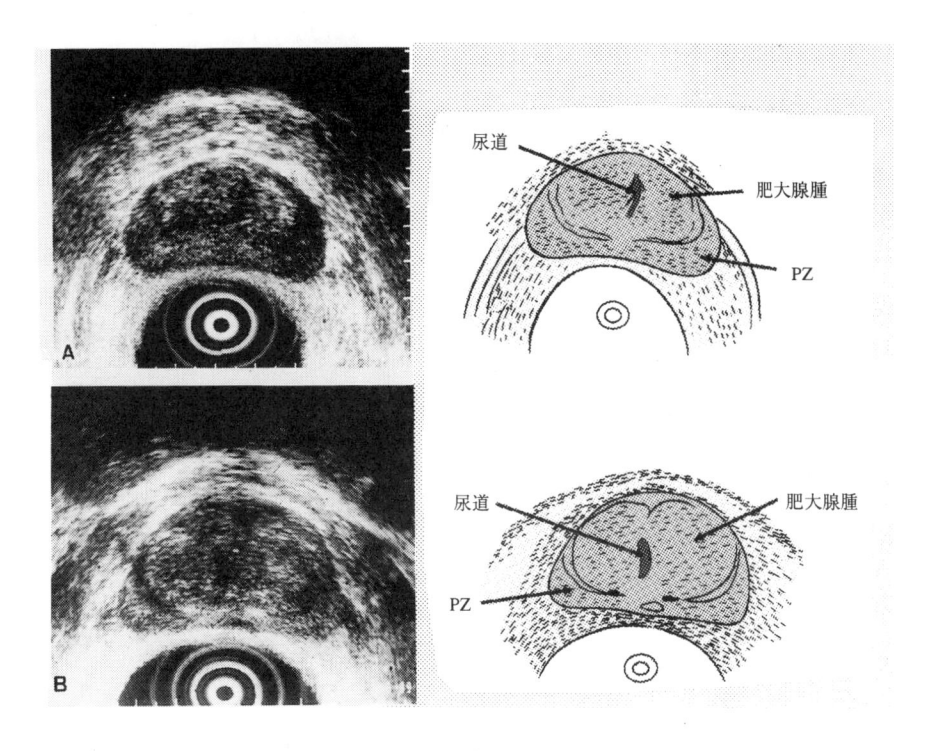

図9-20 前立腺肥大症の経直腸的超音波断層法

のサブタイプが多数発見されてきている。その中で血圧の低下の副作用が少ない$α_{1a}$の選択性が高いblockerである塩酸タムスロシンや$α_{1d}$の選択性が高いblockerであるナフトピジルが第2世代の$α_1$-blockerとして有効性，安全性の面から使用されることが多い。抗男性ホルモン療法は臨床的有用性が現れるまでに平均約1年を有することや，もし前立腺癌が存在していた場合PSAが低下することで前立腺癌をマスクすると示唆されており，使用を危惧する声が多い。

　B）高温度治療（thermotherapy）と前立腺レーザー治療（ILCP）

　最新の治療法として前立腺高温度治療（thermotherapy）や前立腺レーザー治療（ILCP）が高齢者やPSの悪い症例で選択されるようになってきている。前立腺高温度治療（thermotherapy）は尿道粘膜面を冷却しながら腺腫の内部を60〜65℃まで熱することで組織の萎縮を引きおこす。前立腺レーザー治療（ILCP）は経尿道的にレーザー針を腺腫内に刺入し，高温度治療と同様に粘膜面を保護しながら腺腫のみを縮小させる方法である。いずれも簡単で低侵襲であるが，効果は軽度で有効期間も1〜3年程度と短いのが短所である（図9-21）。

　C）経尿道的前立腺切除術（transurethral resection of the prostate：TUR-P）

　前立腺肥大症の手術療法としては現在でもgold standardである。最近では高出力の厚型ループを用い，肥大症組織を蒸散させることにより出血量を減少させ，手術時間の短縮を計るNew TUR-Pと呼ばれる方法が開発されてきている（図9-22）。

　D）開腹手術（open surgery）

　従来より行われてきた方法で恥骨上式，恥骨後式，会陰式がある。しかし，内視鏡技術と医用工学の発達によりほとんどの手術が経尿道的に行えるようになっている。

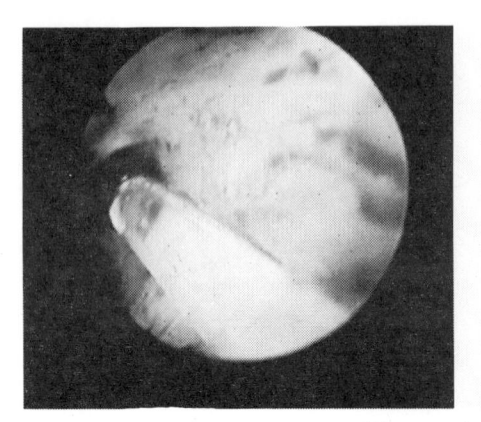

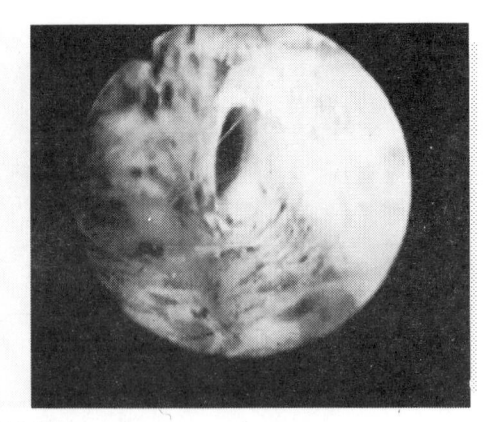

図9-21　ILCP（内視鏡）

尿道より切除用膀胱鏡を挿入し，腫大した前立腺を切除する。

利点
・お腹を切ることがなく，術後の回復が早い
・確実に尿道を広げることが可能であり，術後早期から症状の改善がえられる

欠点
・術中の出血の可能性が高い

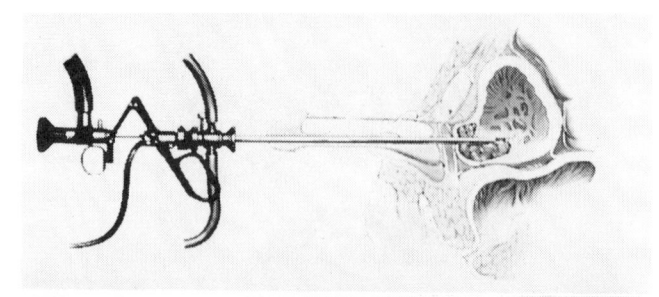

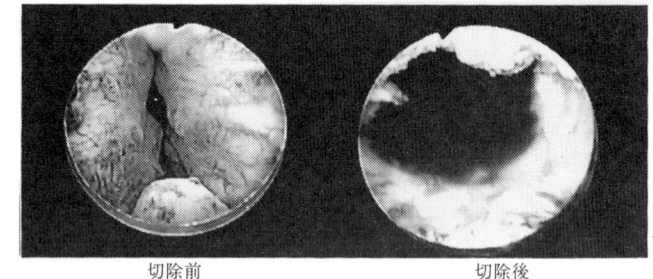

切除前　　　　　　　　切除後

図9-22　経尿道的前立腺切除術

（2）腹圧性尿失禁（stress urinary incontinence：SUI）と膀胱瘤（cystocele）

中高年女性のQOLを低下させる疾患として近年注目されるようになってきている。その疾患の本体は骨盤底筋群の脆弱化であり，骨盤内臓器の下垂が本体である。

1）症状

疾患名の通り腹圧負荷時（咳やくしゃみ）に尿が漏れる。重症度診断は一定の腹圧負荷をかけてその失禁量を測定する尿失禁定量テスト（Pad test）で行う（図9-23）。失禁量が5g以下は軽症，10g以上は重症である。ほとんどの症状は尿失禁であるが，下垂が進み重度の膀胱瘤になってくると一転して排尿困難が生じてくることがあるので注意を要する。

2）診断

重症度診断は尿失禁定量テスト（Pad test）で行う。画像検査法として鎖を用いた膀胱造影（chain CG）を行い，その形態により3つのタイプに分けられる（図9-24）。膀胱瘤とは特に下垂の程度の激しいもののことで重症度によってGradeⅠ～Ⅳに分けられている（図9-25）。

図9-23 尿失禁定量テスト（Pad test）

●テストの内容
このテストは排尿しないではじめる。
　0分：1）オシメ装着
　　　　2）500ml水道水を15分以内で飲み終える
　　　　3）椅子またはベッド上で安静
　15分：1）歩行を30分間続ける
　　　　2）階段の上り下り（1階分）×1回
　45分：1）椅子に座る→立ち上がるの繰返し×10回
　　　　2）強く咳き込む×10回
　　　　3）1カ所を走り回る……1分間
　　　　4）床上の物を腰をかがめて拾う動作×5回
　　　　5）流水で手を洗う……1分間
　60分：終了

●結果の判定方法　　　　　　　　　　　2.0 g 以下　：尿禁制（正常）
　使用前の紙オシメの重量：（A）_____ g　2.1〜5.0g　：軽度の失禁
　60分後の紙オシメの重量：（B）_____ g　5.1〜10.0g　：中等度の失禁
　失禁量（B）−（A）　　　：_____ g　10.1〜50.0g　：高度の失禁
　　　　　　　　　　　　　　　　　　　50.1 g 以上　：きわめて高度の失禁

（信野祐一郎他，泌尿器科MOOK No.2：40-51, 1992より引用）

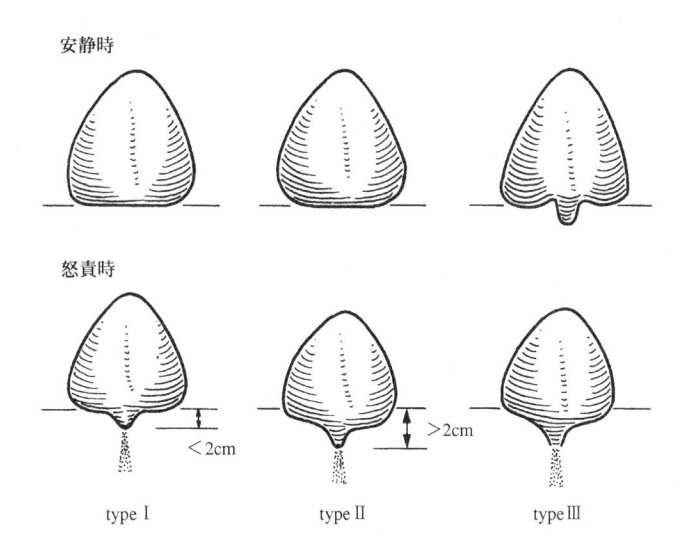

安静時

怒責時

　　　　　　　　＜2cm　　　　　＞2cm
　　　type I　　　　　type II　　　　type III

図9-24　腹圧性尿失禁のタイプ分類（Blaivasの分類（1988））
（Blaivas JG et al., Journal of Urology, 139: 727-731, 1988より引用）

Grade 0　　　Grade I　　　Grade II　　　Grade III（at strain）
　　　　　　　　　　　　　　　　　　　　Grade IV（at rest）

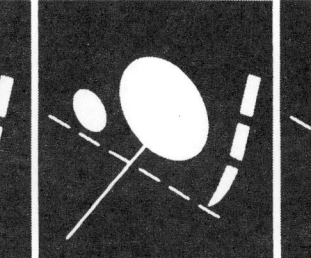

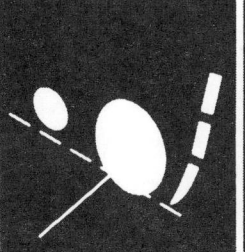

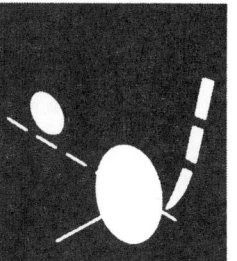

図9-25　膀胱瘤のGrade分類（Razの分類による）

3）治療法

　A）薬物療法

　軽症例には抗コリン剤や交感神経β刺激剤などが有効であるが，問題点は投薬中のみの効果で中止すると元に戻ってしまうことである。

　B）尿失禁体操

　骨盤内臓器下垂の本体である骨盤底筋群の強化を目的にしたリハビリ療法である。高齢者や運動障害のある患者では困難である。

　C）経尿道的尿道周囲コラーゲン注入術（peri-urethral collgen injection）

　内視鏡下に尿道周囲に牛皮の膠原線維から作ったコラーゲンを注入し，尿道抵抗を増加させることで失禁を軽減させる方法である。簡単で何回でもできるが，内部で多くが吸収されるため再発率が高く，大きな手術が困難で，長期の有効性を期待しなくてもよい高齢者が対象になる（図9-26）。

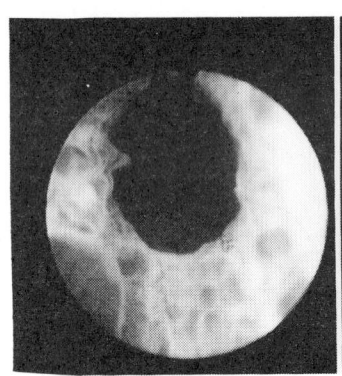

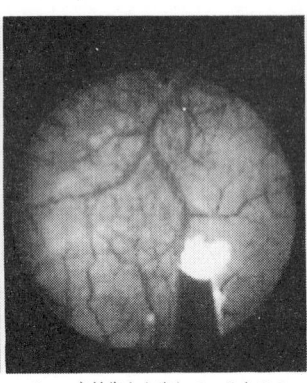

注入前　　　collagenを針先から出しているところ　　　注入後

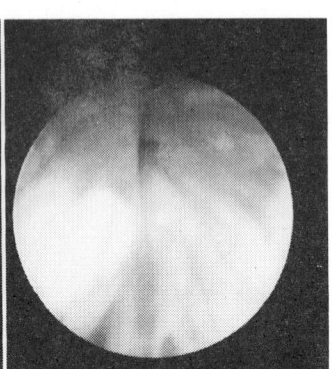

図9-26　尿道周囲 collagen 注入術

　D）尿道スリング手術（urethral sling operation）

　重度の症例では尿道スリング手術が主流となりつつある。この方法は膣前壁を切開し，尿道後方に人工膜や自身の筋膜をハンモックのように留置し，尿道膀胱が下垂しないように支えとして使用する。これを恥骨上部の腹壁へ引き抜き固定する。強く牽引すると術後排尿困難の原因となったり，膣粘膜の壊死を生じたりすることがあり，tension free が原則である（図9-27）。成功率は高く，成績も良いが比較的手術侵襲が大きく入院期間も長い。長期の有効性は必要な若年層に適応がある。

(3) 神経因性膀胱機能障害（neurogenic bladder dysfunction）

　今までに述べてきた尿意を感じてから我慢し，正常に排尿の指令が生じ，膀胱尿道が正常に活動する働き，これらの神経活動のうちどこが障害されてもすべて神経因性膀胱機能障害（NB）として表される。非常に広い範疇の病名である。

　1）中枢神経系疾患による神経因性膀胱機能障害

　脳疾患として橋排尿反射中枢に対する上位中枢の障害と橋排尿反射中枢そのものの障害の2通りがある。脊髄疾患として脊髄の下位排尿反射中枢（$S_2 \sim S_4$）を核とした考え方で核上型，核型，核下型の3つに分ける考え方がある。

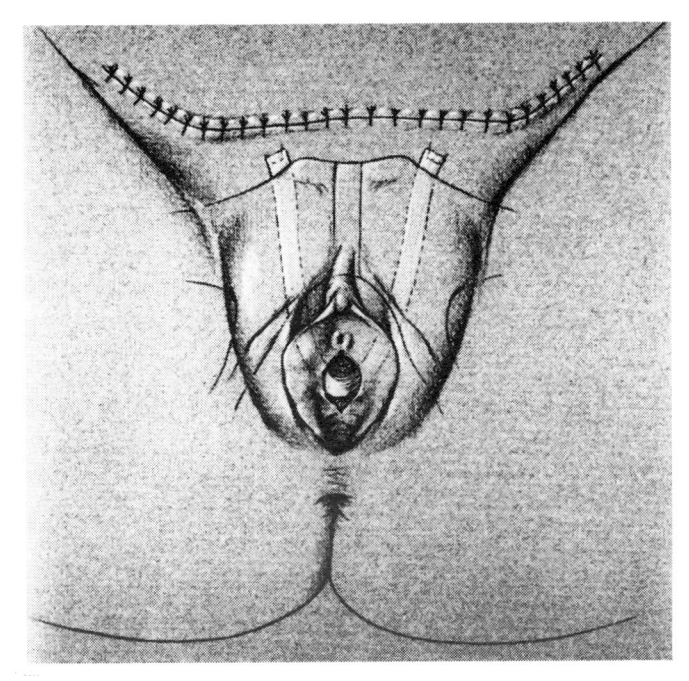

図9-27 膀胱頸部不動化手術（TVT法）
（Blaivas JG et al., Seminars in Urology, 7: 103-116, 1989より引用）

A）橋排尿反射中枢に対する上位中枢の障害

代表的な原因疾患として脳血管障害の後遺症やパーキンソン病，脳腫瘍などがあり，痴呆患者の一部も同様の病態を呈する。

橋排尿反射中枢への上位中枢からの排尿反射の抑制が減弱することが原因であるため，切迫性尿失禁が主症状となる。

① 症状：切迫性尿失禁が中心である。ただし，急性期は低活動型排尿筋機能障害となるために尿閉となることが多く，徐々に過活動型排尿筋機能障害に変化していくため，症状も尿失禁に変化していく。
② 診断：基礎疾患とUDSで過活動型排尿筋機能を証明する。
③ 治療：抗コリン剤による過活動型排尿筋の抑制が中心となるが，患者個々の残存膀胱機能によって，清潔間欠導尿（clean intermittent catheterization：CIC）やα_1-blockerの使用も考慮する。

B）橋排尿反射中枢そのものの障害

代表的基礎疾患としてオリーブ橋小脳変性症（OPCS）やShy-Drager症候群などがある。低活動型排尿筋機能障害が中心になるが橋排尿反射中枢には周囲から排尿反射を促進する線維と排尿反射を抑制する線維が複雑に入っているため，症例によっては過活動型排尿筋機能を示す症例もあり，一部には過活動型括約筋機能（DSD）を示す症例もある。

① 症状：蓄尿障害（頻用や切迫性尿失禁，反射性尿失禁）と尿排出障害（排尿困難や尿閉）のいずれのケースもある。また弱い過活動型排尿筋機能（detrusor hyperreflexia with impaired contractility：DHIC）を示すために蓄尿障害と尿排出障害の両方を認める症

例も珍しくない。
② 診断：排尿障害のみから診断することは難しい。ほかの神経症状（平衡感覚障害や発汗異常，起立性低血圧といった自律神経異常を疑わせる諸症状）と総合して診断する。
③ 治療：尿路管理が中心となる。尿排出障害症例には α_1-blockerの投与やCICを，蓄尿障害症例には抗コリン剤を単独またはCICとの併用を行う。

C）核上型脊髄疾患

代表疾患は頚胸髄損傷，多発性硬化症，頚部脊柱管狭窄症などである。本来の橋を介した排尿反射が障害されるため，急性期には低活動型排尿筋機能による排尿困難を示すが，3～6ヶ月ののちには脊髄の下位排尿反射中枢（$S_2～S_4$）のみを介した脊髄排尿反射が確立してくるために反射性尿失禁に変わってくる。この部位の膀胱尿道機能障害に特徴として排尿筋括約筋協調不全（DSD）が有名である（図9-13）。
① 症状：急性期は尿排出障害が中心である。慢性期は蓄尿障害が中心となる。
② 診断：基礎疾患の存在と時期を診る。排尿症状はさまざまであり一定のものはない。
③ 治療：その時々の排尿症状の管理により薬剤も異なる。上部尿路障害を併発することが多く，高圧排尿が証明されたときにはCICを行うことが最も安全な尿路管理法である。

＜脊髄損傷による膀胱尿道機能障害（図9-28）＞

核上型（L_5より上位）脊髄損傷で完全型は特徴的な膀胱尿道機能障害の推移を呈するので別に示しておく。

（a）I期（ショック期）

受傷から1～2ヶ月間である。受傷部位以下の神経機能は消失する。排尿筋は麻痺状態になり無収縮状態となる。一方括約筋は緊張状態となるため放置すると膀胱容量は1000～1500mlにもなり，膀胱平滑筋線維が挫滅するため後の膀胱機能の回復を妨げることになる。

全身状態が許せばできるだけ早期に留置カテーテルを抜去し，CICをスタートさせることが重要である。尿路感染症のコントロールのための薬剤以外は不要である。

（b）II期（回復期）

2～6ヶ月目頃である。徐々に下位排尿反射中枢（$S_2～S_4$）を介した反射が出現してくる時期である。反射性尿失禁が出はじめるが排尿筋機能はまだ弱く，CIC＋抗コリン剤で十分な膀胱容量を確保しておく必要がある。この時期に自排尿にこだわってCICを中止したり，コリン剤を投与すると，この後膀胱容量が極端に小さくなり尿路管理が困難になることがある。この時期になり，全身状態が安定していれば自分一人でCICをする（自己導尿）訓練を行い尿路管理の自立を計る。頚髄の上位損傷で手が使えない症例で，なおかつ周囲に導尿が行える家族がいないようなケースでは膀胱瘻による尿路管理もやむをえない。

（c）III期（慢性期）

6ヶ月～2年である。徐々に$S_2～S_4$を介した脊髄反射による排尿反射が確立してくる。症例によっては反射のtriggerが判るようになり，自分自身で排尿反射が誘発できるようになることがある。反面，脊髄反射による合併症である自律神経過反射（autonomic dysreflexia）が生じ，発作性高血圧，冷汗，頭痛，めまいなどの症状を訴え，ときに脳出血を引きおこすことさえある。また，徐々に膀

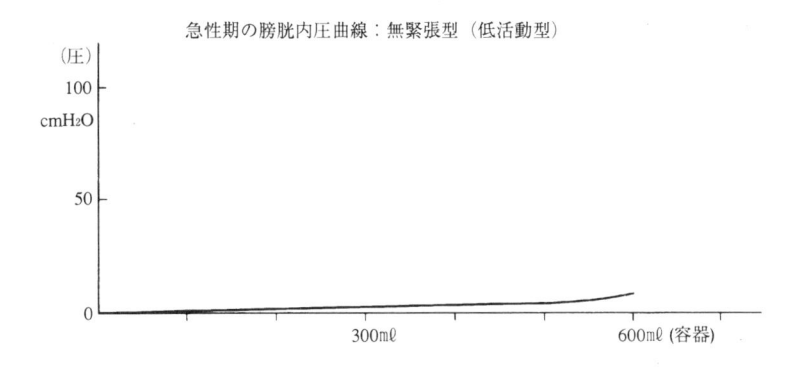

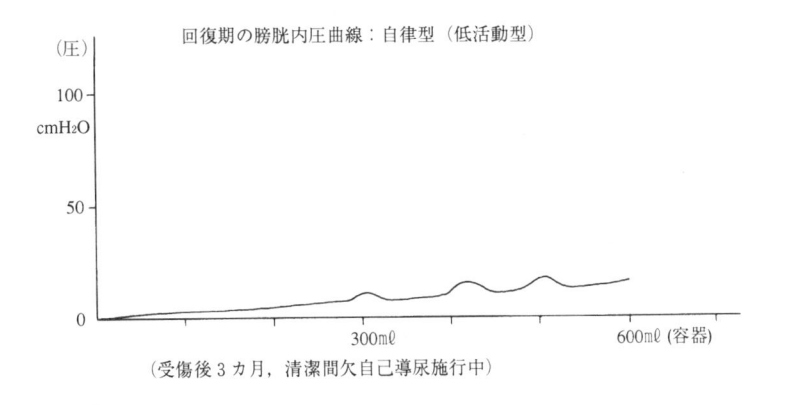

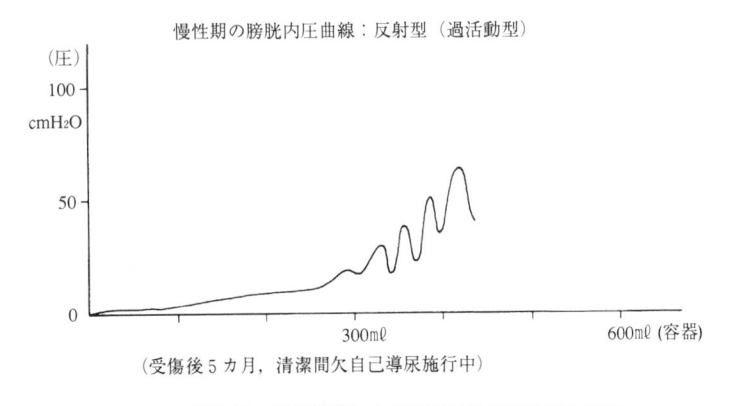

急性期の膀胱内圧曲線：無緊張型（低活動型）

回復期の膀胱内圧曲線：自律型（低活動型）
（受傷後3カ月，清潔間欠自己導尿施行中）

慢性期の膀胱内圧曲線：反射型（過活動型）
（受傷後5カ月，清潔間欠自己導尿施行中）

図9-28 脊髄損傷による膀胱尿道機能障害の推移
（高木隆治他，泌尿器科MOOK No.2：114-122，1992より引用）

胱容量が減少してくる時期で，尿路感染のコントロールや抗コリン剤による膀胱容量の確保を十分行わないとCICの継続が困難になることがある。膀胱尿道機能の特徴としては排尿筋括約筋協調不全（DSD）が明確になってくるころで，自律神経過反射と同時に生じていることが多い。DSDに対してはα_1-blockerや抗コリン剤を投与するが，コントロール不良症例では仙骨神経ブロックや塩酸オキシブチニン膀胱内注入，最近では赤唐辛子の成分であるカプサイシンの膀胱内注入などが行われている。このような膀胱の高圧状態が続くと水腎症や腎盂腎炎といった上部尿路合併症のため

腎機能が障害されてくることがあり注意を要する。
　(d) Ⅳ期（固定期）
　2～3年以降で膀胱機能の変化がなくなり，病態が固定してしまった時期である。CICが安定して行える状態で固定した症例は問題ないが，萎縮膀胱，高圧膀胱やDSD，自律神経過反射などの合併症を持ったまま固定してしまうと上部尿路を保護するために膀胱瘻，腎瘻，回腸導管といった尿路変更術を行ったり，腸管を利用した膀胱拡大術（図9-29）を行わざるをえない状況になることがある。

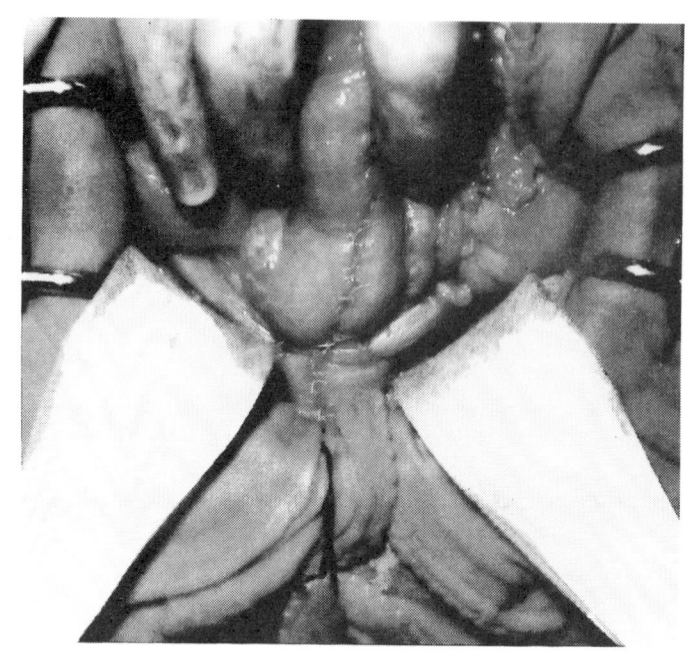

図9-29　膀胱拡大術

　D）核型および核下型脊髄疾患
　$S_2 \sim S_4$またはそれ以下の脊髄障害によるものである。腰部脊柱管狭窄症が代表的疾患であるが，腰仙部の脊髄損傷，種々のミエロパチー（MS，SLE，HAM，herpesなど）でも同様の障害を生じる。障害部位は脊髄であるが障害パターンは末梢神経型と類似している。
① 症状：主に排尿困難，尿閉といった尿排出障害。尿意が減弱しているケースも多い。多量の残尿を認める。
② 診断：基礎疾患の存在が重要であるが，排尿困難を主訴に泌尿器科を初診することもあり注意を要する。膀胱機能は低活動型排尿筋機能で低コンプライアンスであることも多い。尿道機能も低活動型が多く，残尿が多いのが特徴である。下部脊髄のMRIが有用なことがある。
③ 治療：軽症例ではα_1-blockerにより残尿が減少することもあるが，重症例ではCICによる尿路管理に頼らざるをえないことも多い。低コンプライアンス膀胱による上部尿路合併症の頻度も多く，残尿のみで判断してはいけない。

2）末梢神経系疾患による神経因性膀胱機能障害
　A）末梢神経系疾患
　S_2〜S_4の脊髄下位排尿反射中枢から膀胱や尿道にまで伝わるいわゆるlower motor neuronの障害である。糖尿病に代表される末梢神経障害が有名である。この分野の膀胱尿道機能障害の特徴は従来よりatonic bladderとかhypotonic bladderといった呼び方をされていたものである。
　① 症状：腹圧努力型の排尿と多量の残尿が特徴的である。しかし多量の残尿があるにもかかわらず，本人の自覚は軽微なことが多い。
　② 診断：尿意が鈍麻していること，低活動型排尿筋機能でコンプライアンスは正常であることが多い。このため多量の残尿があるにもかかわらず，上部尿路合併症（水腎やVUR）は少ない。ほかの末梢神経障害症状である手足のしびれ，便秘などがみられることが多い。
　③ 治療：薬剤としてはα_1-blockerであるが無効なことが多い。やはり治療の主体はCICになる。
　B）骨盤内手術（直腸癌，子宮癌）による骨盤神経叢の障害による神経因性膀胱機能障害
　代表的のものは直腸癌根治術後と子宮癌根治術後の排尿障害である。いずれも両側の骨盤神経が損傷されることによって生じる点では同じであるが，子宮癌は術後の放射線治療をすることが多いため放射線により排尿筋機能障害が加味されていることがあり，より複雑になっている。また同時に行われる骨盤内リンパ節郭清の範囲が術後の排尿状態に大きく関与する。
　① 症状：子宮癌，直腸癌術後についてはカテーテル抜去後に尿排出障害，尿意の鈍麻，残尿で気づくことが多い。また溢流性尿失禁がきっかけになることもある。前立腺全摘後の尿失禁は特殊な状態で，尿失禁率は90〜95％に達し，手術直後は完全尿失禁状態の患者も多い。多くの患者は3ヶ月〜1年の間に日常生活に不自由しないところまで改善する。
　② 診断：低活動型排尿筋機能を示し，低コンプライアンス膀胱のことも多い（図9-30）。いずれの手術も近年では術後のQOLを考え，一側の骨盤神経を可能なかぎり温存するい

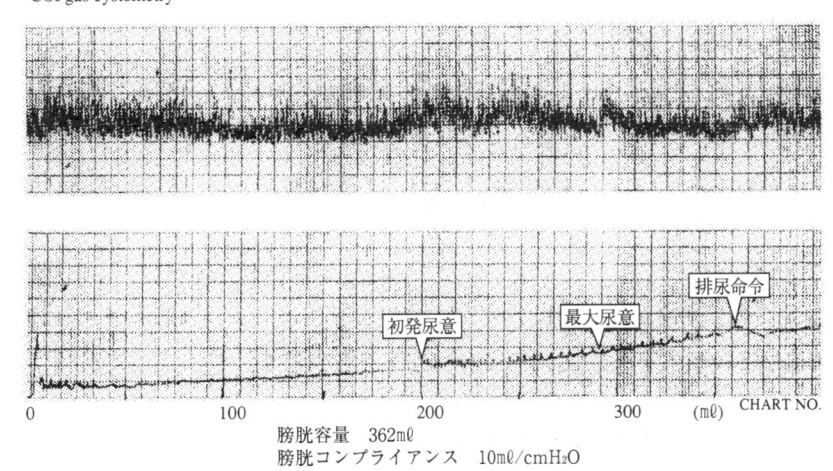

図9-30　膀胱内圧外尿道括約筋筋電図同時測定（直腸癌手術後2年）
（曽根淳史，Brain Nursing, 15：970-975, 1999より引用）

わゆる神経温存手術が普及しており，術後の排尿障害の頻度は10％前後にまで減少してきている。

③ 治療：残尿が多いときはまずCICを開始する。膀胱コンプライアンスが低値（10ml/cmH$_2$O以下）のときには無理に自尿にこだわらず，抗コリン剤を投与してコンプライアンスを改善させ，上部尿路合併症が生じないように注意する。徐々に排尿筋機能，膀胱コンプライアンスが改善してくることが多いのでそれを待ってからα_1-blockerを開始し，自尿管理に切り換えていく。

C）前立腺全摘除術後の膀胱および尿道機能障害

前立腺全摘後の尿失禁は90～95％の患者に認められる。直後の尿失禁は陰部神経の障害による尿道閉鎖圧の著しい低下と骨盤神経の障害による膀胱コンプライアンスの低下の両方の原因による（図9-31）。どちらか一側の神経が温存された症例では陰部神経機能，骨盤神経機能とも術後徐々に改善していき6～12ヶ月後には80～90％の患者で日常生活に支障のない程度までに改善する。

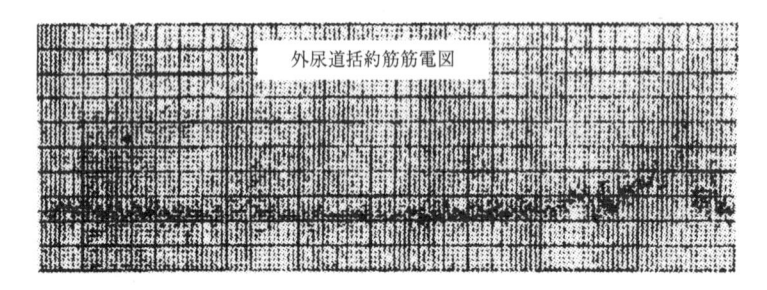

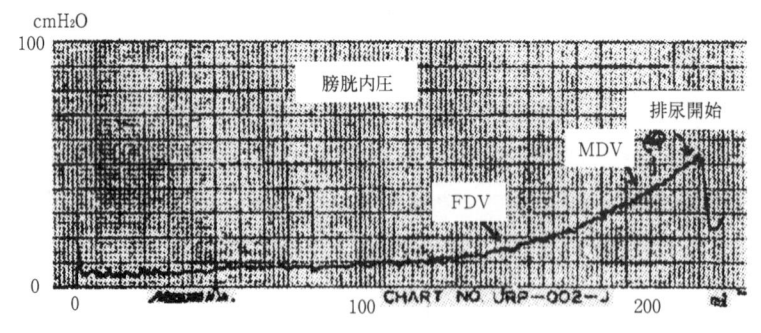

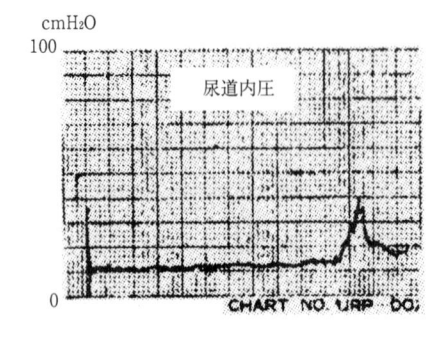

図9-31 前立腺全摘除術後1カ月（68歳）
（曽根淳史他，西日本泌尿器科，58：584-587, 1996より引用）

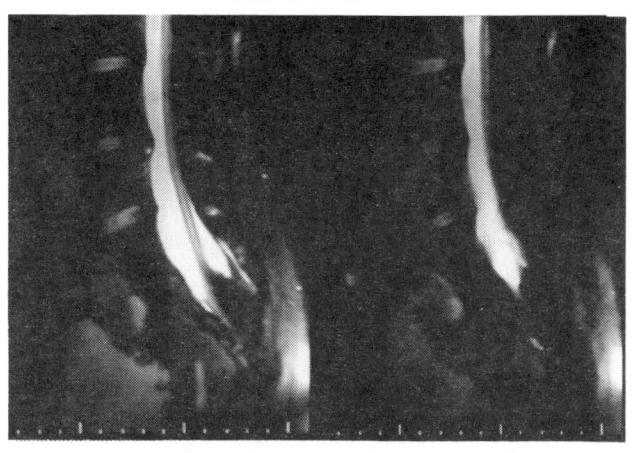

MRI検査（矢状断）T2W1

図9-32　Tethered cord syndrome

3）その他の膀胱尿道機能障害

　A）二分脊椎症（spina bifida）による神経因性膀胱機能障害

　生下時より脊椎破裂，脊髄髄膜瘤として発見される spina bifida aperta or spina bifida cysticaと生下時には発見されず排尿排便障害や下肢運動障害などから成長期に発見されるspina bifida occulta がある。髄内脂肪腫による低位脊髄円錐や終糸の肥厚を特徴とする脊髄係留症候群（tethered cord syndrome, 図9-32）はspina bifida occulta の範疇に入る。aperta では膀胱直腸機能は100％障害されており，生下時より尿路管理をはじめることで上部尿路機能の保持をしなければならない。occulta は障害レベルの高さや程度によって神経症状を呈さないケースもあり，個々の障害レベルに応じた管理をする。

　B）夜間遺尿症（nocturnal enuresis）

　いわゆる夜尿症のことである。小児の尿禁制の確立は2～4歳といわれている。その後も8～10歳頃まで夜尿を認める学童は多い。基礎に先天性の尿路疾患，神経疾患を持つものをcomplicated enuresisと呼び3～4％の頻度といわれている。尿路疾患の代表として後部尿道弁，尿道リング状狭窄，尿管異所開口，膀胱尿管逆流症（VUR）などが，神経疾患代表としてtethered cord syndrome などの脊髄疾患がある。その他の多くの患者は成長とともに自然に消失していく機能性の，いわゆる夜間遺尿症である。これは大きく3つの原因に分類されている。夜間の抗利尿ホルモン（AVP or vasopressin）の分泌障害による夜間多尿型，夜間深睡眠期に異常膀胱収縮が生じることによる不安定膀胱型，両方とも認める混合型である。3型とも年齢とともに消失していくが，小学校高学年になっても残存している症例では抗利尿ホルモンであるDD-AVPの点鼻を行ったり，抗コリン作用を持ったイミプラミンを用いたりする。

　C）不安定膀胱（unstable bladder）

　過活動型排尿筋機能による頻尿，尿失禁を認めるが，原因となるべき神経疾患がないものをいう。大きな範疇では激しい膀胱炎の時や前立腺肥大症の初期なども入るが，多くは神経疾患が軽症か小範囲のため発見できないためのものが多い。

7．排尿および尿路管理

　尿路管理の目的は腎機能の荒廃を防ぐ生命的目的と排尿障害による社会生活の制限が生じないようにするquality of life（QOL）の目的の2つがある。腎機能を悪化させる尿路障害は高圧排尿，尿路感染，尿管逆流（VUR）の3つに要約することができる。一方，QOLの改善はそのほとんどが尿失禁の管理である。一般的に尿失禁のある患者は低圧膀胱で，尿路感染はなく，VURも少ない。しかし尿失禁があっては社会生活ができず，この両者は相反していることが多い。この2つを個々の患者に合うようにバランスよくコントロールするのが尿路管理である。

（1）薬物療法
　1）尿排出障害に対する薬物療法
　副交感神経刺激剤（コリン作動薬）と交感神経遮断剤（α_1-blocker）の組み合わせである。しかしコリン作動薬には膀胱内圧を高圧にするという副作用が，α_1-blockerには低血圧という副作用がある。
　2）蓄尿障害に対する薬物療法
　副交感神経遮断剤（抗コリン剤）と交感神経刺激剤の組み合わせである。しかし交感神経刺激剤のうちα_1-stimulatorは高血圧，動悸，心悸亢進といった副作用のため使用することはほとんどない。代わりに効果は軽度であるが副作用が少ないためにα_2-stimulatorが使われることがある。抗コリン剤は溢流性以外の尿失禁にはかなり有効性が高いが，排尿筋機能の低下している症例に使用すると尿閉や排尿困難をおこす危険がある。

（2）尿道留置カテーテル
　この方法は排尿障害を一時的に避けるために短期間は有効であるが，異物を留置しているという点から長期になってくると大きな合併症（尿道皮膚瘻，膀胱結石，難治性尿路感染症など）を引きおこしてくることが多く，特に男性での長期留置は避けなければならない。

（3）清潔間欠導尿法（CIC）
　膀胱尿道機能の低下により自排尿ができない患者の排尿管理としては現在では最も理想的なものである。手指の機能に問題がなく，社会生活が可能な症例は自分自身で導尿を行う清潔間欠自己導尿法を指導する（図9-33）。在宅で治療されている寝たきりの患者の中で，身の回りの世話ができる人がいるときにはその人に清潔間欠導尿法を指導する。長期の腎機能の保全，感染対策などから最も推奨されている方法である。

（4）膀胱瘻，尿管皮膚瘻，腎瘻などの尿路変更法
　自分でCICができず，身の回りの世話もできる人がいない患者では致し方なく，尿路変更を行うことがある。

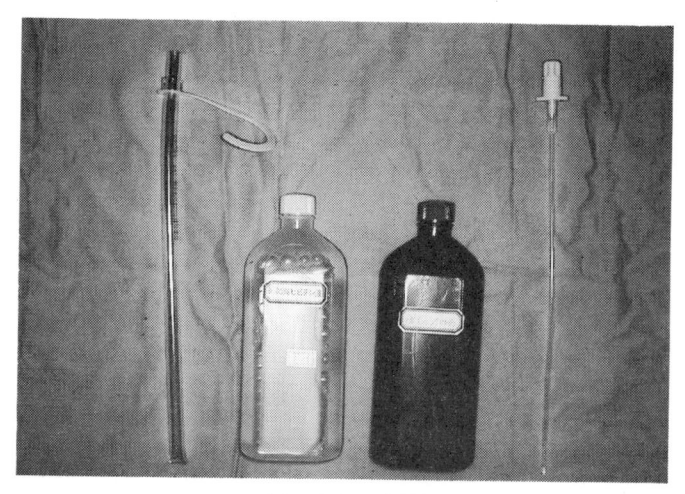

図9-33 清潔間欠自己導尿法の器具

【文献】
1) 小川隆敏, 脊損神経因性膀胱の診断, 日本パラプレジア医学会雑誌, 3: 286-287, 1990.
2) 排尿障害臨床試験ガイドライン作成委員会, 排尿障害臨床試験ガイドライン, 医学図書出版, 1997.

第10章　外科的副腎疾患

1．総　論

　副腎外科の対象疾患は副腎に発生する腫瘍（良性，悪性），ある種の副腎皮質結節性過形成，血腫などのいわゆる adrenal mass lesion である。皮質からは腺腫，癌，囊胞などが，一方，髄質からは褐色細胞腫など neural crest origin の腫瘍が発生する。副腎腫瘍から内分泌活性ホルモン（副腎皮質あるいは髄質ホルモン）の過剰分泌を認め，それに基づく臨床症状を呈するものを内分泌活性腫瘍，ホルモン分泌が全くないか，あるいは分泌がみられてもそれほど過剰なものでなく臨床症状も認められないものは内分泌非活性腫瘍と称する。各疾患の詳細な内分泌学的診断，病態生理などの記述は内分泌学の成書に譲り，ここでは内分泌学的診断の要点と画像検査上の特徴および手術関連事項について記載することとした。

（1）anatomy

　左右副腎ともに Gerota 筋膜に被われ腎上方に存在する。動脈よりもむしろ静脈系に特徴があり，左右で静脈系が異なることに注意が必要である（図10-1）。

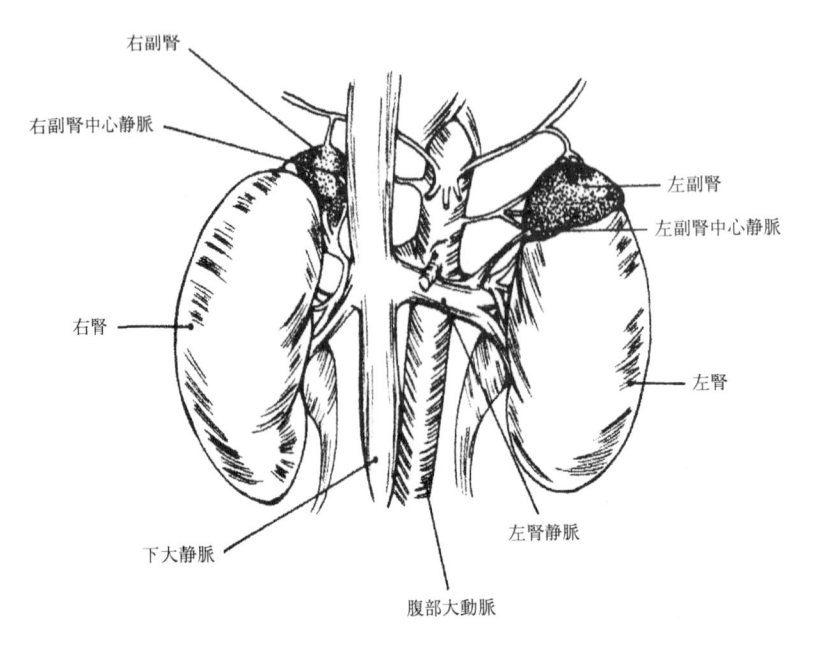

図10-1　腎，副腎の位置と支配血管，周囲臓器

（2）steroid 生合成

steroid 生合成に関与する酵素系は①cholesterol側鎖切断酵素（side chain 切断酵素），②3β-OH steroid dehydrogenase，Δ⁴⁻⁵ isomerase，③17α hydroxylase，C17-20 lyase，④21α hydroxylase，⑤11β hydroxylase，⑥18OH lase，⑦corticosterone methyloxidase II などで，ミトコンドリアあるいはマイクロゾーム分画に存在する（図10-2，図10-3）。

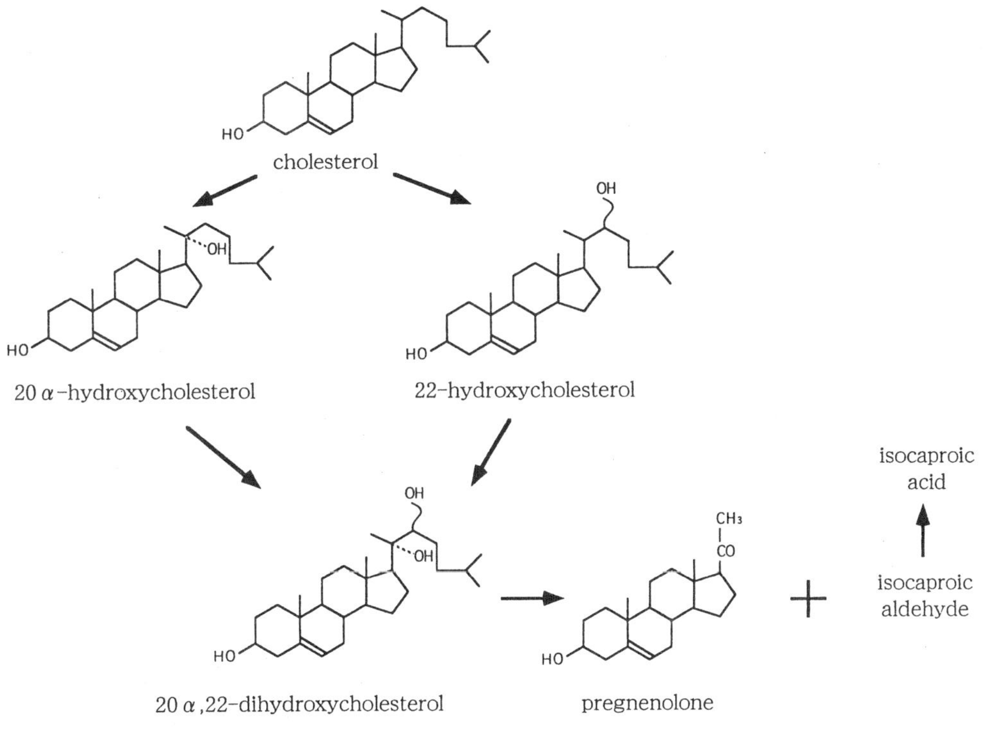

図10-2　コレステロールからプレグネノロンへの合成経路

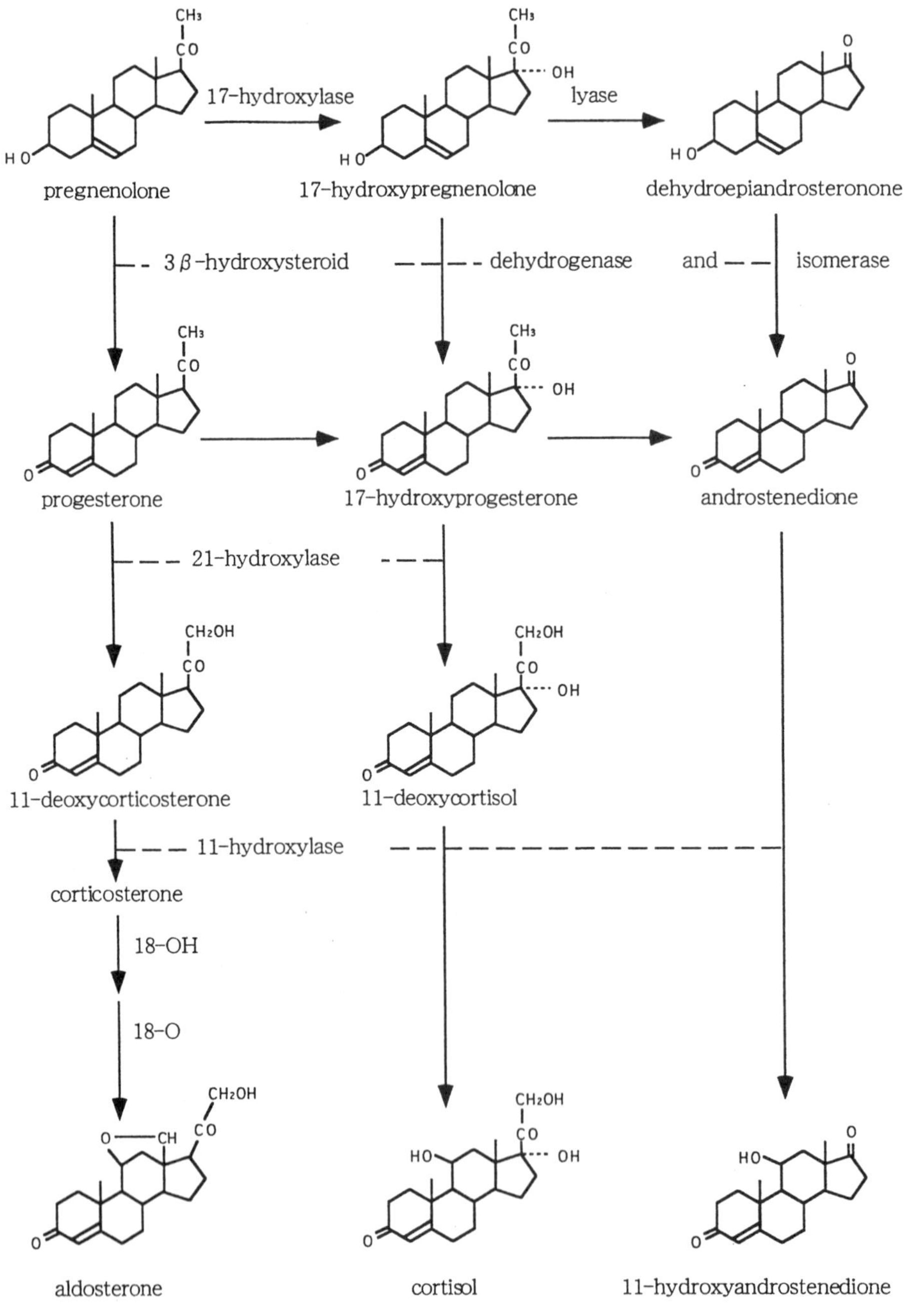

図10-3 プレグネノロンからコルチゾール，アルドステロン，アンドロゲンへの合成経路

(3) adrenal medulla

1) catecholamine 生合成経路（図10-4）

　副腎髄質では phenylethanolamine N-methyltransferase (PNMT) 活性が強く epinephrine まで合成されるが，傍神経節細胞から発生する paraganglioma では PNMT 活性が弱いので norepinephrine までしか合成されない場合が多い。catecholamine には dopamine, norepinephrine, epinephrine の3分画がある。尿中代謝物としては dopamine → homovanillic acid (HVA), norepinephrine → normetanephrine, epinephrine → metanephrine に代謝され最終的には normetanephrine, metanephrine は vanillylmandelic acid (VMA) として尿中に排泄される。

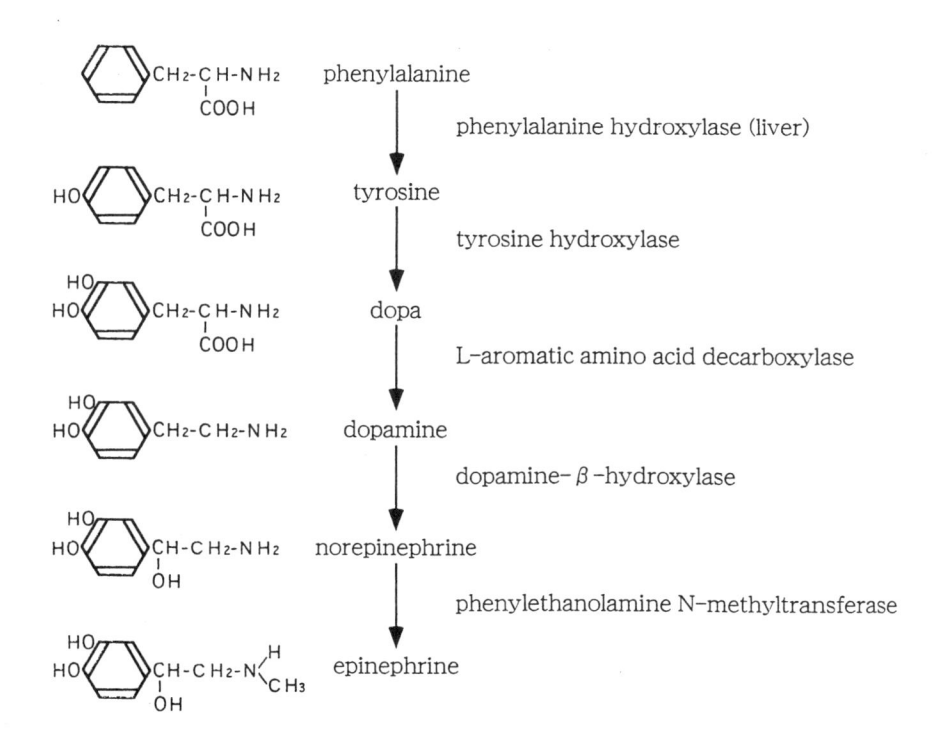

図10-4　カテコラミン合成経路

2．各　論

（1）アルドステロン分泌過剰症（hyperaldosteronism）
1）分類
aldosteroneの自律的過剰産生に基づく病態で，腫瘍が証明されるものとされないものがある。

A）aldosterone産生腺腫（aldosterone-producing adenoma：APA）
30～50歳代の中高年に好発しやや女性例が多い。直径1.5～2.5cm程度の小さな腫瘍で通常，片側副腎の単発腫瘍である。ごくまれに多発腺腫の報告もみられる。

B）aldosterone産生癌（aldosterone-producing cancer）
このタイプの癌はきわめてまれである。内分泌学的特徴としてはaldosterone以外のmineralocorticoidである11-deoxycorticosterone（DOC）やcorticosteroneなど，さらにはglucocorticoidの過剰分泌も併せてみられることが多く，Connの診断基準に合致しない症例が多い。腺腫に比べて腫瘍サイズが大きく画像検査所見も異なる。

C）特発性アルドステロン症（idiopathic hyperaldosteronism）
APAの検査所見に合致するにもかかわらず画像検査で腫瘍が証明できないものをこのカテゴリーに入れる。

D）glucocorticoid反応性アルドステロン症
P450c17α活性の部分的な欠損（恐らく先天的な）により，steroid pathwayがglucocorticoid産生の相対的不足，mineralocorticoidの相対的な過剰状態となりhyperaldosteronismを呈するものをいう。DXM（dexamethasone），prednisoloneなどの投与で検査所見，臨床症状は正常化する。

E）その他
aldosteroneではなくaldosteroneの前駆mineralocorticoidであるDOC, corticosterone, 18OH-corticosteroneなどを産生する腫瘍（腺腫あるいは癌）でも高血圧，低カリウム血症などの類似症状を呈することがある。

2）臨床症状，診断

A）症状
高血圧，頭痛，多尿，四肢麻痺（嘔吐や下痢などで誘発されることが多い）などがみられる。しかし近年では高血圧患者の血清カリウム値測定やレニン活性測定などのscreening検査で発見される症例が増加しており典型的な症状を呈するものは少なくなっている。一般に高血圧は薬物療法に抵抗性を示す。

B）診断
高血圧患者の血清カリウム値をcheckすることからはじまる。hypokalemia（2.0～3.5mEq/l），血漿レニン活性（PRA）抑制（測定限界に近いあるいは測定限界以下），furosemide, captoprilなどのレニン分泌刺激試験に無あるいは低反応，そして血中，尿中aldosteroneの高値が認められる。その他，glucocorticoid, sex steroidの分泌異常がない。

C）部位診断
CT scan, adrenal scintigraphy（^{131}I-adosterol）, venous samplingなどによる。APAは小さな腫瘍であ

るので CT scan ではスライス幅を小さくして撮影する。肝，腎に比べ low-density の homogeneous mass として描出され造影CTでもほとんど造影効果がみられない。副腎シンチ施行時には少量の dexamethasone（1～2mg/day）を ^{131}I-adosterol 投与の4～5日前から投与しておくと健側副腎への取り込みが抑制されて腫瘍側への集積が明瞭になることが多い。

（2）クッシング症候群（Cushing's syndrome）（hypercortisolism）

副腎原発のものとしては adenoma, cancer, nodular hyperplasia（micronodular or macronodular）がある。中枢性の ACTH 過剰分泌（ACTH excess）によるものは原則的に副腎外科手術の適応にはならない。

1）分類

A）コルチゾール産生腺腫（cortisol-producing adenoma：CPA）

20～40歳代の女性に多くみられ片側副腎に単発する腺腫で前述のAPAに比べ直径3～4cmの大きな腫瘍である。ごくまれに両側あるいは一側副腎に多発することがある。

B）コルチゾール産生癌（cortisol-producing cancer）

副腎原発のCushing's syndromeの原因としては腺腫の次に多い。巨大副腎腫瘍（huge adrenal mass）として発見されることが多く一般に予後不良である。cortisol 以外に adrenal androgen あるいは aldosterone 以外の mineralocorticoid（DOC, corticosterone など）の過剰産生を伴うことが多い。

C）副腎皮質結節性過形成（adrenocortical nodular hyperplasia）

両側副腎に多数の結節を生ずる結節性過形成にはいくつかの亜型が存在する。

（a）primary pigmented nodular adrenal dysplasia：PPNAD

10～30歳代の若年者に発生し性差（女性優位），家族性がある。両側副腎の腫大はごく軽度で黄褐色の小結節が多発する。結節はリポフスチン顆粒を有する好酸性細胞（eosinophilic compact cell）からなる。これらの細胞はcortisol合成系の酵素を活発に発現していることが証明されており，細胞単位でsteroid合成が亢進した病態である[1),2)]。

（b）ACTH-independent macronodular adrenocortical hyperplasia：AIMAH

中高年の男性に好発する傾向があり，両側副腎は著明に腫大し100gをこえる重量にもなる。数 mm から数 cm の大小多数の黄色結節がみられる。結節は compact cellよりはむしろ clear cell を主体としたもので，ステロイド合成酵素の発現はむしろ弱い。したがって，著明な細胞数の増加，腫瘍容積の増大によってコルチゾール過剰産生をきたしたものと考えられている[3),4)]。

（c）gastric inhibitory polypeptide：GIP-dependent Cushing's syndrome

特に糖質，脂肪の経口摂取時にGIP 分泌が高まり，GIP 刺激によりcortisol 過剰分泌がおこる症例が報告されている[5),6)]。ACTH 非依存性に両側副腎の結節性腫大をきたし，副腎皮質細胞が何らかの原因で GIP receptor を発現しているものと推察されているが，はっきりした原因は不明である。

2）臨床症状，診断

A）症状

中心性肥満，伸展性皮膚線条，buffalo hump，易疲労性，耐糖能異常，高血圧，月経異常，勃起力低下，骨粗鬆症，尿路結石などがみられる。

B）内分泌診断
① dexamethasone 抑制試験に無反応（low-dose 1 or 2mg, high-dose 8mg/day でも）
② 血中コルチゾールの日内変動消失
③ 尿中 free cortisol, 17OHCS, 17KS の高値
④ CRH 負荷試験で ACTH, cortisol の低反応
⑤ 血中 ACTH の抑制および日内変動の消失
⑥ 副腎性 androgen は adenoma では低値，cancer では高値

C）部位診断

CT scan, ^{131}I- adosterol scintigraphy などによる。cortisol 産生腺腫は直径 3〜4cm のやや大きな腫瘍で APA とは異なり造影 CT で腫瘍全体が一様に enhancement されることが特徴である。副腎シンチグラフィーでは腫瘍に強い核種の集積がみられ，しかも対側副腎は萎縮しているため全く描出されないことが特徴である。

※Preclinical or subclinical Cushing's syndrome：PCS
　Cushing 症候群に特有の臨床症状はみられないが，画像診断で副腎腫瘍が確認され，臨床内分泌検査で ACTH 抑制，cortisol 日内変動の消失，dexamethasone 抑制試験での血清 cortisol 抑制不充分，副腎シンチグラフィーでの腫瘍側のみへの核種の集積など cortisol 自律分泌能を示すものを総称して preclinical Cushing's syndrome：PCS あるいは subclinical Cushing's syndrome と呼んでいる。臨床症状を呈するほどの cortisol 過剰産生はないが自律分泌能が認められるので手術適応ありと考える研究者が多い。PCS が将来的に臨床症状を示すようになるか否かについては議論があるが，一般的には臨床的な Cushing 症候群にはならないものが多く，ごく一部に臨床的 Cushing 症候群になるものが含まれていると理解されている。術後の cortisol 補充の必要性は症例により異なるが，下垂体抑制が強い症例では一定期間補充を行うべきである[7), 8)]。

（3）アンドロゲン産生腫瘍（androgen-producing tumor）

副腎で合成される男性ホルモン（adrenal androgen）は dehydroepiandrosterone：DHEA，DHEA-sulfate, Δ^4-androstenedione などの weak androgen であり，testosterone はほとんど合成されない。したがって，大量に分泌されなければ男性化症状は出現しない。ただし，これらの weak androgen から外陰部皮膚や androgen 標的組織などで testosterone に変換されるので血清 testosterone level は高値になることが多い。adrenal cancer あるいは腫瘍容積の大きな adenoma によるが，前者によることが多い。ただし，adrenal cancer では前述のごとく cortisol 過剰産生と adrenal androgen 過剰産生が一緒にみられることも多い。

（4）内分泌非活性腫瘍（non-functioning adrenal tumor）

CT, US などの画像診断で発見される副腎腫瘍で既述のような特別な内分泌活性を示さないもので，最近では画像診断装置の普及で副腎偶発腫瘤（adrenal incidentaloma）として多数経験されるようになった。内分泌活性を確認するための検査を行うことが PCS や潜在性褐色細胞腫などの発見のため重要である。頻度的には副腎腺腫が多いが，画像診断上 tumor size の大きなもの（4〜5cm 以上），出血巣を認めるもの，MRI T2-weighted image で high intensity を呈する腫瘍は悪性腫瘍（副腎癌）の危険性があり慎重な検討を行う。

（5）副腎癌（adrenal cancer）
　内分泌活性腫瘍の各項で述べたように副腎癌は一般にステロイド合成酵素の発現は弱く，腫瘍容積が大きくなってはじめて内分泌活性腫瘍としての臨床症状を呈することが多い。さらに，特定のsteroidのみを過剰産生することはむしろまれであり，glucocorticoid, mineralocorticoid, androgenなどの多岐に渡り産生することが多い。したがって，早期の副腎癌の診断は画像診断上，きわめて重要である。

（6）その他
　adrenal cyst, myelolipoma, pseudocyst（hematoma）などがみられる。画像診断により偶然発見されることが多い（adrenal incidentaloma）。

（7）褐色細胞腫（pheochromocytoma）
　20〜40歳代の壮年層に発生し皮質腫瘍と異なり性差は認めない。副腎原発のものを褐色細胞腫，副腎外の傍神経節細胞から発生するものを傍神経節細胞腫（paraganglioma）と呼んでいる。以前からrule of 10％と記述されているように両側発生，副腎外発生，悪性褐色細胞腫が各々約10％のriskがある。特に副腎外発生例（paraganglioma）では悪性腫瘍の危険性がより高い。さらに，両側発生例では多発性内分泌腫症（multiple endocrine neoplasia：MEN type Ⅱ）を考慮し甲状腺（髄様癌），上皮小体（腺腫，過形成）などの検索とともに家族内発生に関する検索も重要である。腫瘍重量は数十〜数百gと分布域が広いが一般に皮質腫瘍に比べ大型の腫瘍である。
　1）症状
　　Triad of H's: 高血糖（hyperglycemia），高血圧（hypertension），基礎代謝亢進（hypermetabolism without hyperthyroidism）が有名であるが，さらにheadache, hyperhydrosis（発汗過多）を加えて"5 H's"とも称される。高血圧は持続型高血圧でかつ昇圧発作を伴うものが多く純粋な発作型は少ない。悪心，嘔吐や高血圧眼底による視力障害なども比較的高頻度にみられる。
　2）診断
　　詳細な病歴の聴取が重要である。一般に体型は痩せて発汗が多く，一般臨床検査で耐糖能異常，蛋白尿，尿糖，白血球増多などを認める。
　3）内分泌検査
　　血中，尿中カテコラミン上昇，さらに尿中カテコラミン代謝物の増加を証明する。血漿カテコラミン値はscreening testとして用いるには簡便であるが，測定値が正常上限の2〜3倍以上にならないと有意とは考えにくく，その解釈は難しい。一方，尿中カテコラミン排泄量，あるいはカテコラミン代謝物（メタネフリン，ノルメタネフリン，VMA）の測定値は蓄尿の手間はあるものの異常値であればカテコラミン過剰産生の診断にあたって特異性が高いと考えられている。
　4）薬理学的試験
　　regitine testなどがあるが，現在ではほとんど施行されない。
　5）部位診断
　　CT scan, MRI, 副腎髄質シンチ（[131]I-MIBG），angiography, venous samplingなどによる。褐色細胞腫は大きさはまちまちではあるが，一般に皮質腫瘍よりは大型の腫瘍でありCT scanの有用性は

高い。この腫瘍は腫瘍内に出血，壊死，囊胞変性などを伴うことが多く，造影 CT では腫瘍部分は強く enhancement されるが，出血巣などは造影効果がないために不規則な造影効果を示す。また，MRI では T2-weighted image が diffuse high-intensity を呈することが特徴である。[131]I-MIBG シンチは約90％の陽性率であり，特に副腎外発生例や再発症例などではきわめて有用な検査である。

3．副腎腫瘍の画像診断

(1) 副腎腺腫 (adrenal adenoma)

APA や大部分の内分泌非活性腺腫では plain CT scan で low-density mass として描出され，ほとんど造影効果を認めないことが多い。腫瘍内出血はまれであるが腫瘍サイズが大きくなると認めることがある。[131]I-adosterol 副腎シンチグラムでは腫瘍側への集積が認められるが対側副腎の描出も併せて認められる（図10-5）。一方，cortisol 産生腺腫では plain CT 所見は前者と同じであるが，homogeneous な造影効果を示す腫瘍である点が異なる。また，副腎シンチグラムでも腫瘍側のみへの核種の集積を認めることが特徴的である（図10-6）。PCS の腺腫でも cortisol 産生腺腫とよく似た画像検査所見を呈するものがある。

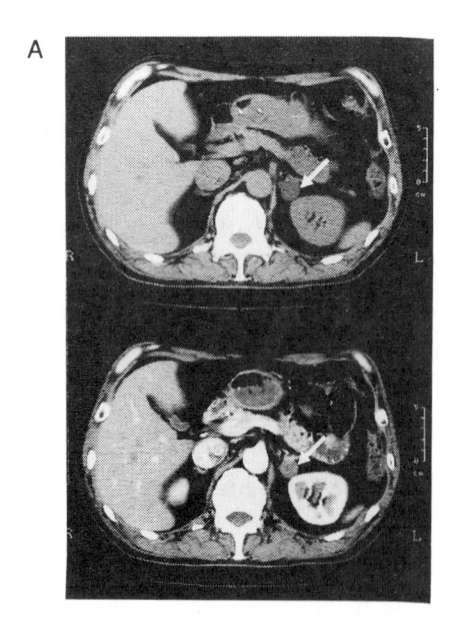

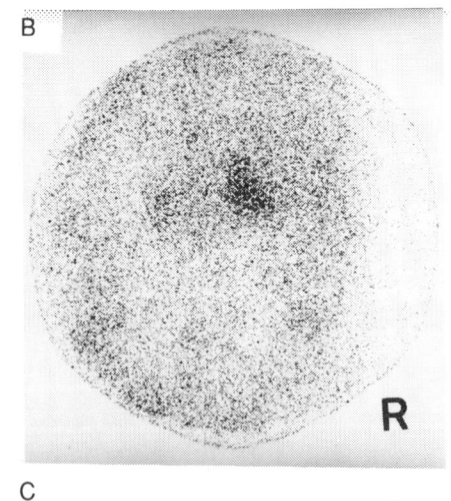

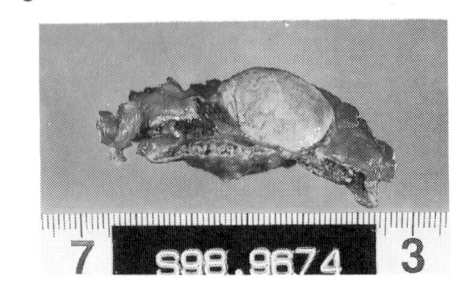

図10-5 副腎皮質腺腫（アルドステロン産生腺腫）
low-density で homogeneous な類円形腫瘍で造影CTではほとんどエンハンスされない（A：左）。[131]I-アドステロールシンチグラフィーでは腫瘍への取り込みとともに対側副腎も描出されている（B：右上）。黄金色の均一な腫瘍である（C：右下）。

図10-6 副腎皮質腺腫(コルチゾール産生腺腫)
典型的なクッシング徴候を認めた25歳女性症例。左副腎に長径4cmの腫瘍がみられ，造影CTでは腫瘍の大部分がエンハンスされている(A：上左)。シンチグラフィーでは腫瘍側のみに強い集積がみられ，対側副腎は描出されていない(C：下)。黄色，褐色の部分が混在した腺腫である(B：上右)。

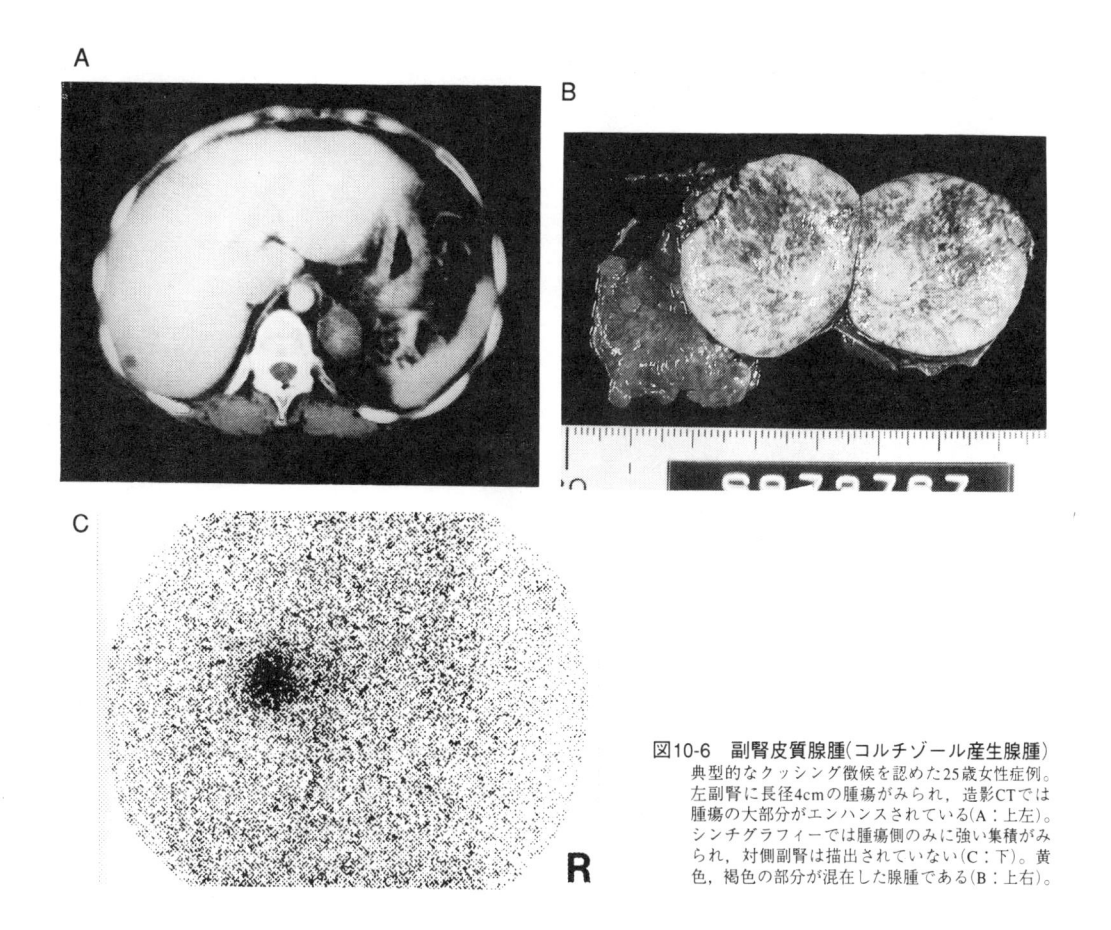

(2) 副腎癌 (adrenal cancer)

副腎癌は内部構造不均一で辺縁不正な大きな腫瘍（通常直径5cm以上）としてみられ，inhomogeneousな造影効果がみられる。周囲臓器（腎，肝，腹部大血管など）への浸潤をみることも多い。最近では副腎癌の画像検査にはCTよりもMRIが診断価値が高いと考えられ，特にT2-weighted imageでのhigh-intensity image，およびGd-DTPAでのenhancement効果がみられる場合は副腎癌を示唆する所見[9]とされている（図10-7）。副腎シンチグラフィーでの核種の集積は比較的弱い。しかし，腫瘍容積の小さな早期癌の診断や，後述する褐色細胞腫との鑑別診断はMRIのみでは困難で，シンチグラフィー所見が参考になる。

(3) 褐色細胞腫 (pheochromocytoma)

類円形のinhomogeneous mass (paragangliomaはhomogeneous massのことも多い)としてみられ，一般に皮質腫瘍に比べ大型の腫瘍である。造影CTでは腫瘍部は強いenhancement効果を認めるが，腫瘍内出血，壊死巣や嚢胞変性部は造影効果がないため不規則な内部構造を示す。周囲の動静脈への浸潤を示すこともある。MRIでは前述の副腎癌によく似た所見を呈するが，MIBGシンチが約90％の陽性所見を呈し鑑別診断に有用である（図10-8）。

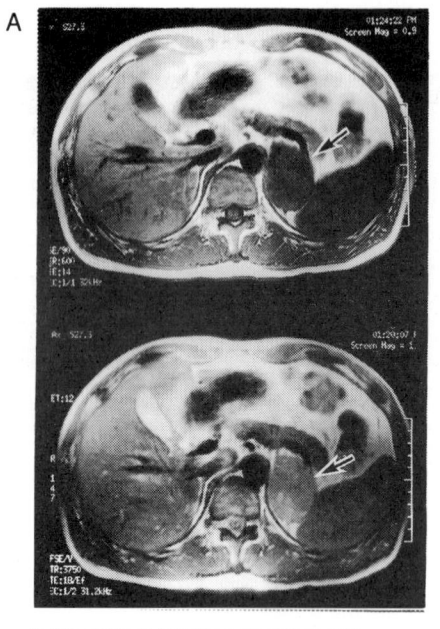

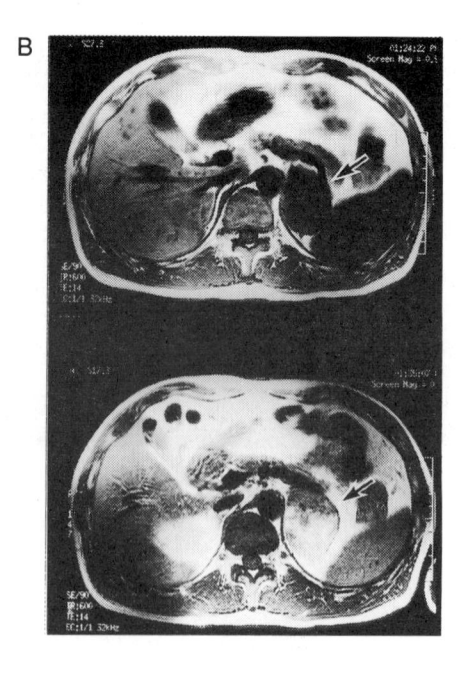

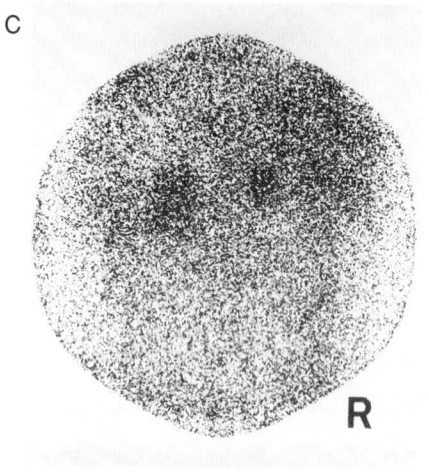

図10-7 副腎癌
32歳男性。aldosteroneの過剰産生とともに尿中コルチゾールも高値である。MRI T1-low, T2ではhigh-intensityの部分を混在した長径6cmの腫瘍で(A：上左)，Gd-DTPAにより不規則にエンハンスされている(B：上右)。周囲臓器への浸潤はみられない。シンチグラフィーでは腫瘍部とともに対側副腎への取り込みもみられる (C：下)。

（4）骨髄脂肪腫（myelolipoma）

類円形，辺縁平滑で内部に脂肪densityの部分と，隔壁状にやや high density の部分が混在する像を呈する。直径4～5cm から10cm以上の大きさになるが，大きなものでは腫瘍内出血を合併することがあり手術適応がある（図10-9）。

（5）その他

転移性副腎腫瘍もときどき経験され，原発巣として多いのは腎細胞癌，肺癌，乳癌および胃癌などの消化器系腫瘍である。画像診断上は原発腫瘍の性格を示すので個々の症例で異なる。転移性腫瘍は[131]I-adosterol シンチグラフィーでは cold area として描出されるので参考になる。その他，副腎嚢胞，副腎出血，悪性リンパ腫などがまれにみられる。

第10章 外科的副腎疾患 165

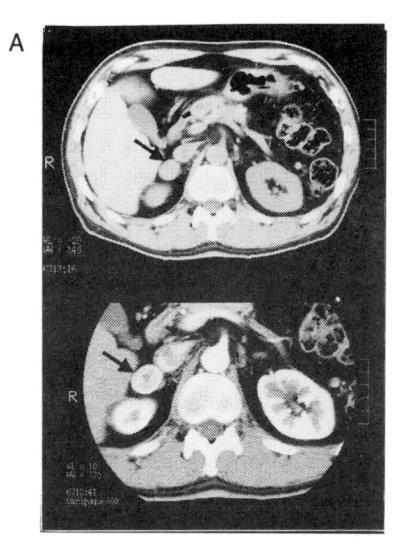

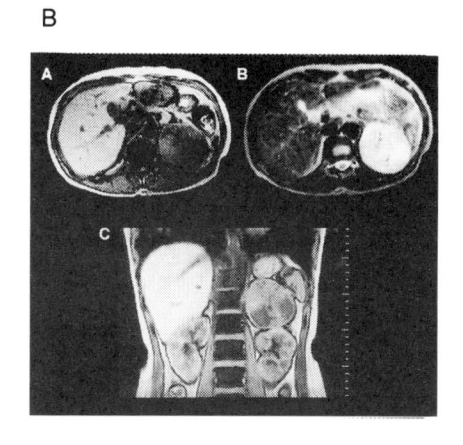

図10-8 褐色細胞腫
60歳男性の右副腎褐色細胞腫のCT所見。強い造影効果を認める（A：左）。34歳女性の左褐色細胞腫のMRI所見。T2でのhigh intensity imageが特徴的。特に液体貯留を示す強いintensityの個所は囊胞変性である（B：右）。

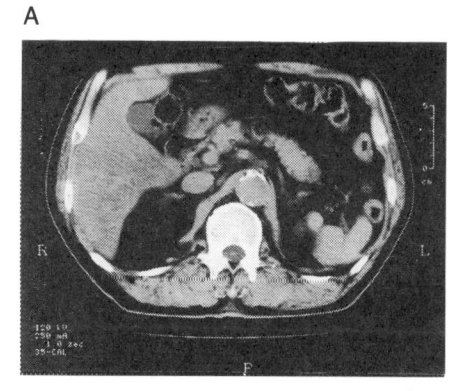

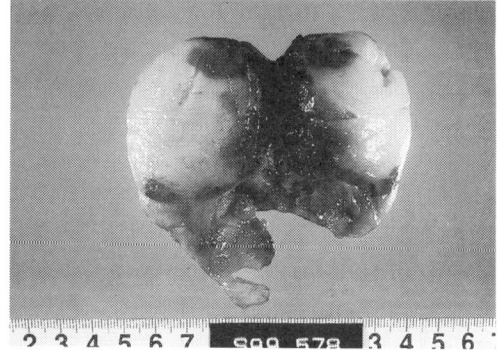

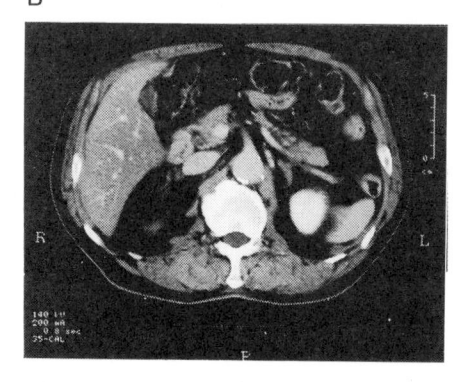

図10-9 骨髄脂肪腫
65歳男性。腹部超音波検査中に発見された右副腎腫瘍。CTで脂肪densityの部分が多いが一部隔壁状にややhigh densityが混在した腫瘍で，造影CTでは全くエンハンスされない（A：左上，B：左下）。摘出腫瘍割面では脂肪成分と造血組織が混在している（C：右）。

4．Adrenal Surgeryおよび術前，術後管理の要点

（1）aldosterone 産生腫瘍

術前に血清カリウム値は少なくても3.5 mEq/l 以上に補正しておく必要がある。高血圧のコントロールと併せて spironolactone, K 製剤を投与する。術中，術後のhydrocortisone補充は一般に不要である。術後の輸液管理として sodium 負荷を避けるようにすることが重要である。輸液過剰は多尿を遷延させる。

（2）cortisol 産生腫瘍

術前に高血圧，高血糖，電解質異常の補正を行う。術当日より hydrocortisone の投与を開始し（200～300mg/day），20～25mg/day の維持量まで10～14日間かけて漸減する。残存副腎機能の回復まで徐々に漸減しつつ維持する（通常数カ月から1年）。適切な補充がなされないと感染症などを契機に急性副腎不全を発症することがあり注意が必要である。

（3）non-functioning adenoma

特別な術前，術後処置は一般に不要である。ただし，ACTH 抑制がみられる症例（PCS）は術後短期間 hydrocortisone 補充療法を施行したほうが無難である。

（4）副腎癌

腫瘍を周囲組織を充分に付けて摘出する。隣接臓器（腎，肝，結腸など）に浸潤があれば拡大切除を行う。

（5）pheochromocytoma

術前数週間は α-blocker（prazocin, doxazocin など），β-blocker（propranolol など）さらには Ca 拮抗剤などを投与して血圧のコントロール，血管床の拡張，不整脈発作の予防を行ってから手術を施行する。術中に腫瘍を圧迫したりすれば著明な高血圧，不整脈発作が出現するので慎重な操作を要する。栄養血管が遮断されると逆に著明な低血圧を呈することがあり，適切な手術手技と麻酔管理が要求される手術である。

※laparoscopic surgery
腹腔鏡を用いた経腹膜的アプローチにより，あるいは大口径硬性内視鏡を用いた後腹膜的アプローチによって副腎腫瘍を摘出する術式が普及しつつある。この術式のよい適応としては手技上の制約から腫瘍容積の比較的小さな副腎腺腫（APA，内分泌非活性副腎腺腫，cortisol 産生腺腫など）が考えられる。褐色細胞腫や副腎癌などは適応ではない。手術侵襲や手術時間はむしろ開腹手術に劣るが術後の疼痛が軽度で，回復期間の短縮などにメリットがある。

【参考文献】（本文中の参考文献）

1) Sasano H et al., Primary pigmented nodular adrenocortical disease (PPNAD). -Immunohistochemical and in situ hybridization analysis of steroidogenic enzymes in eight cases., Modern Pathology, 5: 23-29, 1992.

2) Aiba M et al., Primary adrenocortical micronodular dysplasia. -Eenzyme histochemical and ultrastructural studies of two cases with a review of the literature., Human Pathology, 21: 503-511, 1990.

3) Morioka M et al., ACTH-independent macronodular adrenocortical hyperplasia(AIMAH). -Report of two cases and the analysis of steroidogenic activity in adrenal nodules., Endocrine Journal, 44: 65-72, 1997

4) Sasano H et al., ACTH-independent macronodular adrenocortical hyperplasia.-Immunohistochemical and in situ hybridization studies of steroidogenic enzymes., Modern Pathology, 7: 215-219, 1994

5) Lacroix A et al., Gastric inhibitory polypeptide-dependent cortisol hypersecretion.- A new cause of Cushing's syndrome., New England Journal of Medicine, 327: 974-980, 1992

6) Reznik Y et al., Food-dependent Cushing's syndrome mediated by aberrant adrenal sensitivity to gastric inhibitory polypeptide., New England Journal of Medicine, 327: 981-986, 1992

7) Morioka M et al., Preclinical Cushing's syndrome.-Report of four cases and analysis of steroid contents in adenomas., Hormone Research, 46: pp117-123, 1996.

8) Terzolo M et al., Subclinical Cushing's syndrome in adrenal incidentaloma., Clinical Endocrinology, 48: 89-97, 1998.

9) Morioka M et al., Nonfunctioning adrenal cortical cancer and analysis of the steroidogenic activity of the tumor. -A case report., International Journal of Urology, 5: 170-173, 1998.

第11章　性機能障害

1．総　論

　性機能障害は勃起障害と射精障害の大きく2つに分かれる。特に，勃起障害の分野については，近年，勃起のメカニズムに関する研究は飛躍的に進歩し，その研究の一部は1998年のノーベル医学生理学賞（NOの研究）の受賞にまで発展している。そして，このことがクエン酸シルデナフィル（バイアグラ®）の開発に結びつき，1998年の春にアメリカで発売された。これらの時代背景から以前は勃起障害を"impotence"と表現されていたが，病態を正しく表現していないことと侮蔑的表現であることから"erectile dysfunction：ED"と表現されるようになった。確かに勃起障害（ED）は生命予後に直接影響を与える疾患ではないが，多くの男性とそのパートナーのQOLを著しく低下させる疾患である。また，泌尿器科の分野のみならず，各領域で関係する疾患であることを念頭に入れていただきたい。

　なお，性機能障害とは，性欲，勃起，性交，射精，極致感のいずれか1つ以上欠けるか，もしくは不十分なものと定義付けられている。

（1）Anatomy
　1）陰茎（図11-1）
　　A）海綿体組織
　陰茎は尿道海綿体と一対の陰茎海綿体からなる。勃起の際には陰茎海綿体内圧は収縮期血圧に近い高圧になり，挿入に必要な硬さを発現する。
　一方，尿道海綿体と亀頭は低圧のままで，精液が抵抗なく射出されるようになっている。また，左右の陰茎海綿体には交通があり，血流動態の面からは1つの系と考えられている。
　　B）脚と筋肉
　陰茎海綿体は近位部で完全に左右に分かれ脚部を形成し，坐骨結節まで達している。その表面を坐骨海綿体筋が覆い，尿道海綿体球部は球海綿体筋が覆っており，この2つの筋肉の収縮が勃起硬度を増すと考えられている。
　　C）周囲組織
　陰茎海綿体は硬い線維性の白膜に覆われている。さらに，陰茎海綿体と尿道海綿体はBuck筋膜で包まれており，その上に皮下組織，皮膚があるが脂肪組織はない。
　2）血管系（図11-2）
　　A）動脈系
　陰茎に入る動脈は内腸骨動脈から分枝した内陰部動脈で，陰茎に入る直前で次の3つの動脈系に

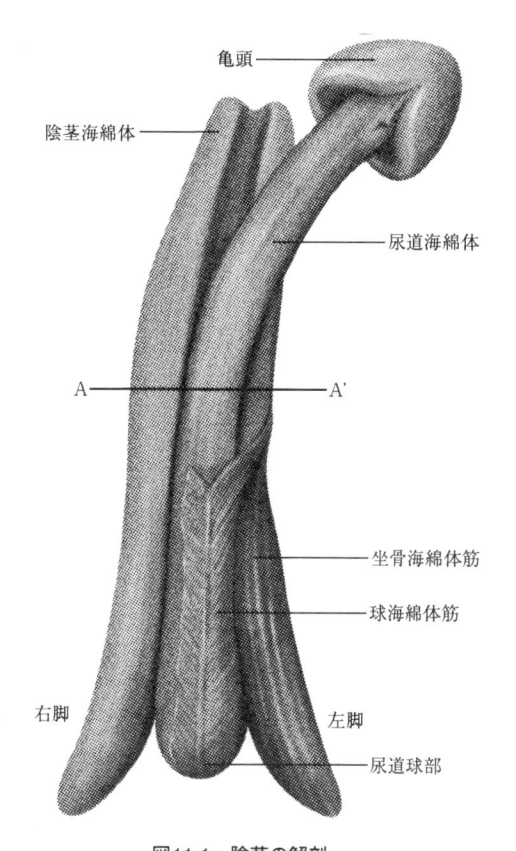

図11-1 陰茎の解剖
（木元康介，新図説泌尿器科学講座4：内分泌疾患，性機能障害., pp241-249，メジカルビュー社，1999より引用）

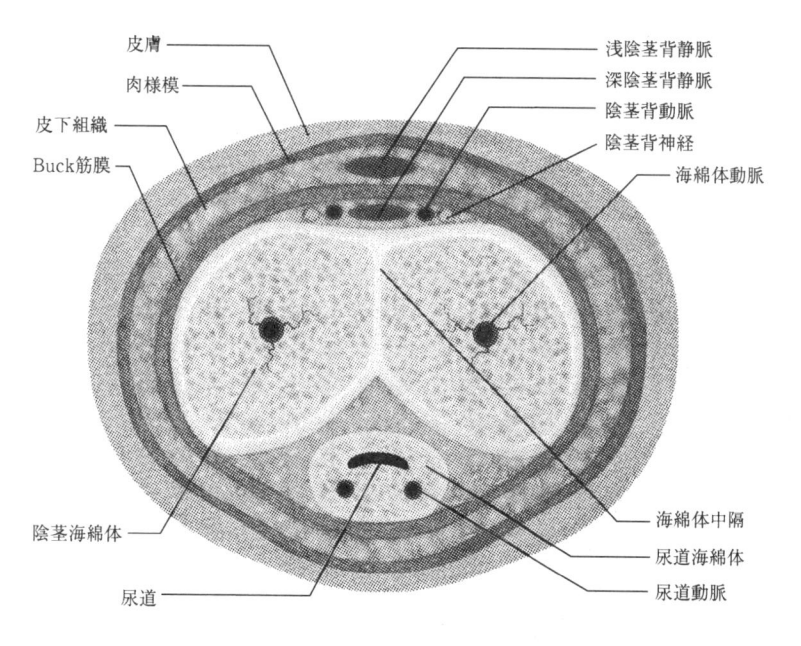

図11-2 陰茎の断面図
（木元康介，新図説泌尿器科学講座4：内分泌疾患，性機能障害., pp241-249，メジカルビュー社，1999より引用）

分かれる。
　（a）陰茎背動脈
　　主に，亀頭に血液を供給する。
　（b）海綿体動脈
　　陰茎海綿体に血液を供給する。陰茎脚部から陰茎海綿体内に入り，ラセン動脈を出しながら直接海綿体洞に開いている。勃起発現に必要な血液のほとんどをまかなう。
　（c）球部動脈と尿道動脈
　　尿道球部と尿道海綿体に血液を供給する。
　B）静脈系：3つの大きな静脈系がある。
　（a）浅陰茎背静脈
　　Buck筋膜の上に位置し，陰茎皮膚や皮下組織の血液が還流し，大伏在静脈に注ぐ。
　（b）深陰茎背静脈
　　Buck筋膜の下に位置し，尿道海綿体と亀頭，そして遠位3分の2の陰茎海綿体からの血液が還流し，最終的にサントリー静脈叢に注ぐ。
　（c）海綿体静脈と脚静脈
　　近位3分の1の陰茎海綿体からの血液が還流し，内陰部静脈に注ぐ。
3）末梢神経（図11-3）

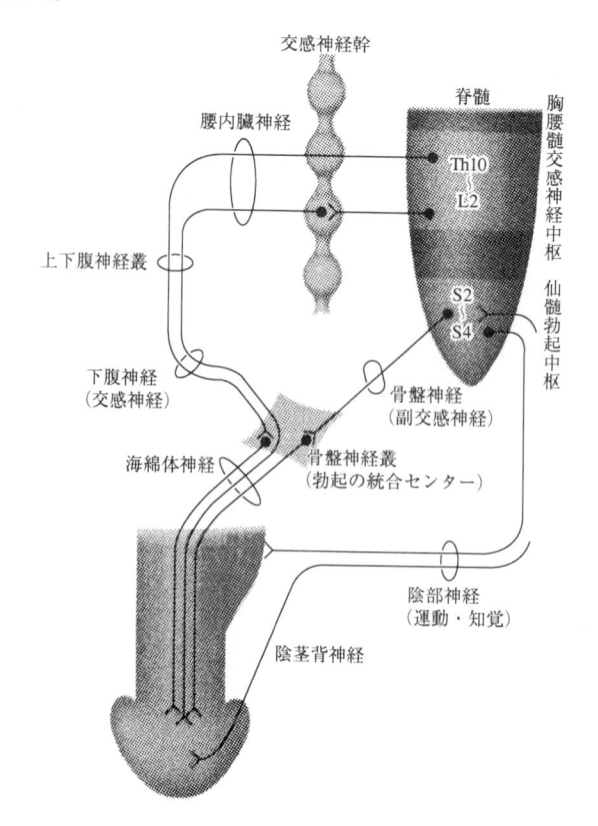

図11-3　陰茎の神経支配
(木元康介, 新図説泌尿器科学講座4：内分泌疾患, 性機能障害., pp241-249, メジカルビュー社, 1999より引用)

A）体性神経
　S_2〜S_4に存在するオヌフ核に発する陰部神経が坐骨海綿体筋と球海綿体筋を支配する。
　　B）知覚神経
　陰部神経の枝である陰茎背神経が陰茎全体の知覚を支配する。
　4）自律神経（図11-3）
　　A）副交感神経
　S_2〜S_4に存在する勃起中枢から節前線維（骨盤神経）は骨盤神経叢に入り，線維を変え海綿体神経となり，前立腺膀胱動静脈とともにいわゆる神経血管束を形成して，前立腺の後下面を走り陰茎海綿体内に入る。
　　B）交感神経
　非勃起状態を保ち，勃起の消退を司る交感神経はTh_{10}〜L_2から発し，上下腹神経叢を経由して下腹神経となり，骨盤神経叢に入り海綿体神経となる。
　5）中枢神経
　　A）大脳
　機序はよくわかっていないが，視覚，聴覚，嗅覚，空想などによって脊髄より上位の中枢を刺激し勃起をおこす。逆にストレスなどは勃起に対して抑制的に働く。また，性的刺激が集まる中枢における統合センターは視床下部の内側視索前野（medial preoptic area：MOPA）と考えられている。以上の機序で起こる勃起を機能性（心因性）勃起という。
　　B）脊髄（図11-3）
　非勃起状態を保ち，勃起の消退を司る交感神経Th_{10}〜L_2に存在し，勃起中枢はS_2〜S_4に存在する。陰茎皮膚に加えられた刺激が陰茎背神経・陰部神経を求心路とし，仙髄の勃起中枢に達し，骨盤神経・海綿体神経を遠心路とする反射弓でおこる。以上の機序でおこる勃起を反射性勃起といい，脊損患者でよくみられる。
　通常は2つの勃起機序より勃起が発現されている。

（2）勃起の生理（図11-4）
　1）非勃起状態
　非勃起状態には海綿体動脈とラセン動脈と海綿体小柱の平滑筋は収縮しており，海綿体動脈からの血液は毛細血管網を介して海綿体の組織を栄養するだけに十分な量だけ流れるようになっている。
　2）勃起
　勃起はまず，抵抗血管である海綿体動脈とラセン動脈の弛緩ではじまる。これにより，動脈血が海綿体洞に流入し始める。さらに海綿体小柱の平滑筋が弛緩することにより，海綿体のコンプライアンスが上昇し，海綿体洞がさらに多量の血液を受け入れる。さらに海綿体静脈が膨張した海綿体洞と白膜によって押しつぶされるのと，貫通静脈が引き延ばされた白膜によって絞扼されること（静脈閉鎖機構）により流出抵抗が増し，勃起が完成する。さらに球海綿体反射により坐骨海綿体筋，球海綿体筋が収縮し，圧を上げる。

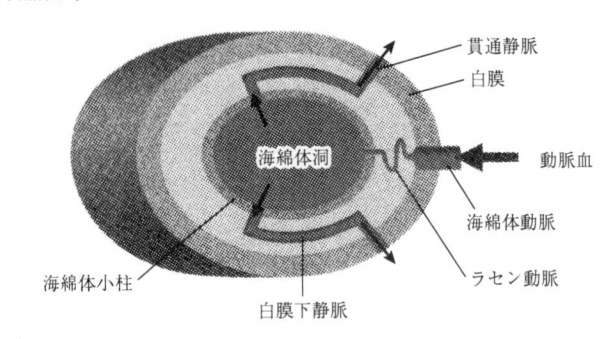

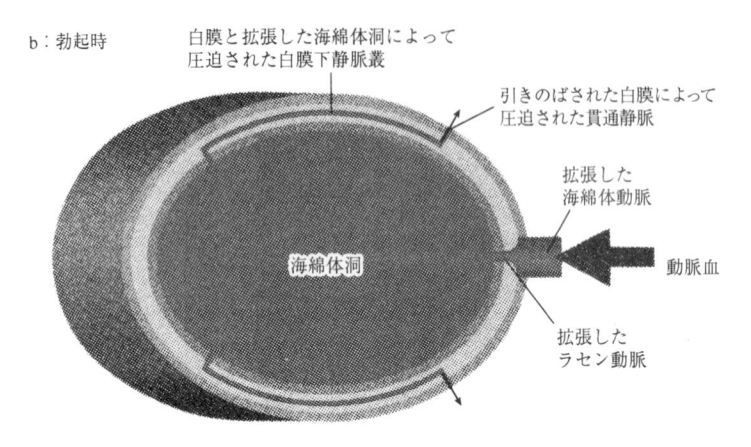

図11-4 勃起の血流動態
(木元康介, 新図説泌尿器科学講座4:内分泌疾患, 性機能障害., pp241-249, メジカルビュー社, 1999より引用)

3) 消退

通常, 交感神経の活動である射精がおこってから, 消退ははじまる. すなわち, 海綿体小柱の平滑筋が収縮し, 海綿体動脈とラセン動脈も収縮し動脈血流が低下し, その結果, 静脈閉鎖機構も崩れ, 静脈流出量が増し陰茎が萎えてくると考えられている.

4) 海綿体平滑筋の収縮, 弛緩

A) 神経

陰茎海綿体平滑筋は交感神経・副交感神経・nonadrenergic noncholinergic:NANC 神経による三重神経支配を受けている.

(a) 交感神経

交感神経の末端からノルアドレナリンを放出し, それが海綿体平滑筋に存在する α_1 受容体に結合し, 海綿体平滑筋を収縮させ陰茎を非勃起状態に保つ静的な役割と消退をおこす動的な役割がある.

(b) 副交感神経

コリン作動性神経は直接海綿体平滑筋に作用するのではなく交感神経に抑制を, NANC神経に促進をかけ, 勃起発現に関与している.

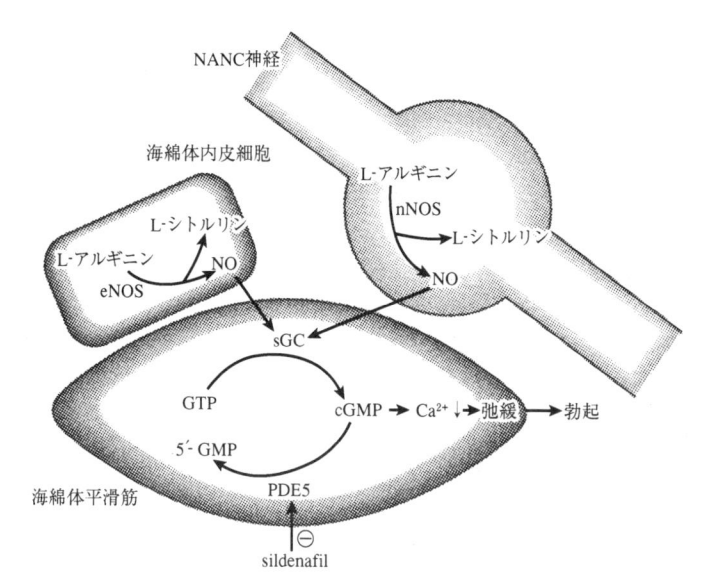

図11-5 勃起をコントロールする細胞内情報伝達系およびバイアグラの作用機序
(木元康介, 新図説泌尿器科学講座4:内分泌疾患, 性機能障害., pp309-313, メジカルビュー社, 1999より引用)

(c) NANC神経(図11-5)

勃起をおこすのが, この神経である。NANC神経内でNO合成酵素(nNOS)によりL-アルギニンを基質として合成されたNOが海綿体細胞内に浸透し, 平滑筋細胞内の可溶性グアニール酸シクラーゼ(sGC)を活性化する。この活性化によってサイクリックGMP(cGMP)を産生し海綿体平滑筋を弛緩させ, その結果勃起を生じさせる。このcGMPはphosphodiesterase:PDE 5型により分解される。

B) 内皮

陰茎海綿体内皮から放出されるNOをはじめとする種々の生理活性物質が海綿体平滑筋の緊張の調節をしている。

(a) EDRF:endothelium derived relaxing factor(血管内皮由来弛緩因子)/NO

内皮由来のNOもL-アルギニンを基質としてNO合成酵素(eNOS)によって合成・放出され, 平滑筋細胞に浸透し, 細胞内のsGCを活性化しcGMPを産生し弛緩を生じさせる。

(b) その他の因子

エンドセリン, EDCF:endothelium derived contracting factorやプロスタグランジン, VIP:vasoactive intestinal polypeptideの関与も報告されている。

(3) 射精の生理

1) 射精現象

①精液の後部尿道への排出, ②後部尿道へ排出された精液の体外への射出, ③射精時の内尿道口の閉鎖という3つの現象で構成され, オーガズム(極致感)はこれに付随しておこる。これらの過程は自律神経(主として交感神経)と体性神経(陰部神経)によって支配されている。射精時には陰茎皮

膚からの球心性のシグナルが陰茎背神経および陰部神経を介して仙髄に伝わり，胸腰髄（L_1～L_2）に伝達され，遠心性の交感神経シグナルが主に腰髄から出て腰内蔵神経および骨盤神経を経て，また体性神経シグナルが陰部神経を経て精路に伝わり射精をおこす（脊髄反射）。この脊髄反射はさらに上位の中枢により抑制あるいは促進的に調節されており，その部位として視床下部なかでも内側視索前野（MOPA）が重要視されている。

2．各 論

(1) 勃起障害（erectile dysfunction：ED）
 1）定義
　性交時に有効な勃起がえられないため満足な性交がえられない状態と定義し，通常性交のチャンスの75％以上で性交が行えない状態とする。

(2) 勃起障害の分類（表11-1）

表11-1　勃起障害の分類

(1) 機能性勃起障害	① 心因性勃起障害 ② 精神病性勃起障害 ③ その他
(2) 器質性勃起障害	① 陰茎性勃起障害 ② 神経性勃起障害 　②-1　中枢神経 　②-2　脊髄神経 　②-3　末梢神経 ③ 血管性勃起障害 ④ 内分泌性勃起障害 ⑤ その他
(3) 混合性勃起障害	① 糖尿病 ② 腎不全 ③ 泌尿器科的疾患 ④ 外傷および手術 ⑤ 加齢 ⑥ その他
(4) その他の勃起障害	薬物・脳幹機能障害など

(IMP研究会用語委員会，臨床泌尿器科，39：789-791，1985より引用)

 1）機能性（心因性）勃起障害
　勃起機能は正常であるが，心理的要因などにより性交ができない勃起障害である。
 2）器質性勃起障害
　陰茎の支配神経，血管，組織などの障害や内分泌障害により十分な勃起がえられず性交ができない勃起障害である。
 3）混合性勃起障害
　上記2つの要素が混在している勃起障害をいう。

4）その他の勃起障害

　薬物性勃起障害や病態が明らかでないものがある。

(3) 疫学

　40歳から70歳の日本人の勃起障害（ED）の罹患率は平均34.8％で1000万人前後の罹患者数と予想されている。

(4) 危険因子

　1）加齢

　罹患率は年齢に比例して上昇しており，原因として動脈硬化や男性更年期障害などが示唆されている。

　2）慢性疾患

　原因として糖尿病，心疾患，末梢血管障害，多発性硬化症，うつ病，腎機能障害などが挙げられる。

　3）手術と外傷

　後腹膜リンパ節郭清，大動脈瘤手術などの血管手術，骨盤内手術，脊髄損傷，会陰部打撲など主に神経損傷に伴うものが多い。

　4）嗜好品

　タバコ，アルコールの関与が報告されている。

　5）薬剤

　わが国では，酢酸クロルマジノン，スルピリドの順で多い。

(5) 診断

　1）問診（表11-2）

　勃起障害（ED）に対する問診表として国際勃起スコア（International Index of Erectile Function：IIEF）がある。ただ，IIEFは15項目あり外来のスクリーニングには適していないため，実際にはクエン酸シルデナフィルの治験の中で勃起障害（ED）の診断に寄与することの多かった簡易型のIIEF 5を用いていることが多い。内容として，"勃起の自信"，"勃起の硬さ"，"勃起の維持"，"勃起の維持の困難さ"，"性交の満足度"である。これは，cut-off値を21とすると，感度は0.98，特異性は0.88となるように非常に信頼性の高い問診表である。

　他に，生活歴，性遍歴，既往歴，合併症，薬剤歴などを問診する。また，必要に応じて，心理検査を行う。

　2）夜間陰茎勃起測定

　夜間陰茎勃起は，睡眠中のREM睡眠に一致して生じる陰茎の周期的な生理的勃起である。夜間陰茎勃起は性的興奮など精神的影響を受けず，これを測定することは機能性（心因性）勃起障害と器質性勃起障害の鑑別診断に非常に有用である。現在，行われている検査としてスタンプテスト，エレクチオメーター，スナップゲージ，リジスキャンが挙げられる。

表11-2 IIEF5（スクリーニング用）

患者さんへ：
健康な性は個人の身体的・情緒的健康の非常に重要な部分を占めます。勃起障害は性の訴えのうちで最もありふれたものです。勃起障害に対する治療法は数多くあります。本質問表はあなたとあなたの主治医があなたが勃起障害にかかっているかどうかをはっきりさせ，治療法について検討する材料を与えるものです。
各質問項目は5～6の選択肢からなっており，最も今のあなたの状態を表している項目をひとつ選んで○で囲んで下さい。

性機能問診票
（IIEF5）

年　　　月　　　日

氏名 _____

カルテ番号 _____

最近6カ月で，

		非常に低い	低い	普通	高い	非常に高い
1. 勃起を維持する自信の程度はどれくらいありましたか？		1	2	3	4	5
2. 性的刺激による勃起の場合，何回挿入可能な勃起の硬さになりましたか？	性的刺激一度もなし　0	全くなし又はほとんどなし　1	たまに（半分よりかなり下回る回数）　2	時々（半々くらい）　3	おおかた毎回（半分よりかなり上回る回数）　4	毎回又はほぼ毎回　5
3. 性交中，挿入後何回勃起を維持することができましたか？	性交の試み一度もなし　0	全くなし又はほとんどなし　1	たまに（半分よりかなり下回る回数）　2	時々（半々くらい）　3	おおかた毎回（半分よりかなり上回る回数）　4	毎回又はほぼ毎回　5
4. 性交中に，性交を終了するまで勃起を維持するのはどれくらい困難でしたか？	性交の試み一度もなし　0	ほとんど困難　1	かなり困難　2	困難　3	やや困難　4	困難でない　5
5. 性交を試みた時に，何回満足に性交ができましたか？	性交の試み一度もなし　0	全くなし又はほとんどなし　1	たまに（半分よりかなり下回る回数）　2	時々（半々くらい）　3	おおかた毎回（半分よりかなり上回る回数）　4	毎回又はほぼ毎回　5

合計点数 _____ 点

21点以下であれば勃起障害の疑いがあります。主治医に相談して下さい。

（木元康介，泌尿器科外来シリーズ6：Erectile Dysfunction 外来，pp16-23，メジカルビュー社，2000より引用）

3）血管系検査

A）陰茎海綿体注射

PGE$_1$ 10～20μgを陰茎海綿体に注射して勃起までの時間やその程度により血管障害を診断する方法である。勃起が不完全であったり，完全勃起まで15分以上かかる症例は血管系の障害を疑う。

B）ペノグラム

性的聴視覚刺激や陰茎海綿体注射を行い，勃起のおこる前後の陰茎に流入する血流をアイソトープにより測定する方法である。

C) カラードプラー検査

陰茎海綿体注射を行い，経時的に陰茎深動脈の直径と脈波を観察する方法である。

D) 内陰部動脈

陰茎の動脈造影は最も正確に動脈の解剖や形態学的変化を明らかにできる。侵襲が大きいため，本来血管手術を必要とする患者が適応になる。

E) 陰茎海綿体造影

この検査は静脈性または，海綿体性勃起障害の診断を目的とし，方法は陰茎海綿体注射を行い，陰茎海綿体に注射針を刺入したまま造影する。

4) 神経系検査

A) 神経学的診断

精巣挙筋反射（L_1〜L_2），肛門反射（S_2〜S_4），球海綿体反射（S_2〜S_4）は，外来レベルでの診断に有用である。

B) 末梢神経検査法

球海綿体筋誘発筋電図法や陰茎振動覚閾値測定などの客観的検査があるが，末梢神経障害のすべてを反映するものではない。

(6) 治療

1) クエン酸シルデナフィル（バイアグラ®）（図11-6）

前述（図11-5）のように勃起は性的刺激により，陰茎海綿体に分布するNANC（非アドレナリン非コリン作動性）神経と海綿体内皮細胞において一酸化窒素（nitric oxide：NO）が合成・放出され，海綿体細胞内に浸透し，グアニール酸シクラーゼを活性化し，サイクリックGMP（cGMP）を産生することにより，細胞内のカルシウムレベルを低下させ，海綿体平滑筋を弛緩させる。その結果，動脈血が海綿体洞に流入し，貯留することにより海綿体内圧は上昇し，勃起が生じる。勃起障害（ED）

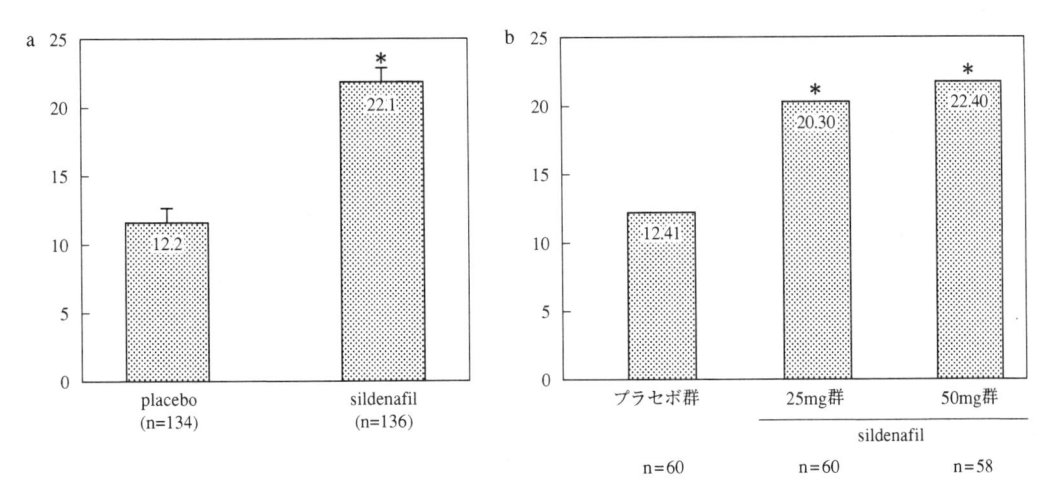

図11-6 バイアグラの有効率
（木元康介，新図説泌尿器科学講座4：内分泌疾患，性機能障害．，pp309-313，メジカルビュー社，1999より引用）

患者では，種々の原因によりNOの放出が低下しているためcGMPの蓄積がおこらず，勃起の発現・維持が障害されている．勃起障害（ED）患者にPDE5阻害剤であるクエン酸シルデナフィルを投与するとcGMPの分解が抑制され，海綿体平滑筋内にcGMPが蓄積することにより，海綿体平滑筋が弛緩し，勃起がおこる．現在のところ，勃起障害の第1選択薬である．

　2）陰茎海綿体注射

　前述のように末梢血管作動薬を陰茎海綿体に注射する方法であるが，侵襲的であることと国内では自己注射が認められていないため，現在は治療よりも診断として用いられることが多い．

　3）陰圧式勃起補助具

　現在，クエン酸シルデナフィルが勃起障害（ED）に対する第1選択治療法であるが，無効例や合併症の問題で投与できない場合の治療法として推奨されている．機能性（心因性），器質性を問わずあらゆる勃起障害に対して有用である．しかし，真空ポンプを使い，勃起を生じさせ，維持するために根元にリングをはめるという行為からパートナーの理解が必須であることが問題である．

　4）陰茎プロステーシス

　上記治療法が無効な症例で，しかも，平滑筋機能が異常な症例などが適応である．

　5）血管手術

　血管造影などで動脈性，静脈性の鑑別を行い手術方針を決める．

　　A）動脈手術

　　下腹壁動脈－陰茎背動脈吻合術，下腹壁動脈－深陰茎背静脈吻合術などがある．

　　B）静脈手術

　　深陰茎背静脈手術，脚結紮術，静脈塞栓術などがある．

　6）心理療法

　機能性（心因性）勃起障害に対して行われる．ノン・エレクト法などがあるが心療科との連携を取りながら行う必要がある．多くの方法があり，詳細については文献1）を参考にしていただきたい．

(7) その他の疾患

　1）持続勃起症（priapism）

　性欲と無関係に有痛性の勃起が持続する疾患であり，後遺症として高率に器質性勃起障害を引きおこす．原因として，鎌状赤血球症や精神病や外傷などがある．分類としては，海綿体洞に充満した動脈血が還流不能となった状態をlow flow priapism と呼び，逆に陰茎深動脈を損傷し，海綿体洞に動脈出血をきたした状態をhigh flow priapismと呼ぶ．鑑別には陰茎海綿体血液の血液ガス分析を行う．治療としては，まず，血管収縮薬を投与し，無効例にはlow flow に対してはシャント術などを行い，high flow に対しては塞栓術などを行う．

　2）先天性陰茎湾曲症・陰茎硬化症（ペイロニー病）

　勃起時に陰茎が湾曲する疾患をいう．

(8) 射精障害

　前述に述べた射精過程で何らかの障害があると，発症する．特に生殖年齢層にとっては男子不妊症

の原因になるため,勃起障害より問題が深刻になる場合がある。

1)射精障害の分類

射精障害の分類として,①射精までの時間に異常があるもの(早漏,遅漏など),②逆行性射精,③順行性・逆行性にも射精が不可能なもの,④膣内射精のみ不能なもの,⑤オーガズムの欠如がある。

臨床的に最も重要視されているのは②逆行性射精である。病態機序は射精時の内尿道口の閉鎖不全であり,原因として,後腹膜リンパ節郭清,経尿道的前立腺切除術,骨盤内手術などがある。診断は射精後の検尿で精子の存在を確認することである。

2)診断と治療

大部分が心因性であるが,一部には視床下部・下垂体疾患によるものや手術,薬剤によるものもあり,問診,ホルモン検査などを行う必要がある。治療には,分類によりさまざまな治療法があるが有効な治療法は確立していない。ただし,生殖年齢層にある患者については,挙児の希望がある場合は男子不妊症に準じ,診断・治療をすすめていくべきである(第12章参照)。

【文献】
1)吉田修,新図説泌尿器科学講座4:内分泌疾患,性機能障害.,メジカルビュー社,1999.
2)吉田修,泌尿器科外来シリーズ6:Erectile Dysfunction外来,メジカルビュー社,2000.

第12章　男性不妊症

1. はじめに

　正常な性行為を営むにもかかわらず1年経っても妊娠の成立をみない夫婦を不妊症といい，そのうち男性側に原因，すなわち授精不能の状態にある者を男性不妊症という。不妊夫婦は10～15組に1組みられ，その中男性側のみの原因が24％，男性＋女性の原因が24％，女性のみの原因が41％，残りの11％にははっきりした原因がなく，その半数は12カ月以内に子供に恵まれる[1]。

　男性側の不妊因子は多種多様であるが（表12-1)[2]，頻度的には特発性と呼ばれている原因不明の精子形成障害が約60％，精索静脈瘤が25～40％と精子形成障害によるものが大部分を占めている（表12-2)[3]。

表12-1　男性不妊症の分類と治療法

病因	治療法
精巣前の障害	
内分泌性（ゴナドトロピン欠損症）	
先天性（Kallmann症候群）	ホルモン療法
後天性（腫瘍，外傷後，empty sella，医原性）	薬物／外科的
性交障害	
勃起障害	薬物
射精障害	ART（IUI/IVF）
精巣の障害	
先天性	
無精巣症	なし
停留精巣	薬物／2歳までの精巣固定術，ART
遺伝性	
Klinefelter症候群とその変異体	TESE＋ICSI
Y染色体欠損	TESE＋ICSI
Monogenic anomalies	
Immotile cilia syndrome（Kartagener Syndrome）	ICSI
精索静脈瘤	外科的，ART
精子形成障害をきたす物質（環境，薬物）	障害物質の同定と除去
化学療法，放射線療法	精子凍結保存＋ICSI
精索捻転症，外傷，精巣炎	精子形成障害の程度による，ART
特発性	ART
精巣後の障害	
閉塞性	
精巣上体（先天性，炎症後）	MESA/TESE＋ICSI
精管（遺伝性，精管結紮術後）	MESA/TESE＋ICSI
Young症候群	TESE＋ICSI
副性器の炎症	抗菌抗生剤
免疫性（特発性，続発性）	薬物，ART（IUI）

ART: assisted reproductive technology, IUI: intrauterine insemination, IVF: in vitro fertilization, TESE: testicular sperm extraction, ICSI: intracytoplasmic sperm injection
（Krausz C et al., The Genetic Basis Male Infertility., pp1-21, Springer-Verlag, 2000 より改変）

表12-2 男性不妊症の病因と頻度

精子形成障害	1,248			83.0%
特発性（原因不明）		700	56.1%	
精索静脈瘤		448	35.9%	
その他		100	8.0%	
精路因子	206			13.7%
性機能障害（射精障害，勃起障害）	50			3.3%

（並木幹男他，日本泌尿器科学会2000年卒後・生涯教育テキスト，5：95-110，2000より一部改変）

＜メモ＞
※最近の報告では，特発性男性不妊症は30％に絞り込めるようになった
※染色体異常：無・乏精子症の5.3％，一般男性の0.6％
　・Klinefelter症候群：一般男性0.2％，男性不妊症の2％，無精子症の15％
　・Y chromosome microdeletions：無精子症の15％，高度乏精子症の10％
　＃ICSI施行症例の1％に性染色体異常があり，正常分娩症例の4倍，さらに，trisomy 18 and 21の数が顕著である．
※精索静脈瘤：男性不妊症の25～40％
※自己免疫性男性不妊：男性不妊症の5％
※先天性両側精管欠損症：cystic fibrosis（CF）geneの突然変異が70～80％

2．診　断

（1）問診

停留精巣，mumps orchitis，鼠径ヘルニアをはじめとする手術，精索捻転症，陰嚢の外傷，気道呼吸器感染症，尿路性器感染症，嚢胞性線維症，悪性腫瘍（化学療法，放射線療法）などの既往歴がみられる．なお，6カ月以内の38℃以上の発熱やviremiaには留意する．

不妊期間，性交為の実際，さらに，性交障害，射精障害，常用薬剤や嗜好品の有無を聴取し，また，妻側の状態も併せ問診する．

両親の年齢，特に母親の年齢を聞いておく．

（2）理学的検査

第二次性徴の発来状態（Tanner分類），女性乳房の有無，精索静脈瘤の有無，精巣の大きさ（容量），精巣上体と精管の有無とその状態（硬結など），直腸指診による前立腺（精嚢）の所見をうる．

第二次性徴発来不全は，gonadotropin単独欠損症（Kallmann症候群），器質的下垂体疾患，Klinefelter症候群などの染色体異常にみられる．Kallmann症候群はしばしば嗅覚の低下，喪失を合併している．Klinefelter症候群の20～30％に女性乳房が，また，女性型恥毛もみられる．

尿道の異所開口（尿道下裂），陰嚢内に精巣を触れない（停留精巣：妊娠率は片側性80％，両側性50％），精巣上体あるいは精管を触れない（先天性欠損症）または硬結を触れる（炎症），直腸指診で前立腺の形態，特に凹凸不整圧痛（前立腺炎）などに留意する．

精索静脈瘤は，蔓状静脈叢のうっ血による拡張であり，約90％（75～95％）の症例は左陰嚢内に発症し，立位で触診をすると"bag of worms"として触れる．しかし，触知しない症例（約40％）にはValsalva法を併せ行うが，それでも触知しないsubclinical varicoceleの症例もある．

精巣容量は，精細管の容量（約85％を占める）を反映しており，精子形成能を間接的に知ることができる．容量の測定は市販のorchido-meterを用いると便利である．通常14～15 ml（長径4 cm）以

上あれば正常，7.5 ml以下であれば精巣障害による無精子症，2.5 ml以下であれば Leydig 細胞機能不全を伴っていることを考える．小さくて硬い精巣は Klinefelter 症候群を疑う．

勃起不全は複雑であり，第11章を参照されたい．射精障害の典型は，精巣癌などに対する両側後腹膜リンパ節郭清術後にみられる．射精痛は前立腺炎を，射精感があって無精液のときは逆行性射精症を考え，その後に検尿を行って確認する．

(3) 臨床的検査
　1) 精液検査
　少なくとも48時間以上，ただし7日間をこえない禁欲の後，用手的に蓋付き広口滅菌プラスティックジャーに採取する．最初の評価には，7日以上3ヵ月以内に少なくとも2回の検査を行う．
　各パラメータの誤差が20％以内であれば良として評価するが，もし一番目の所見が正常基準値（表12-3）[4] をクリアしておればそれ以上の検査は必要ない．全量が採取されなければ検査の評価に値しない．

表12-3　精液所見の正常基準値（WHO，1992）

Standard tests	Optional tests
精液量：2.0 ml以上 pH：7.2～8.0 精子濃度：20×10^6/ml以上 総精子数：40×10^6/ejaculate以上 精子運動率：射精後60分以内で 　　　　　50％以上の前進性あり* 　　　　　25％以上の速い直進性あり# 精子奇形率：30％以上の正常形態精子 精子生存率：75％以上の生存 白血球数：1×10^6/ml以下 Immunobead test：ビーズ付着精子20％以下 MAR test：赤血球付着精子10％以下	α-Glucosidase(neutral)： 　　　　　　20 mU/ejaculate以上 亜鉛(total)：2.4 μmol/ejaculate以上 クエン酸(total)：52 μmol/ejaculate以上 フルクトース(total)：13 μmol/ej.以上

＊Categories a and b　　＃Category a
　付：Category a：rapid progressive motility
　　　Category b：slow or sluggish progressive motility
　　　Category c：nonprogressive motility
　　　Category d：immotility
※無精子症，乏精子症（精子数＜20×10^6/mL），精子無力症（運動精子＜50％），および精子奇形症（正常精子＜30％）は不妊夫婦の半数，男性不妊の90％を占める．
※不妊症の約10％は上記パラメーターの異常をみない．
（WHO, WHO laboratory manual for the examination of human semen and sperm-cervical mucus interaction. 3rd ed., Cambridge University Press, 1992より一部改変）

精液採取後1時間以内に20～40℃の室温で保管搬送し，検査に供する．正常な液化は室温で1時間以内におこる．
　精液量の大部分は精嚢液であり，0.5～1.0 mlが前立腺液である．精液量が1.0 ml以下と少量のときは部分的逆行性射精，両側先天性精嚢精管欠損，射精管の通過障害を考える．精漿中に fructose が存在すれば部分的逆行性射精症である．粘稠度の増加は前立腺液の異常を考える．正常精液のpHは7.2～7.8，前立腺液は酸性，精嚢液はアルカリ性である．pHが7.8以上のアルカリのときは前立腺の感染を，pH7以下の酸性で無精子症のときは精路通過障害を疑う．
　精子の運動性がみられないときは，immotile cilia 症候群，Kartagener 症候群などを考え，精子尾部の電顕による検索を行う．

精巣容量が正常な無精子症は精路通過障害を，小さな精巣容量で無精子症や精子濃度が5×10^6/ml未満の高度乏精子症では精子形成障害（Klinefelter症候群，Sertoli cell only症候群，特発性精子形成障害など）を，20×10^6/ml未満の乏精子症では選択的精子形成障害（精索静脈瘤，特発性乏精子症など）を，20×10^6/ml以上の正常精子症（normal but infertility）は精子機能検査，抗精子抗体の検査，女性側の（再）検索を考える。精子濃度が正常で，round-headed spermatozoaをみるときはacrosomeかpost-acrosome sheathの異常がある。精子の凝集をみるときは精子凝集抗体の存在を疑う。運動精子が40％以下のときはvital stain（Eosin Yで染まれば死滅精子）か精子膨化試験（hypo-osmotic swelling test: HOS，正常であれば膨化する）を行う。膿精液症があれば前立腺あるいは精嚢の感染症を考慮する。

一般に，精子の濃度，運動率，奇形率の三者とも異常をみることが多く，単独に障害されていることはむしろ少ない。

2）精子機能検査

　A）精子運動能試験

　　computer-assisted semen analysis：CASAによる運動速度，走行状態，鞭毛のbeat frequencyなどを検査する。

　B）ペネトラックテスト

　　牛頸管粘液中でのヒト精子の運動性がヒト頸管粘液中での運動性と相関することから，精子の直進運動性の評価に用いる。

　C）hypoosmotic swelling test

　　精子に低浸透圧負荷をかけ，精子の尾部に認められる膨化の形態的変化を分類，精子尾部細胞質をもとにして間接的に受精能を判定する。

　D）ハムスターテスト

　　透明帯を除去したハムスター未受精卵は種々の動物の精子が進入するという性質を利用し，ヒト精子の受精能を推定する。

　E）アクロビーズテスト

　　先体反応を終了した精子頭部に発現するCD46抗原に対するモノクローナル抗体MH61を用いて精子先体機能と運動性を総合的に評価する。

　その他，nuclear stability assay（acridine orange stability assay：精子の染色性と活動精子），精液中のATPの測定，ヒト透明帯結合試験などが行われている（図12-1）[5]。

3）内分泌検査

　ルーチン検査として，血中LH，FSH，testosterone：T，prolactin：PRLが測定される。FSHの値は精子形成能をよく反映しており，正常値の3倍をこえると明らかに精子形成障害を認め，治療効果が期待できない。LH値の低下とT値の低下はsecondary hypogonadismを，LH値の上昇とT値の低下はprimary hypogonadismを意味する。高PRL血症は勃起不全との関係が深い。

　その他，視床下部の予備能をみるclomiphene test，下垂体の予備能をみるLH-RH test，Leydig細胞の予備能をみるhCG test，アンドローゲン不応性男性不妊症をみるandrogen receptorの検査，アンドローゲン代謝酵素欠損を評価する17α-hydroxyprogesteroneやdehydro-epiandrosterone：DHEA

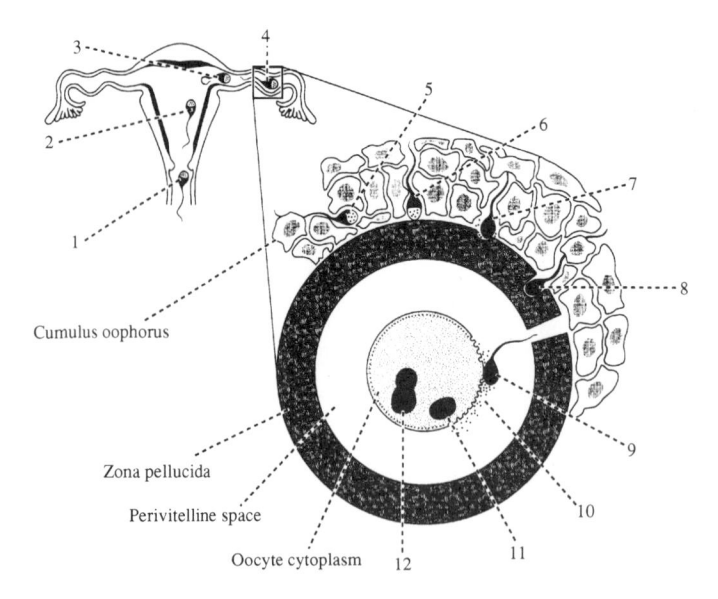

Cumulus oophorus

Zona pellucida

Perivitelline space

Oocyte cytoplasm

1 a. deposition of normal spermatozoa
1 b. cervical mucus penetration
2. sperm migration through the uterus
3. sperm capacitation and hyperactivation in the fallopian tube
4. an enlargement of spermatozoa-oocyte interaction
5. sperm penetration of cumulus oophorus
6. sperm binding to zona pellucida
7. acrosome reaction
8. sperm penetration of zona pellucida
9. sperm fusion with oocyte plasma membrane
10. cortical granule exocytosis
11. nuclear decondennsation
12. nuclear fusion
13. embryo cleavage and uterine implantation (not illustrated)

Sperm Fertility Tests	Steps of Fertilization
1. Strict morphology	1a
2. CASA	1a, 3
3. Sperm nuclear stability assays	1a
4. Hypo-osmotic swelling test	1a
5. Cervical mucus/sperm interaction assays	1a, 1b
6. Sperm capacitation assays	3
7. Acrosome reaction assays	7
8. Sperm penetration assays	1a, 3, 7, 9, 11
9. Hemizona binding assays	1a, 3, 6
10. Reactive oxygen species assays	1a, 3
11. IVF and ART	1a, 3, 6-12

図12-1 妊娠の過程と精子妊孕能の検査法
(Tripp BM et al., Infertility in the Male. 3rd ed., pp194-209, Mosby-Year Book, 1997より引用)

などを検査する。

4）免疫検査

　臨床的には液性抗体である精子凝集抗体（補体非依存性），精子不働化抗体（補体依存性），精子結合抗体の検査および精子－頚管粘液貫通試験が行われている。精子結合抗体（MAR: mixed antiglobulin reaction や immunobeads test）はIgGよりIgAの結合が臨床的には重要とされ，抗体と結合した微粒子が10〜40％の精子に結合しているときは免疫性不妊を疑い，さらに40％以上の結合

表12-4 男性不妊症と遺伝子異常(抜粋)

病　名	頻度／人口	頻度／男性不妊症	遺伝的事項
精巣前の障害			
Kallmann Synd.	1/1〜5万人	まれ	X連関劣性, KALIG-1(Xp22.3)
Prader-Willi Synd.	1/1.6〜2.5万人	まれ	父性 15q12 欠失
Bardet-Biedl Synd.	きわめてまれ	まれ	常染色体劣性, 16q21
精巣の障害			
Klinefelter Synd.	1/500男性	2％；15％/無精子症	90％-47, XXY(核型異常)
XYY Synd.	1〜4/1000男性	0.84/1000	47, XXY(核型異常)
Deletion of AZF	1/1万男性	10〜13/非閉塞性無精子症	AZF(Yq11.22-23)欠失
46, XX male	1/2万男性	まれ	46, XX, SRY 遺伝子(＋), AZF 欠失
精巣後の障害			
Cystic fibrosis	1/2500人	まれ	常染色体劣性, CFTR(7q31.1)欠失
先天性両側精管欠損症	1/1000人	1〜2％；10％/閉塞性無精子症	常染色体劣性, CFTR(7q31.1)欠失
Young Synd.	?	3.3/100	常染色体劣性, CFTR(7q31.1)欠失
Immotile cilia Synd.	1/2〜6万人	?	常染色体劣性, 遺伝的異質性
Androgen不応症	1/6万人	?	X連関劣性, A-Rc 遺伝子(Xq11-12)欠失

AZF: azoospermia factor, CFTR: cystic fibrosis transe membrane conductance regurator,
SRY: sex determing region of the Y, A-Rc: androgen receptor
(Mak V et al., Journal of Urology, 156: 1245-1257, 1996より抜粋)

時には免疫性不妊症としてよい。

　流血中の精子凝集抗体価は後天性精路通過障害（精管結紮術術後など）の患者では半数以上（50〜80％）に上昇をみる。精漿あるいは頸管粘液の凝集抗体，不働化抗体の存在は有効精子濃度や機能に影響し，不妊の原因とされている。

5）染色体・遺伝子の検査

　47, XXYあるいはその変異体（variants）を証明すれば Klinefelter 症候群で，不妊男性の約2％，無精子症の約15％にみられる。その他，47, XYY（super male），46, XX male などがみられる。乏精子症では Robertson 転座，逆位，相互転座などが認められる。精子形成に関わる遺伝子がY染色体長腕上に azoospermic factor：AZF（AZFa, b, c, d）としてみつかっている。無精子症と高度乏精子症においてDNAの microdeletion が前者で15％，後者で10％程度認められる。男性不妊症と関係の深い遺伝子異常について抜粋を表12-4に示す。

（4）陰嚢試験切開，精巣生検，精管精嚢造影

　左右対象の陰嚢内容であれば片側でよい。試験切開で精巣上体の状態や通過障害の有無を検索し，精巣生検材料で光顕的に病理組織検査を行い，さらに，DNA flow cytometry：FCMで精子形成能を検査する。特発性不妊症の多くは精細胞そのものが少ない hypospermatogenesis か maturation arrest と呼ばれる精子形成過程が障害された組織像がみられる。FCMでは正常では haploid の細胞が有意であるが，精子形成障害があると diploid の細胞が多くなる。

　精管，精嚢，射精管を造影あるいは経直腸的超音波断層法を行って通過障害や形態を観察する。

（5）精索静脈瘤の診断

　color Doppler echography で Valsalva 法下に内精静脈への逆流を証明するか，thermography を行って陰嚢表面あるいは精巣実質内温度を測定する。正常の陰嚢温度は体温より3〜4℃低い（32〜33℃）。

表12-5 男性不妊症における検査の概略

```
<ルーチン検査>
 1. 問診
 2. 理学的検査：外陰部奇形，精巣サイズ，精索静脈瘤の有無，前立腺など
 3. 精液検査：精液量，精子濃度，精子運動率，精子形態
 4. 内分泌検査：FSH, LT, testosterone, prolactin
<補助検査法>
 1. 精索静脈瘤：カラードプラ超音波断層法，サーモグラフィ，陰嚢シンチグラフィ
 2. 閉塞性無精子症：精液中フルクトース，超音波断層法，精巣生検，精管造影，cystic
    fibrosis gene
 3. 内分泌検査：LH-RH test, hCG test, clomiphene test, androgen receptor,
                17α-hydroxyprogesterone, DHEA, ACTH
 4. 高度乏・無精子症：染色体検査，遺伝子検査
 5. 精子無力症：精子（尾部）電顕検査
 6. 原因不明：
      ・精子機能検査
      ・抗精子抗体検査
```

35℃をこえると精子は造られない。また，陰嚢 scintigraphy や逆行性腎静脈造影で内精静脈への逆流を描出できれば確定診断がつく。

男性不妊症の検査法の概略を表12-5に示す。

3．治　療

治療の目的は受診した夫婦が子供に恵まれることにあり，できれば自然妊娠によることが望ましい。したがって，正しく性交為が行われているかどうか聴取し，排卵日などを考慮して指導することも治療の第一歩である。ちなみに，女性の体内での精子生存期間は約48時間である。

治療あるいは経過観察の単位は，精子形成完成期間はヒトでは74日間，精巣上体での成熟と通過に3～5日間を要することを考慮して，3ヵ月毎に精液検査を，ホルモン療法中では血中ホルモンを測定する。なお，3～6ヵ月前のウィルス感染，薬物の服用などの病歴には留意する。

妊孕能は夫婦相互の相対的能力によって決まるので治療効果や予後の判定はきわめて困難である。無精子症で，血中FSH値が高値，精巣生検で精細管の変性が強い症例（Sertoli cell only 症候群，Klinefelter 症候群など）は精子形成能の回復は期待できないが，症例によっては，後述のごとく精巣内精子回収法（TESE）によって精子がえられればICSIを行う。

精巣上体の通過障害では吸引法（fine needle aspiration：FNA）か外科的に精子を採取し，補助生殖技術（assisted reproductive technology：ART）の必要性を説明する。近年，ARTの進歩はめざましく，精巣上体のみならず精巣内精子を採取して妊娠の成立をみている。

一般に，年齢が40歳以上，不妊期間が5年以上，精子濃度$5×10^6$/ml未満の症例では自然妊娠率はきわめて低い。なお，女性の年齢が35歳までにできるだけ挙児をえるよう治療計画を立てる。

男性不妊症の治療法を表12-6に示す。

表12-6 男性不妊症の治療法

```
A. Medical treatment
    1. Specific treatment of selected patients
    2. Empirical therapies
B. Surgical treatment
    1. Varicocele repair
    2. Surgery for ductal obstruction
C. Assisted reproductive technology (ART)
    1. In vitro techniques
    2. Noncoital reproduction
        (1) Intrauterine insemination (IUI)
        (2) In vitro fertilization
        (3) Assisted fertilization techniques
D. Cryoreservation
```

(1) 薬物療法

1) 特殊な疾患に対する特異的療法

 gonadotropin 単独欠損症に対する pulsatile Gn-RH 療法 や hCG/hMG 療法，感染症に対する抗菌抗生剤，抗精子抗体に対する抗免疫療法などが行われている。

2) 特発性不妊症に対する経験的療法

 Kallikrein, vitamin B_{12}，漢方薬などの非ホルモン剤，clomiphene citrate, tamoxifen citrate などの合成抗 estrogen 剤，合成 androgen 剤などのホルモン剤が経験的に用いられているが，妊娠率でみた奏効率はきわめて低い。

(2) 手術療法

1) 精索静脈瘤に対する手術

 精索静脈瘤の程度と妊孕性には議論のあるところではあるが，subclinical なものでも内精静脈の結紮術か塞栓術を行う。術後半年以上の経過観察が必要であるが，精液所見の改善と自然妊娠（妊娠率25〜40％）を期待できる療法である（表12-7）。

表12-7 精索静脈瘤の治療成績

報告者（年）	症例数	妊娠率（平均）
Pryor & Howards (1987) *	2,466	24〜53％(43％)
田中・酒徳ら (1986)	195	23.6％
広川ら (1989)	58	50.5％
田中ら (1990)		
corrected	34	29.4％
not corrected	44	6.8％
田中ら (1996)	40	37.5％
WHO Varicocele Trial (1997)		
immediate group[#1]	67	34.8％
delayed group[#2]	68	16.7％

＊米国16文献の集計
#1：直ちに手術した症例，#2：1年間経過観察後手術した症例
(田中啓幹他，産婦人科の世界，47：639-643, 1995 と Hargreave TB, Current Advances in Andrology. -Proceedings of the VIth International Congress of Andrology., pp31-44, 1997より引用)

2) 精路通過障害に対する手術

 精巣上体，精管の閉塞には顕微鏡下に精管精管吻合術，精管精巣上体吻合術をまず施行する。精

巣上体や精管の欠損症には，吸引あるいは切開により精子を採取してARTを行う。なお，empty epididymis の症例には，精巣のFNAあるいはTESEを行って卵細胞質内精子注入法（ICSI）が試みられている。

（3）補助生殖技術（ART: assisted reproductive technology）

精子採取法（sperm retrieval techniques）とARTを表12-8に示す。

表12-8 補助生殖技術（ART:Assisted Reproductive Technology）

```
A. Sperm processing
    (1) Percoll/albumin gradient
    (2) Albumin swim up technique
B. Noncoital reproduction
  1. Sperm retrieval techniques
    a. Fine needle aspiration method (FNA)
      (1) Percutaneous epididymal sperm aspiration (PESA)
      (2) Percutaneous testicular sperm aspiration (PTSA)
    b. Surgical procedure
      (1) Microsurgical epididymal sperm aspiration (MESA)
      (2) Testicular sperm extraction (TESE)
  2. The type of ART
    (1) Conventional IVF: IVF, TET, GIFT, ZIFT
    (2) Micromanipulation: PZD, SuZI, ICSI, (ROSNI)
C. Cryoreservation
```

IVF: in vitro fertilization,   TET: tubal embryo transfer,
GIFT: gamete intrafallopian transfer,
ZIFT: zygote intrafallopian transfer,   PZD: partial zona dissection,
SuZI: subzonal sperm insertion,   ICSI: intracytoplasmic sperm injection,
ROSNI: round spermatid nuclear injection

1）semen processing

　従来は，精子洗浄，swim-up，sperm processingなどを用いてAIHが施行されていたが，現在では，媒精とともにPercoll gradient遠心分離法によってえられた精子をARTに供する方法がよく行われている。

2）sperm retrieval techniques

　従来は，外科的に陰嚢を切開して精子を吸引（MESA: microsurgical epididymal sperm aspiration）する方法が，針を用いて経皮的に採取するFNA法（PESA: percutaneous epididymal sperm aspiration）より精子採取率がよく，したがって受精率も高く繁用されていたが，最近は，ARTにICSI: intracytoplamic sperm injection が導入され，受精効率が向上したので侵襲の少ないFNA法が行われることが多くなってきている。さらに，凍結保存をした精子を用いても受精率や妊娠率が変わらないことも報告されている。

3）in vitro fertilization（IVF）とICSI

　conventional IVF に代わって，micro-manipulation 法（PZD, SuZI, ICSI），中でもICSIは，死滅精子でなければ精子の形態的機能的異常に関係なく受精・妊娠効率もよく，挙児の奇形率も自然妊娠例の3〜4％と差はみられていないなどの理由で，最近は，PTSA/TESE＋ICSIが多く行われている。

　できるだけ自然に近い妊娠を優先するとの考え方から，精子濃度が500×10^6/ml，運動率が30％程度であれば，IUI→IVF→ICSIの順に選択するのが一般的である。ただし，配偶者（妻）の年齢が

表12-9 各種ARTと成績

	方　法	精子の条件	妊娠率
人工授精 (IUI)	射出精子をそのまま，あるいは，洗浄，選別，調整の上，子宮内に入れる	通常，精子数$5×10^6$/ml，運動率30％以上	7〜8％/cycle
体外受精 (IVF)	過排卵処置により得た卵と精子をin vitroで培養，受精，卵割が生じれば子宮内に戻して着床，妊娠を期待する	通常，運動精子$0.5×10^6$/ml以上必要（$10〜20×10^6$/卵）	採卵当り18.5％
ICSI	卵に1個の精子を直接注入する	1〜数個の生存精子で可能	採卵当り21.2％

(並木幹男他，日本泌尿器科学会2000年卒後・生涯教育テキスト，5：95-110, 2000より一部改変)

35歳を過ぎるとARTの成績が悪くなることも留意する必要がある。

なお，円形精子細胞を用いたICSI（ROSNI: round spermatid nuclear injection）による妊娠例の報告もみられるが，日本不妊学会倫理委員会は本邦におけるROSNIは認めていない。

ARTの方法と治療成績を表12-9に示す。

また，不妊男性のマネージメントとガイドライン（WHO, 2000）を図12-2にフローチャートとした。

図12-2 男性不妊症の取り扱い法（WHO, 2000）

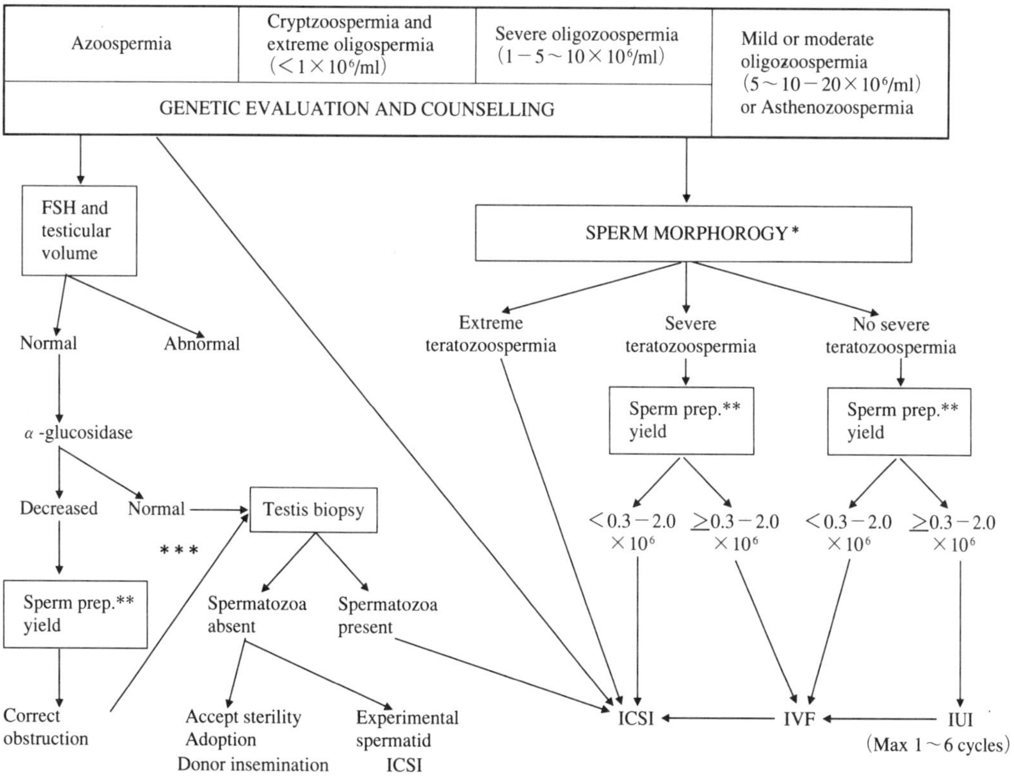

* Sperm morphorogy is assessed as described in the WHO Laboratory Manual (CUP, 4th ed.)[10]
** Sperm preparation yield is defined as the number of progressively motile spermatozoa that may be recovered after processing an entire ejaculate from the man.
*** If available, epididymal spermatozoa can be aspirated for ICSI as part of the microepididymal sperm aspiration (MESA) procedure.

(Rowe PJ et al., WHO manual for the standardized investigation, diagnosis and management of the infertile male., Cambridge University Press, 2000より引用)

【文献】

1) Comhaire FH, Basic Investigation of the Infertile Male and Andrological Aspects of Erectile Dysfunction., pp133-142, in Comhaire FH, Male Infertility. -Clinical Investigation, Cause Evaluation and Treatment., Chapman & Hall Medical, 1996.

2) Krausz C et al., Clinical Aspects of Male Infertility., pp1-21 in McElreavey K, The Genetic Basis of Male Infertility., Springer-Verlag, 2000.

3) 並木幹男他, 第5章泌尿器内分泌－男性不妊症診療指針, 日本泌尿器科学会2000年卒後・生涯教育テキスト, 5：95-110, 2000.

4) WHO, WHO laboratory manual for the examination of human semen and sperm-cervical mucus interaction. 3rd ed., Cambridge University Press, 1992.

5) Tripp BM et al., Advanced Sperm Fertility Tests., pp194-209 in Lipshults LI et al., Infertility in the Male. 3rd ed., Mosby-Year Book, Inc., 1997.

6) Mak V, et al., The Genetics of Male Infertility., Journal of Urology, 156: 1245-1257, 1996.

7) 田中啓幹他, 精索静脈瘤の最新の知見, 産婦人科の世界, 47：639-643, 1995.

8) Hargreave TB, Varicocele: Overview and Commentary on the Results of the World Health Organization Varicocele Trial., pp31-44 in Waites GMH et al., Current Advances in Andrology. -Proceedings of the VIth International Congress of Andrology., Monduzzi Editore, 1997.

9) Rowe PJ, et al., WHO manual for the standardized investigation, diagnosis and management of the infertile male., Cambridge University Press, 2000.

10) WHO, WHO laboratory manual for the examination of human semen and sperm-cervical mucus interaction. 4th ed., Cambridge University Press, 1999.

第13章　その他の泌尿器科疾患・まとめ（主要徴候と診断法）

1．血　尿

(1) 赤色尿の原因（表13-1）

表13-1　赤色尿の原因

赤血球尿	薬物
ヘモグロビン尿	フェノチアジン
ミオグロビン尿	フェナゾピリジン
食物性	ポリフィリン
人工着色料	緩下剤
	センナ，フェノバリン
	※尿酸塩尿

(2) 赤色尿の鑑別（表13-2）

表13-2　赤色尿の鑑別

原　因	潜血反応	顕微鏡検査
赤血球尿	陽性	陽性
ヘモグロビン尿	陽性	陰性
ミオグロビン尿	陽性	陰性
色素尿	陰性	陰性

※アスコルビン酸は潜血反応を停止するので偽陰性となる

(3) 血尿とその表現（表13-3）

表13-3　血尿を表現する名称

1．赤血球排泄量から 　(1) 肉眼的血尿 　(2) 顕微鏡的血尿 2．血尿の経過から 　(1) 間欠性血尿 　(2) 持続性血尿 3．発見の動機から 　(1) チャンス血尿 　(2) チャンス蛋白尿・血尿 4．出血部位から 　(1) 腎前性血尿 　(2) 腎性血尿 　(3) 腎後性血尿	5．随伴症状の有無から 　(1) 症候性血尿 　(2) 無症候性血尿 6．血尿の原因から 　(1) 内科的血尿 　(2) 泌尿器科的血尿 　(3) 特発性血尿 7．その他 　単独血尿，良性血尿， 　家族性血尿，微小血尿， 　人工的血尿

（4）血尿の原因疾患（表13-4）

表13-4 血尿の原因となる疾患

糸球体性血尿	非糸球体性血尿
急性糸球体腎炎 ループス腎炎 間質性腎炎 良性家族性血尿 良性特発性血尿 Alport症候群 運動性血尿	腎　　　性：嚢胞腎，海綿腎，腎梗塞・腎静脈血栓， 　　　　　　　乳頭壊死，アミロイドーシス，血管奇形， 　　　　　　　など 泌尿器科的：新生物，前立腺肥大症，外傷，結石，異 　　　　　　　物，炎症，など 血液学的：先天性・後天性凝固障害，など 人　工　的：性器出血，など

（5）血尿の病因別頻度（表13-5）

表13-5 血尿の病因別頻度

悪性新生物	20％
尿路結石	20％
尿路感染症	25％
特発性血尿	20％
内科的疾患	15％

（6）血尿—診断の進め方（図13-1）

第1章（泌尿器科症候論・診断・治療）を参照

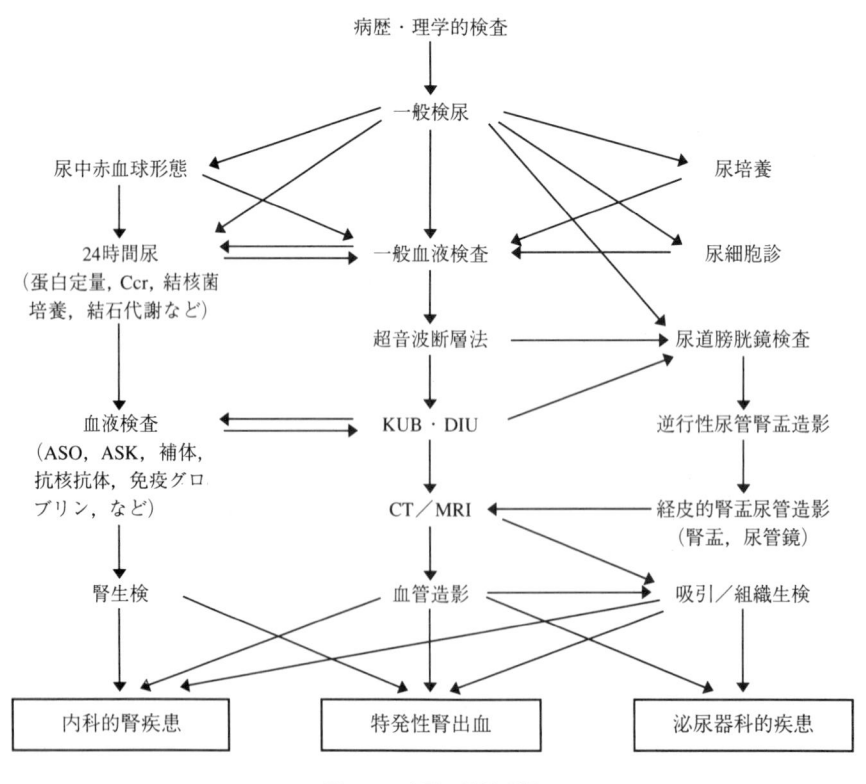

図13-1 血尿の診断手順

2. 腎腫瘍

（1）腎の腫瘍性病変（表13-6）

表13-6　腎の腫瘍性病変

充実性病変	嚢胞性病変
良性疾患 　　腎血管筋脂肪腫 　　オンコサイトーマ 　　黄色肉芽腫性腎盂腎炎 　　中胚葉性腎腫 　　良性間葉性腫瘍 悪性腫瘍 　　腎細胞癌 　　腎芽細胞腫（Wilms腫瘍） 　　腎肉腫 　　転移性腎腫瘍	良性疾患 　　単純性腎嚢胞 　　嚢胞腎 　　多嚢腎 　　多房性腎嚢胞（腎杯憩室） 悪性腫瘍 　　嚢胞性腎癌

（2）原発性腎悪性腫瘍の頻度（表13-7）

表13-7　原発性腎悪性腫瘍の頻度

腎細胞癌	85％
移行上皮癌	7％
腎芽細胞腫	5％
腎肉腫	3％

（3）腎腫瘤—診断の進め方（図13-2）

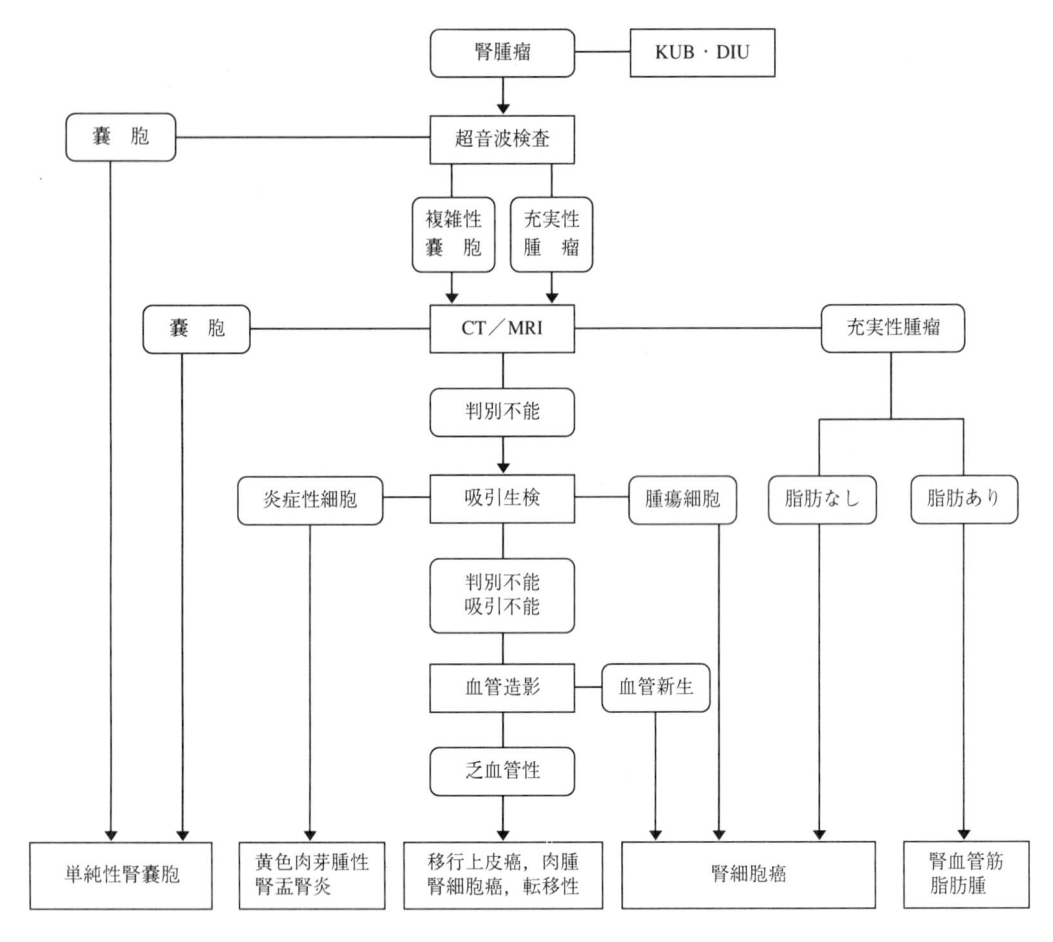

図13-2　腎腫瘍診断のフローチャート

3．高血圧

（1）高血圧の原因とその頻度（表13-8）

表13-8　高血圧（病因とその頻度）

本態性高血圧	89.0％
慢性腎疾患	5.0％
腎血管性高血圧	4.0％
大動脈狭窄症	1.0％
原発性アルドステロン症	0.5％
Cushing 症候群	0.2％
褐色細胞腫	0.2％

（2）外科的高血圧症

1）内分泌性高血圧

A）原発性アルドステロン症

B）Cushing症候群

C）副腎性器症候群

D）褐色細胞腫

2）腎性高血圧症

A）両腎性高血圧症

B）片腎性高血圧症

尿路感染症（慢性腎盂腎炎，腎結核），尿路結石，水腎症，腎外傷，腎腫瘍

C）腎血管性高血圧症

動脈の粥状硬化・線維（筋）性増殖，大動脈炎症候群，腎動脈瘤，腎動静脈瘻，腎梗塞，腎異常血管，など

4．陰嚢内腫脹・腫瘤 (表13-9)

表13-9　陰嚢内腫脹・腫瘤

	精　巣	精巣上体	精巣周囲
腫　瘍	胚細胞腫瘍 非胚細胞腫瘍	腺腫様腫瘍	横紋筋・平滑筋肉腫
損　傷	外傷 精巣垂捻転症	外傷 精巣上体垂捻転症	血液瘤 精索（精巣）捻転症
炎　症	mumps orchitis 特異性炎症	非特異性炎症 特異性炎症	特異性炎症
その他		精子侵襲症 精液瘤	陰嚢・精索水瘤 精索静脈瘤

The Handbook of Urology
泌尿器科学ハンドブック

2001年6月10日　初版第1刷発行

- ■編　者────田中　啓幹・森岡政明
- ■発行者────佐藤　正男
- ■発行所────株式会社 大学教育出版
  - 〒700-0951 岡山市田中124-101
  - 電話 (086)244-1268　FAX (086)246-0294
- ■印刷所────サンコー印刷(株)
- ■製本所────日宝綜合製本(株)
- ■装　丁────ティーボーンデザイン事務所

© 2001, Printed in Japan
検印省略　　落丁・乱丁本はお取り替えいたします
無断で本書の一部または全部の複写・複製を禁じます

ISBN4-88730-449-8